"十四五"普通高等教育本科部委级规划教材

食品免疫学

裴世春 张园园 谌小立◎主编

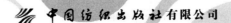

中国纺织出版社有限公司

内 容 提 要

食品免疫学是随着免疫学的发展而派生出来的一门应用型分支学科，随着食品科学领域研究范围的不断扩大，食品免疫学已成为现代食品科学的重要组成部分。本书共分为十四章，分别为绪论、免疫组织和器官、免疫细胞、抗原、抗体、补体、细胞因子、主要组织相容性复合物、免疫应答、免疫分析法、食品超敏反应、营养与免疫、食品污染物与免疫、食品免疫学实验。

本书在系统介绍食品免疫学理论的基础上，着力注重知识的实际应用性，适合作为应用型大学和高职高专院校的食品质量与安全专业及相关专业的教材使用，同时也可作为食品科学相关领域专业人员学习的参考书籍。

图书在版编目（CIP）数据

食品免疫学／裴世春，张园园，谌小立主编. -- 北京：中国纺织出版社有限公司，2022.6

"十四五"普通高等教育本科部委级规划教材

ISBN 978-7-5180-9511-7

Ⅰ.①食… Ⅱ.①裴… ②张… ③谌… Ⅲ.①食品卫生学—免疫学—高等学校—教材 Ⅳ.①R15

中国版本图书馆 CIP 数据核字（2022）第 069029 号

责任编辑:闫 婷　责任校对:王蕙莹　责任印制:王艳丽

中国纺织出版社有限公司出版发行
地址:北京市朝阳区百子湾东里 A407 号楼　邮政编码:100124
销售电话:010—67004422　传真:010—87155801
http://www.c-textilep.com
中国纺织出版社天猫旗舰店
官方微博 http://weibo.com/2119887771
唐山玺诚印务有限公司印刷　各地新华书店经销
2022 年 6 月第 1 版第 1 次印刷
开本:787×1092　1/16　印张:13.5
字数:264 千字　定价:49.80 元

普通高等教育食品专业系列教材
编委会成员

前　言

食品免疫学是随着免疫学的发展而派生出来的一门应用型分支学科,虽然食品免疫学的发展历史较短,但随着食品科学领域研究范围的不断扩大,免疫学的原理已被广泛运用到食品生产和加工、食品安全,以及食品成分功能特性研究等领域。目前已有很多高校的硕士、博士论文是从免疫学角度开展食品科学领域的相关研究,但是由于免疫学具有理论性强、内容抽象、与基础医学关联紧密、与食品专业课程相关性低的特点,所以该课程对于食品学科应用型大学本科教学来讲,不仅教师的授课尺度难以把握,而且食品专业背景的学生也很难理解和掌握必要的免疫学知识点。

目前已有十余种版本的食品免疫学相关教材,这些教材普遍特点是篇幅较多、难度较大、理论性强,难以满足普通应用型大学本科学生的教学需要。

本教材主要面向应用型大学和高职高专院校的食品质量与安全专业及相关专业的教学需要而编写。在编写过程中主要以已出版的食品免疫学教材和医学专业的免疫学教材为参考,以与食品相关的免疫学实验技术为基础,以目前公开发表的最新学术论文和著作中的内容为补充,结合国内应用型大学和高职高专院校的食品免疫学教学需求进行了编写。

本教材由通化师范学院、内蒙古农业大学、合肥工业大学、遵义医科大学、齐齐哈尔大学、华南农业大学、黑龙江省科学院大庆分院、黑龙江交通职业技术学院、延边大学、吉林工商学院、怀化学院、长春职业技术学院联合编写,具体分工为第一章"绪论"由通化师范学院裴世春编写;第二章"免疫组织和器官"由怀化学院邱小燕编写;第三章"免疫细胞"由通化师范学院陈雪和王善红编写;第四章"抗原"由齐齐哈尔大学高建伟编写;第五章"抗体"由华南农业大学卢刚编写;第六章"补体"由黑龙江省科学院大庆分院魏连会和延边大学张华编写;第七章"细胞因子"由长春职业技术学院才琳编写;第八章"主要组织相容性复合物"、第九章"免疫应答"由黑龙江交通职业技术学院张甄编写;第十章"免疫分析法"由合肥工业大学陈伟编写;第十一章"食品超敏反应"由吉林工商学院张园园编写;第十二章"营养与免疫"、第十三章"食品污染物与免疫"由遵义医科大学谌小立编写;第十四章"食品免疫学实验"由内蒙古农业大学闫鑫磊编写。全书由裴世春和闫鑫磊统稿。

由于作者首次主编教材,编写经验不足,书中难免有不妥和疏漏之处,敬请诸位同行和广大读者批评指正,以便后期更正、补充和完善。

本教材在编写和出版过程中得到北京美正生物科技有限公司赵小旭及其团队、山东美正生物科技有限公司柳家鹏先生、通化师范学院、我的家人以及学生的大力协助,在此一并表示感谢!

编　者
2021 年 9 月

目 录

课件资源总码

注:各章课件资源码在每章标题下

第一章　绪论

内容提要

　　本章主要介绍了食品免疫学的基本概念、发展历史和我国食品免疫学的发展现状。

教学目标

　　1.熟悉免疫学和食品免疫学的发展过程。

　　2.掌握食品免疫学的学习内容。

　　3.了解免疫学技术在食品领域的应用。

思考题

　　1.食品与免疫学有什么关系?

　　2.简要阐述免疫系统的组成。

　　3.免疫学在食品领域有哪些应用?

第一节　食品免疫学的概念和任务

一、概念

　　食品免疫学(food immunology)是利用免疫学方法研究机体免疫系统对食品中内源性物质成分和外源性物质成分的免疫应答,以及预防和检测食品中有害物质的一门应用型科学。

　　膳食摄入的食品中不仅有人体必需的营养成分,同时也因各种原因常包含非营养性物质或有害性物质,人体接触食物之际也是免疫系统启动免疫功能之时,膳食摄入食品的过程中,免疫系统会识别和清除"非己"的物质,即人体的免疫系统能够耐受有益食品成分,同时识别和清除有害的食品成分。

人体有一个完善的免疫系统来执行免疫功能,包括免疫器官、免疫细胞和免疫分子(图1-1)。

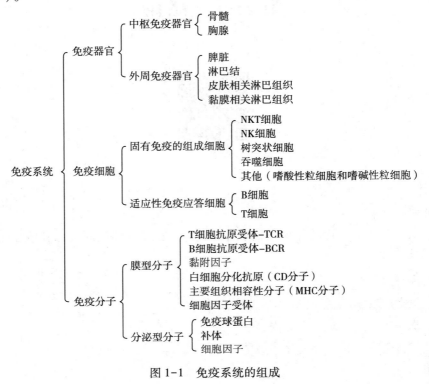

图1-1　免疫系统的组成

机体的免疫功能可概括为①免疫防御(immune defense):防止有害的内源性物质成分和外源性物质成分的入侵以及清除入侵的有害物质。免疫防御功能过低或缺失可发生免疫缺陷病,但若应答过强或持续时间过长,则在清除"非己"的同时,也可导致机体的组织损伤或功能异常,或发生超敏反应;②免疫监视(immune surveillance):随时发现和清除体内出现的"非己"成分,保护机体的健康状态。当免疫监视功能低下时,膳食摄入的少量有害成分也可能导致感染和疾病的发生;③免疫自稳(immune homeostasis):通过自身免疫耐受和免疫调节两种主要机制来达到免疫系统内环境的稳定。一般情况下,免疫系统对自身组织细胞和膳食摄入食品免疫耐受,赋予了免疫系统有区别"自身"和"非己"的能力。一旦免疫耐受被打破,免疫调节功能紊乱会导致自身免疫病和过敏性疾病的发生。

总之,膳食摄入的食品是机体免疫系统正常运行所不可或缺的能量来源和营养素基础,科学合理的食品营养素摄入可正向调节机体免疫功能,增强机体抗感染、抗病和维持生理平衡的能力。但食品在生产、制作、存储、运输,以及摄入过程中会不可避免地污染细菌、病毒、真菌、寄生虫、外源蛋白等有害抗原物质,如果机体长期或过量接触含有这些有害抗原的食品,不仅会直接损伤机体组织,而且这些物质还会突破机体免疫系统的免疫防御和免疫调节而对免疫系统产生负面影响。另外,机体如果从不接触有害抗原,也不利于免疫系统的免疫防御和免疫调节功能的完善,免疫系统只有适当接触各种抗原物质才能持续增强和扩大免疫功能和免疫防御范围。

食品免疫学的研究范畴主要包括解析食品营养素和非营养成分的免疫功能和作用机制、研究和开发调节人体免疫功能的加工食品、开发免疫分析技术在食品有害物检测领域的应用等方面。

二、任务

依照《中华人民共和国食品安全法》中对食品的定义,食品是指各种供人食用或者饮用的成品和原料,以及按照传统既是食品又是药品的物品,但是不包括以治疗为目的的物品。一般可将食品划分为内源性物质成分和外源性物质成分两大部分。其中,内源性物质成分是食品本身所具有的成分,而外源性物质成分则是食品从加工到摄食全过程中人为添加的或混入的其他成分。食品中的内源性物质成分能提供人体所需的必需营养素、活性成分和能量,满足人体的营养功能、免疫功能和生理调节功能需要,是食品的主要功能成分。食品的外源性物质成分除了人为添加的具有功能保健作用的活性成分之外,一般泛指有害成分或可能产生有害作用的物质,如病毒、细菌、真菌、寄生虫及微生物毒素等生物性有害物;农兽药、有害金属、有机溶剂、非法食品添加物、食品加工过程形成的致癌物、烧烤油炸食物中形成的多环芳烃类、发酵过程中形成的亚硝酸盐和 N-亚硝基化合物等化学性有害物;放射线、环境颗粒物等物理性有害物。

另外需要注意的是,有一些属于内源性食品的成分中也有一些有害物质,例如,动植物中的各类天然有毒成分、食品中的过敏原成分等。

由于食品种类、成分、加工方法、摄入方法和人类喜好的多样性,研究食品与免疫功能的关系显得特别复杂,但是综合起来,食品免疫学研究的主要内容离不开食品中的内源性物质成分和外源性物质成分与机体免疫应答之间的相互作用关系。因此,食品成分与加工、食源性过敏原、病原微生物、化学添加物、功能性食品等与机体免疫作用的关系,以及相关检测方法等都是食品免疫学研究的主要内容。

总之,食品与机体免疫系统的免疫应答关系极为复杂,学习食品免疫学不仅可以为预防和治疗某些免疫疾病相关食品的开发、加工和生产提供理论指导,同时也可为食品安全检测提供有力的工具。食品免疫学已经成为当今食品科学的前沿学科和现代食品质量与安全专业的支撑学科之一。

第二节 食品免疫学的发展历史

食品免疫学是随着免疫学的发展而派生出来的一门应用型分支学科,虽然食品免疫学的发展历史较短,但随着功能食品和食品安全检测等领域研究范围的不断扩大,食品免疫学融合了营养学、医学、微生物学、分子生物学、材料科学和化学等知识体系,逐渐形成了以免疫学基础知识、食品成分与免疫功能、食品安全免疫学分析技术三大部分为主的特色鲜明、理论体系完备的课程体系。

食品免疫学是一门既古老又新兴的学科,食品免疫学的发展是人们在实践中不断探索、不断总结和不断创新的结果。食品免疫学形成的核心和基础是现代免疫学的发展。因此,本章中将食品免疫学的发展史分为免疫学启蒙试验时期、现代免疫学理论形成时期和食品免疫学的形成时期三个部分进行介绍。

一、免疫学启蒙试验时期

我国是世界上最早将免疫学的原理用于预防传染病的国家。虽然古代没有免疫学概念,但我国古代中医的"以毒攻毒"理念符合现代免疫学原理,在此理念基础上,我国古代中医发明了预防天花的人痘接种术。据记载,明朝隆庆年间已有将天花患者康复后的皮肤痂皮磨碎成粉吹入未患病儿童鼻腔来预防天花的记载,这种方法不仅在当时国内广泛使用,还传播到俄国、朝鲜、日本、土耳其和英国等国家。

英国医生爱德华·詹纳(Edward Jenner)观察到挤牛奶女工不会得天花,他意识到人工接种"牛痘"可能会预防天花。1796年5月,詹纳将奶场女工的牛痘脓细胞接种给一个8岁男孩,进行了著名的"牛痘"接种预防天花的试验,孩子接种牛痘六周后再接种天花痘时没有出现天花病症,接种试验取得了成功。1798年Jenner发表了《关于牛痘接种的原因与效果》(*An Inquiry into the Causes and Effects of the Variolae Vaccinae*, *a Disease Known by the Name of Cow Pox*)的薄书,开创了接种疫苗法。此后,英国发明了预防天花病的牛痘疫苗,各国开始广泛使用牛痘疫苗预防天花。世界上最后一名天花自然患者在1977年10月26日的非洲索马里被发现,1978年,英国医学摄影师珍妮特—帕克(Janet Parker)在实验室内染上天花,是全球最后一名患者。1980年5月,世界卫生组织宣布人类成功消灭天花。这样,天花成为最早被彻底消灭的人类传染病。现在,天花病毒只保留在美国亚特兰大的疾病控制预防中心(CDC)和俄罗斯新西伯利亚的国家病毒学与生物技术研究中心(Vector),以供研究之用。

在爱德华·詹纳研究天花的基础上,欧洲学者开始对其他传染性疾病开展了试验研究。19世纪70年代许多致病菌陆续被分离成功,德国细菌学家Robert Koch提出病原菌致病的概念,大大深化了先前人类对"瘟疫"的认识。在此基础上,进一步认识到将减毒的病原体给动物接种可预防有毒病原体感染所引起的疾病。法国微生物学家和化学家Louis Pasteur发现炭疽杆菌在40~43℃较高温度下培养后,毒力可明显降低,将其制成人工减毒活菌苗接种牲畜后可预防炭疽病的发生。其后Pasteur又将狂犬病病原体经过连续传代获得减毒株,制成减毒狂犬疫苗。在随后的20多年时间里,随着越来越多的致病菌被确定,多种多样的疫苗(vaccine)相继问世。

二、现代免疫学理论形成时期

1. 抗体与体液免疫的发现

1890 年，Von Behring 和他的同事 Kitasato 发现用白喉外毒素免疫动物，可在免疫动物血清中产生一种能中和外毒素的物质，并称其为抗毒素。次年，他们用白喉抗毒素血清成功救治了一名患白喉的儿童。白喉抗毒素的问世挽救了成千上万的患儿，开创了免疫血清疗法的人工被动免疫先河，也兴起了体液免疫的研究。1901 年 Von Behring 成为第一届诺贝尔生理学或医学奖获得者。在抗毒素发现后不久，科学家们又相继在动物免疫血清研究中发现，血清中有溶菌素、凝集素、沉淀素等特异性组分，并能与相应的细胞、微生物及其产物发生特异性结合。其后将血清中多种不同的特异性反应物质称为抗体（antibody），而将能诱导抗体产生的物质统称为抗原（antigen），从而建立起了抗原、抗体的概念。

2. 吞噬与细胞免疫的发现

19 世纪末，俄国学者 ElieIlva Metchnikoff 发现吞噬细胞可吞噬微生物，于 1883 年提出细胞免疫的假说，即吞噬细胞理论。他推测，吞噬细胞是天然免疫中的重要部分，且对获得性免疫也至关重要，并与众不同地提出，炎症并不是单纯的一种损伤作用，也是保护机体组织的一种机制。这一理论对生物学和医学的发展产生了深远而又广泛的影响。Metchnikoff 的伟大发现开创了固有免疫研究领域，并为细胞免疫研究奠定了基础。经过近百年的努力，人们对参与固有免疫的细胞和分子、固有免疫细胞识别外来病原生物的机制、固有免疫应答的特点，以及固有免疫与适应性免疫的关系都有了深入了解。

3. 补体的发现

1899 年比利时医生 Jules Bordet 发现在可以溶解细菌的新鲜免疫血清中还存在一种热不稳定的物质，在抗体存在的条件下，具有溶菌或溶细胞的作用，并将这种非特异性、能补充和加强抗体溶菌、溶细胞功能的物质称为补体（complement）。

4. 过敏现象的发现

法国生理学家 Charles Richet 在血清疗法和过敏反应研究中揭示了异常的免疫应答可产生对机体不利的影响，可导致机体发生过敏性疾病。

5. 血型的发现

20 世纪初，Karl Landsteiner 把半抗原芳香族有机分子偶联到蛋白质分子上，以此为抗原来免疫动物，发现抗原特异性是由抗原分子表面特定的化学基团所决定的，开启了抗体与半抗原关系的研究。此后，Landsteiner 进一步发现人红细胞表面糖蛋白所连接的糖链末端的寡糖结构差异决定了 A、B、O 血型，并将此成果应用于临床，避免了不同血型输血引起的输血反应，极大地推动了临床医学的发展。

6. 免疫耐受理论

1945 年 Ray Owen 发现异卵双生、胎盘融合的小牛个体内，两种血型的红细胞共存却不引起免疫反应，在体内形成了血型镶嵌合体。英国免疫学家 Peter Medawar 等人在 1953

年应用小鼠皮片移植的实验模型,成功进行了人工免疫耐受实验,即新生鼠或胚胎期如果接受了另一种品系的组织抗原刺激(注射脾细胞),成年后对提供脾细胞来源供体品系小鼠移植的皮片能长期存活,而对其他无关品系移植的皮片仍然发生强烈的排斥反应。Medawar 认为,动物胚胎期或新生期接触抗原,可使其发生免疫耐受,使动物到成年期对该抗原发生特异性的不应答。

7. 抗体多样性理论

1897 年 Paul Erhlich 提出了抗体产生的侧链学说(side chain theory),该学说认为抗体分子是细胞表面的一种受体,抗原进入机体后与这种受体可发生互补性的特异性结合反应,刺激细胞产生更多的抗体,当抗体大量产生并脱落到血液中便成为循环抗体。抗原的多样性决定了抗体的多样性。

1957 年澳大利亚免疫学家 MacFarlane Burnet 提出的克隆选择学说(clonal selection theory)是免疫学发展史中最为重要的理论之一。Burnet 的克隆选择学说认为,全身的免疫细胞是由众多识别不同抗原的细胞克隆所组成,同一种克隆细胞表达相同的特异性受体,淋巴细胞识别抗原的多样性是机体接触抗原以前就预先形成的,是生物在长期进化中获得的。抗原进入机体只是从免疫细胞库中选择出能识别这种抗原的相应的淋巴细胞克隆,并使其活化、增殖,扩增出许多具有相同特异性的子代细胞,产生大量特异性抗体,清除入侵的抗原。机体自身的组织抗原成分在胚胎期就被相应的细胞克隆所识别,这些在胚胎期结合了自身成分的细胞克隆产生了特异性免疫耐受,赋予机体免疫系统区分"自我"和"非己"的能力。

Burnet 克隆选择学说提出的一个细胞克隆产生一种特异性抗体,在 1975 年被 George Kohler 和 Cesar Milstein 所创立的 B 淋巴细胞杂交瘤技术和产生的单克隆抗体所证实。他们设计了一种选择性培养基,能使一种酶缺陷的骨髓瘤细胞与抗原活化的 B 淋巴细胞融合后形成的杂交瘤细胞得以生长,通过克隆化方法,使一个杂交瘤细胞扩增成一个克隆(一个无性繁殖的细胞群)。正如预期的那样,同一个克隆的杂交瘤细胞产生抗体的特异性都是相同的。由于单克隆抗体具有高度的均一性,并能获得人们所需要的针对一种分子甚至一个抗原决定簇的抗体,加之杂交瘤具有在体内、体外无限生长的能力,使单克隆抗体技术在生命科学和医学领域中引发了一场革命。

8. 免疫细胞及免疫应答理论

1957 年,Glick 发现切除鸡富含淋巴细胞的腔上囊,会导致抗体产生缺陷,遂将此类淋巴细胞称为腔上囊依赖(衍生)的淋巴细胞,简称 B 淋巴细胞或 B 细胞(B 为腔上囊 Bursa 的第一个字母)。早期研究者发现,在新生期切除胸腺的小鼠模型中和先天性胸腺缺陷新生儿体内都发现了外周血和淋巴器官中淋巴细胞的数量减少,以及免疫功能明显缺陷的现象,据此将依赖于胸腺发育的淋巴细胞称为 T 淋巴细胞或 T 细胞(T 为胸腺 thymus 的第一个字母)。其后不久,其他科学家进一步证实。T 细胞负责细胞免疫(如移植排斥),B 细胞负责体液免疫。T 细胞和 B 细胞之间有协同作用,T 细胞可辅助 B 细胞针对某些抗原产生

IgG,胸腺依赖抗原(即 T 细胞依赖抗原)的概念也随之产生。T 细胞是一个不均一的细胞群,由辅助 T 细胞(helper T cell,Th)和细胞毒性 T 淋巴细胞(cytotoxic T lymphocyte,CTL)组成,并具有抑制 T 细胞亚群(如调节性 T 细胞)的作用。

20 世纪 70 年代,在肿瘤免疫研究中发现了一群预先不需抗原刺激、在无抗体存在条件下即可杀伤肿瘤细胞的淋巴细胞,被称为自然杀伤细胞(natural killer cell),简称 NK 细胞。1973 年美国学者 Steinman 发现了树突状细胞(dentric cell, DC),随后的研究证实树突状细胞是功能最强的抗原提呈细胞,能够有效刺激初始 T 细胞的产生。单核细胞穿出内皮细胞进入组织脏器成为巨噬细胞,它们是同一个细胞谱系发育的不同阶段。他还提出了单核吞噬细胞系统(mononuclear phagocyte system,MPS),改变了以往的网状内皮细胞系统的概念。进一步研究发现,T 细胞中的 γδ T 细胞和 NKT 细胞以及 B 细胞中的 B-1 亚群主要参与固有免疫应答。

9. 细胞因子及 MHC 限制性理论

20 世纪 80 年代,研究人员先后克隆出许多有重要生物学功能的细胞因子,它们在造血,细胞活化、生长和分化,免疫调节,炎症等许多重要生理和病理过程中发挥重要作用。

主要组织相容性复合体(major histocompatibility complex,MHC)在同种移植排斥反应中起重要作用。George Snell 在 20 世纪 30 年代建立了一套同类系小鼠品系,以这些同类系小鼠为模型,发现了许多密切连锁基因组成的复合体。到了 20 世纪 50 年代,法国科学家 Jean Dausset 在人体内发现了人类白细胞抗原(human leukocyte antigen,HLA)系统,在此之后陆续鉴定出多种人类 HLA 抗原。早期 MHC 和 HLA 研究几乎都集中在移植免疫上。此后,Peter Doherty 和 Rolf Zinkernagel 揭示了 CTL 在识别病毒感染细胞的病毒抗原时存在着 MHC 的限制性。

10. 免疫受体及信号传导理论

免疫细胞通过其膜表面的免疫受体(如 TCR、BCR、NK 受体等)、细胞因子受体、固有免疫识别受体、黏附分子以及死亡受体等,感应来自细胞外或细胞内的各种刺激。这些刺激与上述相应受体结合后,通过受体介导的信号途径,调节特定基因的表达。免疫细胞的信号传导途径十分复杂,不同免疫膜分子介导的信号途径各不相同,反映出免疫应答和免疫调节的复杂性,而且不同信号途径之间存在着"串流"(cross-talking),在信号转导水平上形成了网络。进入 21 世纪之后,固有免疫受体介导的免疫细胞活化及其信号转导机制研究是生物医学领域的一个前沿热点,2011 年度诺贝尔生理学或医学奖颁发给了这个领域的免疫学家——Bruce A. Beutler 和 Jules A. Hoffmann。

三、食品免疫学的形成时期

在过去的两个世纪,免疫学家提出的学说与创立的理论对免疫学的发展产生了深远的影响。免疫学研究在人类与传染病的斗争中萌发,随着化学、微生物学、分子生物学的发展不断取得突破。当今,免疫学理论开始广泛服务于医学临床诊疗、保健科学、食品科学等领域,社会效益日益突出。在此基础上,食品免疫学也开始逐步形成并进入快速发展时期。

我国早期的食品科学与技术领域没有设置专门的食品免疫学相关课程。改革开放后,我国食品科学与技术全面发展,特别是食品营养学、功能性食品以及食品有害物质的免疫学检测等免疫相关科学技术研究的兴盛为我国食品免疫学的形成创造了条件。可以说食品免疫学是伴随我国食品营养学、功能性食品和免疫分析技术的发展而形成的。在 20 世纪后期,为有效强化食品专业学生在食品营养与安全领域的学科基础,我国许多高校的食品专业相继开设了食品免疫学课程。

国外大学的食品相关专业通常是根据需要直接开设免疫学课程,而且相关教材多是以免疫学(Immunology)或医学免疫学等为主,很少有专门的食品免疫学(Food Immunology)教材。相对于国外,我国食品免疫学课程建设起步较早,而且发展速度迅猛。很多高校教师很早就开始尝试编写适合食品专业教学的"食品免疫学"教材,从 2006 年第一本以《食品免疫学》命名的教材出版以来,十多年来我国出版发行的主要食品免疫学相关教材和书籍已经达十几种(表 1-1),极大地丰富了食品免疫学的教学内容。

表 1-1　我国部分食品免疫学相关教材

作者	书名	出版年
兰金初	日常生活免疫食品	2003
陈绍妃	营养免疫学	2005
江汉湖	食品免疫学导论	2006
范远景	食品免疫学	2007
胥传来	食品免疫学	2007
庞广昌	食品免疫论	2008
宋宏新	食品免疫学	2009
牛天贵、贺稚菲	食品免疫学	2010
江汉湖	食品免疫学导论	2016
胥传来、王利兵	食品免疫化学与分析	2017
贺稚非、车会莲、霍乃蕊	食品免疫学(第二版)	2018

我国食品免疫学相关教材和书籍的出版历程代表了我国食品免疫学的发展历史及现状。虽然已有多版本的食品免疫学相关书籍发行,但相对于免疫学在医学领域的核心骨干课程地位,食品免疫学在食品科学技术领域还仅仅处于辅助课程地位。在中国食品科学技术学会、中国免疫学会及中国食品工业协会等国家级学会中还没有设置专门的食品免疫学专业分会,特别是适合于食品科学教学体系的应用型免疫学教材和书籍种类偏少,食品免疫学课程体系中食品科学技术特色还不够丰富,这些是从事食品免疫学教学和科研工作者们需要关注的问题。

第三节　食品免疫学的学习内容

食品免疫学的学习内容主要包括免疫学基础知识、食品免疫和免疫食品,以及食品免疫分析技术。

一、免疫学基础知识

免疫学基础知识可以划分为三大部分。一是免疫系统的组成和结构,包括免疫组织和器官、免疫细胞、免疫分子等,这部分内容中概念名词众多,内容较为抽象,是需要掌握的重点和难点。二是免疫应答及其理论,包括 T 细胞介导的免疫应答、B 细胞介导的免疫应答和固有免疫应答等免疫应答机制,以及在此基础上的抗原提呈、免疫调节、免疫耐受、超敏反应等相关理论。这部分内容是整个免疫学知识中的难点,比较难以理解,但这部分内容是解决食品与免疫功能关系的核心知识,是必须要掌握和理解的知识。三是免疫学技术应用方面,其中医学领域主要是免疫疾病的发病机理、诊断及其治疗方面的应用,包括自身免疫、免疫缺陷、肿瘤免疫、免疫排斥、标志物等,这部分内容主要是临床医学等专业重点学习的部分,非医学专业的学生将其作为了解内容即可。食品领域的应用主要是基于免疫学的有害物检测、免疫食品开发以及食品与免疫的关系等。

二、食品免疫和免疫食品

随着免疫学向食品领域的延伸,出现了食品免疫和免疫食品等新概念。食品免疫指通过食品加工技术和基因工程技术让食品含有特殊抗原物质,人们通过膳食可以长期、稳定地获得人体防病抗病所必需的天然免疫球蛋白和各种活性因子,进而提高人体免疫功能,达到强身健体、抵御疾病的目的。具有食品免疫功能的食品就是免疫食品,免疫食品的内容包括:

(一)含有特殊人工抗原成分的食品

人体食用含特殊人工抗原的食品后,相当于经口途径接种了"疫苗",从而激发人体免疫系统产生相应抗体抵御有害物的侵害。美国专家查尔斯·阿恩通过将大肠杆菌的基因转入土豆,使其产生大肠杆菌蛋白。人们食用这种土豆后可以激发自身对大肠杆菌菌株的免疫反应。查尔斯还设计了一个人工基因,即一种能使土豆产生同大肠杆菌所产生的蛋白质一样的化学指令程序,当 14 名试验者吃了这种土豆后,他们的内脏和血液里都出现了抵抗这种细菌的抗体。

(二)含特殊抗体的食品

抗体食品中直接含有人体防病治病所需的免疫球蛋白,该抗体可特异性结合消化器官内的有害抗原,并最终将其清除。消费者食用抗体食品的目的多是预防和改善风湿病症,其次是预防感染及恢复和增强因年龄增长而自然下降的免疫力。目前主要报道的抗体食品有免疫牛奶、免疫鸡蛋、小牛球蛋白、初乳以及以此为原料经过科学加工或直接加到其他食品中,制成含有免疫球蛋白活性成分的食品。

（三）具有天然免疫调节功能的食药材

关于天然食药材的免疫效应已有相当的研究成果,包括人参、西洋参、蚂蚁、骨髓、蜂王浆、金针菇、虫草、香菇、枸杞、螺旋藻、灵芝、云芝、绞股蓝、中华鳖、大枣、黄芪、蜂胶、花粉、黑木耳、黑豆、牡蛎、芡实、米草、（羊）胎盘、羊肚菌、珍珠、刺五加、大蒜、肉苁蓉、雄蚕蛾、芦荟、蚕蛹、龟、茯苓、乌贼墨、鱼漂、蝎子、鲍鱼、鳄鱼、白芷、山药、扇贝、牛初乳、阿胶、淫羊藿、党参、黑芝麻、银杏叶、猴头菌、沙棘油、鲨鱼肝油、银耳、红花、天麻、牛膝、首乌、雪莲花等,以及以上述食药材为原料经过科学加工制成的具有免疫调节功能的保健食品。

（四）含免疫调节活性成分的食品

含有真菌多糖、猪脾多肽、核酸、β-胡萝卜素、蝇蛆蛋白、茶多酚、氨基酸钙、葡萄籽提取物、核苷酸、免疫球蛋白、牛磺酸、金属硫蛋白、蛋黄卵磷脂、酶解卵蛋白、甲壳素、有机硒、SOD、大豆磷脂等活性成分的食品以及含有双歧杆菌、乳酸杆菌等益生菌的食品。日本新近开发了一种能激活人体免疫功能的食品 AHCC,其采用一种担子菌进行液体培养,由酶分解,经分离、浓缩、干燥,加工成软胶囊或微胶囊或干燥品。其机理为：AHCC 能激活 NK 细胞的活力,产生肿瘤坏死因子(tumor necrosis factor, TNF),提高人的应激与免疫功能。因此,AHCC 被国际医学界和营养学界称为联系医食的一座桥梁。

抗原食品也好,抗体食品也好,具有免疫调节功能及含其活性成分的食品也好,都是为了使人体免疫系统处于正常工作状态,使机体免受细菌、病毒等侵入。然而免疫系统也是一个动态平衡的系统,人体免疫力过强或过弱都不好,如果过强就要使用免疫抑制剂,而过弱则要采用免疫增强剂。通过长期的食品免疫,我们可以日常地、稳定地、无害地摄入增强人体抵抗力的物质,通过食品免疫提高或调节人体免疫力是一条可靠的、有效的、未来可期的途径。需要注意的是,抗体是蛋白质,而蛋白质在加工过程中涉及变性的问题,蛋白质一旦变性,就意味着生物活性的丧失。所以,凡能引起蛋白质变性的因素,在免疫食品加工过程中都应该引起重视,如热处理、酸、碱、盐、溶剂、还原剂、蛋白质消化酶、辐射等。我们也应该注意其他活性成分的有效性,低温、干燥、密封、避光、合理包装等条件都是要考虑的。

总之,科学的食品加工手段应充分考虑免疫因素,尤其是一些现代的食品加工技术的应用,如超滤、反渗透浓缩、真空冷冻干燥、无菌灌装、超高温瞬时杀菌等技术对免疫食品免疫功能的影响等。

三、食品免疫分析技术

自从 George Kohler 和 Cesar Milstein 创立 B 淋巴细胞杂交瘤技术制备单克隆抗体以来,基于单克隆抗体的免疫分析技术广泛应用于医学、动物医学、生物学和食品科学等领域。

（一）淋巴细胞杂交瘤技术

又称单克隆抗体技术,这一技术的基础是细胞融合技术。骨髓瘤细胞在体外可以连续传代,而脾细胞是终末细胞,不能在体外繁殖。如将小鼠的骨髓瘤细胞与分泌某种抗体或因子的淋巴细胞融合,则融合细胞既具有肿瘤细胞无限繁殖的特性,又具有淋巴细胞能分泌特异性抗体或因子的能力,同时也克服了免疫淋巴细胞不能在体外繁殖的缺点。融合的杂交瘤细胞可以分泌特异性的单克隆抗体。单克隆抗体不仅在生物学和免疫学基础研究中具有重要的价值,而且在食品安全检测中的应用范围也极为广泛。目前单克隆抗体已用于食品有害物的检测,其优点是诊断准确、无交叉反应。单克隆抗体还可作为治疗疾病的药物载体。单克隆抗体对靶组织具有专一亲和性,故在体内有特异定位分布的特点。把抗肿瘤成分和抗某种肿瘤的单克隆抗体结合,则可使该成分在体内有选择地集中对该肿瘤细胞发起攻击,只杀灭靶细胞,而不损伤正常组织,大大减轻了抗癌药物的副作用。

（二）免疫检测分析技术

1. 酶联免疫吸附分析（enzyme linked immunosorbent assay,ELISA）

ELISA 方法通过酶标记抗原或抗体的方法,利用抗原—抗体特异识别反应进行检测,具有很高的灵敏度和特异性,有操作简单、高通量、安全可靠及仪器成本较低等优点。ELISA 方法在病毒、致病菌、微生物毒素、真菌毒素、农兽药残留、胶质细胞原纤维酸性蛋白、重金属、非法食品添加物、食品掺假以及食品加工过程产生的有害产物等危害因子的快速筛查中发挥了重要作用。ELISA 方法分为直接法、间接法和双抗体夹心法等。

2. 免疫胶体金技术（immune colloidal gold technique,ICGT）

ICGT 是一种将免疫检测技术、胶体金标记技术和层析分析技术等多种方法相结合的固相标记免疫快速检测技术。该检测技术大多用单克隆抗体标记肉眼可视的胶体金,基于该方法组装的 ICGT 试纸条敏感度高、直观、对操作人员要求低、便于携带和进行现场检验。

3. 电化学免疫分析法（electrochemical immunoassay,ECIA）

ECIA 是将免疫技术与现代电化学分析技术结合在一起的新型免疫方法。与 ICGT 法相比,其表现更直观,可进行定量分析。该方法通常以量子点固定抗体,构建超灵敏检测有害物电化学发光免疫传感器,并通过抗原、抗体的特异性结合进行分析检测。与其他检测方法相比,ECIA 表现出更宽的检测范围和更低的检测限。

4. 放射免疫法（radioimmunoassay,RIA）

RIA 是利用同位素标记抗原的方法,通过与抗体进行的竞争性抑制反应来进行分析检测。虽然放射性免疫分析法精确、灵敏度高,但是存在常用核素半衰期短、试剂盒稳定期不长和需要做放射性标记等不足,限制了其广泛应用。

5. 荧光免疫分析法（fluorescence immunoassay,FIA）

FIA 是将抗原抗体反应与荧光技术的敏感性相结合,对抗原或抗体进行定性定量检测,常用量子点、荧光素、稀土离子螯合物和纳米粒子作为荧光标记物。该方法具有操作简单快捷、灵敏度高、特异性强及准确度高的特点。FIA 基于荧光的特点,分为时间分辨 FIA

和荧光偏振免疫分析法等。

6. 免疫磁分离技术(immunomagnetic separation,IMS)

IMS 作为食物样品的有效预浓缩工具,能够快速从复杂的食品基质中选择性分离和浓缩靶细菌,需要与其他检测技术联用。目前主要用于动物源性食品中致病菌的检测。样品进行免疫磁分离后,可避免食品中的大颗粒物质对免疫胶体金试纸条造成干扰,导致其出现在试纸条上的移动速度较慢和降低细菌检出限的现象,从而显著提高检出率。IMS 因具有靶向特异性强、分离效率高、操作方便等特点,同时能有效减轻过程交叉污染,是最具潜力的食品样品前处理技术之一。

参考文献

[1]曹雪.医学免疫学[M].北京:人民卫生出版社,2013.

[2]兰金初.日常生活免疫食品[M].北京:西苑出版社,2003.

[3]陈绍妃.营养免疫学[M].北京:中国社会出版社,2005.

[4]江汉湖.食品免疫学导论[M].北京:化学工业出版社,2006.

[5]范远景.食品免疫学[M].合肥:合肥工业大学出版社,2007.

[6]胥传来.食品免疫学[M].北京:化学工业出版社,2007.

[7]庞广昌.食品免疫论[M].北京:科学出版社,2008.

[8]宋宏新.食品免疫学[M].北京:中国轻工业出版社,2009.

[9]牛天贵.贺稚菲.食品免疫学[M].北京:中国农业大学出版社,2010.

[10]江汉湖.食品免疫学导论[M].北京:化学工业出版社,2010.

[11]胥传来,王利兵.食品免疫化学与分析[M].北京:科学出版社,2017.

[12]贺稚非,车会莲,霍乃蕊.食品免疫学[M].2 版.北京:中国农业大学出版社,2018.

[13]甘晓玲.病原生物与免疫学[M].北京:中国医药科技出版社,2019.

[14]曹雪涛.人体健康与免疫[M].北京:人民卫生出版社,2019.

[15]陈成漳.免疫毒理学[M].郑州:郑州大学出版社,2008.

第二章　免疫组织和器官

内容提要

　　免疫系统是机体执行免疫功能的物质基础,由免疫器官和组织、免疫细胞及免疫分子组成。免疫器官可分为中枢免疫器官和外周免疫器官。中枢免疫器官由骨髓和胸腺组成,是免疫细胞发生、分化、发育和成熟的场所。胸腺微环境对 T 细胞的分化、增殖和选择性发育起着决定性作用。外周免疫器官包括淋巴结、脾和黏膜相关淋巴组织等,是成熟 T 细胞、B 细胞等免疫细胞定居的场所,也是发生免疫应答的部位。成熟淋巴细胞可通过淋巴细胞再循环运行于全身,以增强机体的免疫应答和免疫效应。

教学目标

　　1.掌握中枢免疫器官和外周免疫器官的组成和功能。

　　2.理解淋巴细胞再循环及其生物学意义。

思考题

　　1.简述骨髓和胸腺的功能。

　　2.试述淋巴结、脾和肠黏膜相关淋巴组织的功能。

　　3.画图说明淋巴细胞再循环的生物学意义。

　　免疫系统(immune system)是由免疫器官和组织、免疫细胞(如淋巴细胞、树突状细胞、NK 细胞、单核/巨噬细胞、粒细胞、肥大细胞等)及免疫分子(如免疫球蛋白、补体、各种膜分子及细胞因子等)组成,其作用是执行免疫系统的功能。本章主要介绍免疫器官和组织的结构与功能(图 2-1),免疫细胞和免疫分子将在后续相关章节介绍。

　　免疫组织(immune tissue)又称淋巴组织(lymphoid tissue),在人体广泛分布,其中胃肠道、呼吸道、泌尿生殖道等黏膜下含有大量弥散淋巴组织(diffuse lymphoid tissue)和淋巴小结(lymphoid nodule),在黏膜抗感染免疫中发挥主要作用。

　　免疫器官(immune organ)又称淋巴器官(lymphoid organ),由上皮细胞和基质细胞组成。骨髓、胸腺、脾脏、淋巴结等属免疫器官。根据功能的差异,可分为中枢免疫器官(central immune organ)和外周免疫器官(peripheral immune organ),两者通过血液循环及淋巴循环互相联系并构成免疫系统的完整网络。

骨髓和胸腺为人体中枢免疫器官,是免疫细胞发生、分化、发育和成熟的场所。淋巴结、脾及消化道、呼吸道、泌尿生殖道黏膜相关淋巴组织等组成外周免疫器官,是成熟 T 细胞和 B 细胞定居的场所及发生免疫应答的部位。

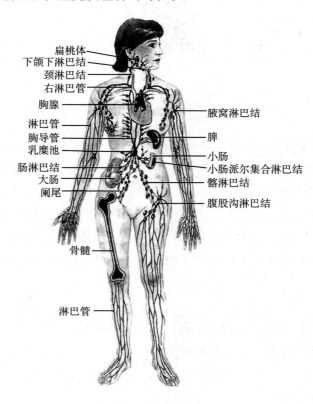

图 2-1　免疫组织的分布

第一节　中枢免疫器官

中枢免疫器官又称初级淋巴器官,人或其他哺乳动物的中枢免疫器官包括骨髓和胸腺,禽类还有法氏囊。B 细胞分化、发育和成熟的主要场所是骨髓。胸腺是 T 细胞分化、发育和成熟的场所。老年期胸腺明显缩小,皮质和髓质被脂肪组织取代,胸腺微环境改变,T 细胞发育成熟减弱,导致老年个体免疫功能减退。同时,中枢免疫器官还对外周淋巴器官发育和全身免疫功能起到调节作用。

一、骨髓

（一）骨髓的结构和细胞组成

人体大部分骨头的中央部分有空腔，称为骨腔，也称骨髓腔，骨腔内所含的物质叫骨髓（bone marrow）。骨髓位于骨髓腔中，由多种类型的细胞和网状结缔组织构成，为柔软且富有血液的组织，分为红骨髓和黄骨髓。红骨髓具有活跃的造血功能，由造血组织和血窦组成。造血组织主要由造血细胞和基质细胞组成。其中，造血干细胞具有造血功能，人体血液中的红细胞、血小板、淋巴细胞、粒细胞等，都是由它经过多次分化、发育而成的。基质细胞包括网状细胞、成纤维细胞、血窦内皮细胞、巨噬细胞。由基质细胞及其所分泌的多种造血生长因子与细胞外基质共同构成了造血细胞赖以生长、发育和成熟的环境，称为造血诱导微环境。人体骨髓量与体重、年龄等因素相关，成年人骨髓量一般为 3 kg 左右。

（二）骨髓的功能

1. 各类血细胞和免疫细胞发生的场所

骨髓主要承担造血功能，是成年人和动物所有血细胞的唯一来源。骨髓中的造血干细胞（hematopoietic stem cell, HSC）具有两个重要特征：一是高度的自我更新或自我复制能力；二是可分化成所有类型的血细胞。造血干细胞采用不对称的分裂方式，由一个细胞分裂为两个细胞。其中一个细胞仍然保持干细胞的一切生物学特性，从而保持身体内干细胞数量相对稳定，这就是干细胞的自我更新，而另一个则进一步增殖分化为各类血细胞、前体细胞和成熟血细胞，释放到外周血中，执行各自任务，直至衰老死亡。这一过程在不停地进行着。

HSC 是能自我更新，有较强分化、发育和再生能力，可产生各种类型血细胞的始祖细胞。HSC 最初分化为定向干细胞，包括髓样干细胞和淋巴样干细胞。髓样干细胞最终分化为粒细胞、单核细胞、红细胞和血小板等。淋巴样干细胞分化为祖 B 细胞、祖 T 细胞，部分淋巴样干细胞在骨髓中发育为成熟 NK 细胞。祖 B 细胞在骨髓中继续分化为成熟 B 细胞；祖 T 细胞则经血液循环迁移至胸腺，在胸腺微环境诱导下进一步分化为成熟 T 细胞。成熟的 B 细胞、T 细胞离开骨髓或胸腺，经血液循环迁移并定居于外周免疫器官。尚未接触过抗原的成熟 T、B 细胞被称为初始淋巴细胞。树突状细胞分别来自髓样干细胞和淋巴样干细胞。

2. 体液免疫应答发生的场所

骨髓是发生再次体液免疫应答和产生抗体的主要部位。记忆 B 细胞在外周免疫器官受抗原再次激活而被活化，随后经淋巴液和血液迁移至骨髓，在此分化为成熟浆细胞，持久地产生大量抗体，并释放至血液循环，是血清抗体的主要来源。而在外周免疫器官发生的再次免疫应答抗体产生速度快，但持续时间相对较短。

骨髓功能缺陷时，不仅会严重损害机体的造血功能，而且会导致严重的细胞免疫和体液免疫功能缺陷。

二、胸腺

(一) 胸腺的结构和细胞组成

1. 胸腺的结构

胸腺(thymus)是人体的重要淋巴器官,位于胸骨柄后方的前纵隔上部,腺体后部附于心包及大血管前。胸腺主要由基质(胸腺上皮)和 T 淋巴细胞谱系组成,分为不对称的左右两叶。外包结缔组织被膜,被膜伸入胸腺将其分成许多小叶,小叶的外周部分称为皮质,中央部分称为髓质。胸腺皮质分为浅皮质区和深皮质区。皮质内 85%~90% 的细胞为胸腺细胞(主要是未成熟 T 细胞)。胸腺浅皮质区内的胸腺上皮细胞可包绕胸腺细胞,称为胸腺抚育细胞(thymic nurse cell),可产生某些促进胸腺细胞分化和发育的激素和细胞因子。深皮质区内主要为体积小的皮质胸腺细胞。髓质内含有大量胸腺髓质上皮细胞和疏散分布的较成熟的胸腺细胞、单核或巨噬细胞和树突状细胞。髓质内常见胸腺小体(thymic corpuscle),又称索尔小体(Hassall corpuscle),由聚集的上皮细胞呈同心圆包绕排列而成,是胸腺结构的重要特征。胚胎后期及初生时,人胸腺重 10~15 g,是一生中重量相对最大的时期。随年龄增长,胸腺继续发育,到青春期 30~40 g。此后胸腺逐渐退化,淋巴细胞减少,脂肪组织增多。

2. 细胞组成

胸腺由胸腺细胞和胸腺基质细胞(thymic stromal cell,TSC)组成。胸腺细胞是处于不同分化阶段的 T 细胞。胸腺基质细胞是指胸腺内的非胸腺细胞,主要由胸腺上皮细胞(thymic epithelial cell,TEC)、胸腺成纤维细胞(thymic fibroblast cell,TFC)、胸腺巨噬细胞(thymic macrophage,TM)、胸腺树突状细胞(thymic dentrtic cell,TDC)组成。近来还发现有肥大细胞(mast cell)和 B 细胞(thymic B cell,TBC)。

(二) 胸腺微环境

胸腺微环境(thymic micro-environment)主要由胸腺基质细胞、细胞外基质及局部活性因子组成,是决定 T 细胞分化、增殖和选择性发育的重要条件。胸腺上皮细胞是胸腺微环境最重要的组成部分,其以多种方式影响胸腺细胞的分化、发育。

1. 细胞因子和胸腺肽类分子

胸腺上皮细胞可产生多种细胞因子,这些细胞因子通过与胸腺细胞表面相应受体结合,调节胸腺细胞的发育和细胞间的相互作用。胸腺上皮细胞分泌的胸腺肽类分子包括胸腺素(thymosin)、胸腺肽(thymulin)、胸腺生成素(thymopoietin)等,具有促进胸腺细胞增殖、分化和发育等功能。

2. 细胞—细胞间相互接触

胸腺上皮细胞与胸腺细胞间可通过细胞表面分子的相互作用,诱导和促进胸腺细胞的分化、发育和成熟。

3. 细胞外基质(extracellular matrix)

细胞外基质是胸腺微环境的重要组成部分,包括多种胶原、网状纤维蛋白、葡萄糖胺聚糖等。它们可促进上皮细胞与胸腺细胞接触,并帮助胸腺细胞由皮质向髓质移动及成熟。

(三)胸腺的功能

1. T 细胞分化、成熟的场所

胸腺是 T 细胞发育的主要场所。从骨髓迁入胸腺的 T 细胞前体在胸腺微环境中,经过阳性选择和阴性选择过程,90% 以上的胸腺细胞发生凋亡,少部分胸腺细胞获得自身免疫耐受和 MHC 限制性抗原识别能力。阳性选择是指发育中的胸腺细胞表达的 TCR(T 细胞抗原受体)能同自身 MHC 分子结合的细胞才能存活,使成熟 T 细胞对 MHC 分子—抗原肽复合体发生应答,决定 T 细胞对抗原肽应答的 MHC 限制性。阴性选择指 T 细胞在胸腺内发育过程中表达识别自身抗原的 TCR 与自身抗原结合后凋亡或无能,即自身反应性 T 细胞克隆的清除或无反应性的过程,决定 T 细胞对自身抗原的免疫耐受。只有经过阳性选择和阴性选择的单阳性(CD4$^+$或 CD8$^+$)细胞才发育成熟为初始 T 细胞(naive T cell),离开胸腺经血液循环至外周免疫器官。

2. 免疫调节作用

胸腺基质细胞所产生的多种细胞因子和胸腺肽类分子,不仅能调控胸腺细胞的分化、发育,而且对外周免疫器官和免疫细胞也有调节作用。

3. 自身耐受的建立与维持

T 细胞在胸腺发育过程中,自身反应性 T 细胞通过其 TCR 与胸腺基质细胞表面表达的自身抗原肽—MHC 复合物发生高亲和力结合,发生阴性选择,启动细胞程序性死亡,导致自身反应性 T 细胞克隆消除或被抑制,形成对自身抗原的中枢耐受。若胸腺基质细胞缺陷,阴性选择机制发生障碍,不能消除或抑制自身反应性 T 细胞克隆,出生后易患自身免疫病。

第二节　外周免疫器官和组织

外周免疫器官(peripheral immune organ)又称次级淋巴器官(secondary lymphoid organ),是成熟淋巴细胞(T 细胞、B 细胞)定居的场所,也是淋巴细胞对外来抗原产生免疫应答的主要部位。外周免疫器官和组织包括淋巴结(lymph gland or node)、脾(spleen)和黏膜相关淋巴组织(mucosa-associated lymphoid tissue,MALT)等。

一、淋巴结

淋巴结(lymph node)是结构最完备的外周免疫器官,广泛分布于全身非黏膜部位的淋巴通道汇集处。身体浅表部位的淋巴结常位于凹陷隐蔽处(如颈部、腋窝、腹股沟等);内脏的淋巴结多成群分布于器官门附近,沿血管干排列,如肺淋巴结。组织或器官的淋巴结均引流至局部淋巴结,局部淋巴结肿大或疼痛通常提示引流区域内的器官或组织发生炎症或其他病变。

(一)淋巴结的结构

淋巴结(lymph node)的实质分为皮质区和髓质区两个部分(图 2-2)。

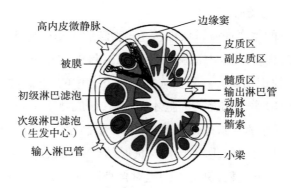

图 2-2　淋巴结的基本结构

1. 皮质

皮质分为浅皮质区和深皮质区。靠近被膜下为浅皮质区,是 B 细胞定居的场所,称为非胸腺依赖区(thymus-independent area)。在该区内,大量 B 细胞聚集成初级淋巴滤泡(primary lymphoid follicle),或称淋巴小结(lymph nodule)。初级淋巴滤泡主要含未受抗原刺激的初始 B 细胞,无生发中心(germinal center,GC)。受抗原刺激后,淋巴滤泡内出现生发中心,称为次级淋巴滤泡(lymphoid follicle),内含大量增殖分化的 B 淋巴母细胞,后者可向内转移至淋巴结中心部髓质的髓索,分化为浆细胞并产生抗体。B 细胞缺陷时,皮质缺乏初级淋巴滤泡和生发中心。

浅皮质区与髓质之间的深皮质区又称副皮质区(paracortex zone),是 T 细胞定居的场所,称为胸腺依赖区(thymus-dependent area)。副皮质区含有自组织迁移而来的树突状细胞(dentrtic cell,DC),高表达 MHC Ⅱ类分子,是专职性抗原提呈细胞。副皮质区由内皮细胞组成,是沟通血液循环和淋巴循环的重要通道,血液中的淋巴细胞由此部位可进入淋巴结。

2. 髓质

髓质由髓索和髓窦组成。髓索由致密聚集的淋巴细胞组成,主要为 B 细胞和浆细胞,也含部分 T 细胞及巨噬细胞,有较强的捕捉、清除病原体的作用。

(二)淋巴结的功能

1. T 细胞和 B 细胞定居的场所

淋巴结是成熟 T 细胞和 B 细胞的主要定居部位。其中,T 细胞约占淋巴结内淋巴细胞总数的 75%,B 细胞约占 25%。

2. 免疫应答发生的场所

淋巴结是淋巴细胞接受抗原刺激、发生适应性免疫应答的主要部位之一。存在于组织中的游离抗原经淋巴液进入局部引流淋巴结,可被副皮质区内或在组织中被树突状细胞摄取,随后树突状细胞迁移至副皮质区,将加工后的抗原肽提呈给 T 细胞,使其活化、增殖,分化为效应性T细胞;通过T-B细胞的相互作用,B细胞在浅皮质区大量增殖形成生发中心,并分化为浆细胞。浆细胞一部分迁移至髓质区并分泌抗体,其寿命较短;而大部分则经输出淋巴管→胸导管→血液循环,迁移至骨髓,长期、持续性产生高亲和力抗体,成为抗体的主要来源。效应T细胞除在淋巴结内发挥免疫效应外,多数经输出淋巴管→胸导管,进入血液循环并分布于全身,发挥免疫效应。

3. 参与淋巴细胞再循环

淋巴结副皮质区的高内皮细胞微静脉(high endothelial venule,HEV)在淋巴细胞再循环中起重要作用。随血流而来的T细胞和B细胞穿过HEV,分别进入深皮质区和浅皮质区,再迁移至髓窦,经输出淋巴管汇入胸导管,最终经左锁骨下静脉返回血液循环。

4. 过滤作用

淋巴结是淋巴液的有效过滤器。侵入机体的病原微生物、毒素或其他有害异物,通常随淋巴液进入局部引流淋巴结。淋巴液在淋巴窦中缓慢流动,有利于窦内巨噬细胞(Mφ)吞噬、杀伤病原微生物,清除抗原性异物,从而起到净化淋巴液、防止病原体扩散的作用。

二、脾

脾(spleen)是胚胎时期的造血器官,自骨髓开始造血后,脾演变成人体最大的外周免疫器官。脾在结构上不与淋巴管道相连,也无淋巴窦,但含有大量血窦。脾是人体内体积最大的淋巴器官,位于腹腔的左上方,呈扁椭圆形,暗红色、质软而脆。

(一)脾的结构

脾外层为结缔组织被膜,被膜向脾内伸展形成若干小梁,后者在脾内反复分支,形成纤维网状结构,对其内的淋巴组织(白髓)和充满血液的红髓起支持作用。

1. 白髓

白髓(white pulp)为密集的淋巴组织,由围绕中央动脉而分布的动脉周围淋巴鞘(periarteriolar lymphoid sheath,PALS)、脾小结(splenic nodule)和边缘区(marginal zone)组成,相当于淋巴结的皮质。脾动脉入脾后,分支成为小梁动脉,小梁动脉继续分支进入脾实质,称为中央动脉。包裹中央动脉的PALS是厚层弥散淋巴组织,由密集的T细胞、少量的DC及Mφ构成,为T细胞区。PALS的旁侧有脾小结,内含大量B细胞及少量Mφ和滤泡树突状细胞(follicular dentritic cell,FDC),为B细胞区。未受抗原刺激时脾小结为初级淋巴滤泡,受抗原刺激后中央部出现生发中心,为次级淋巴滤泡。

白髓与红髓交界的狭窄区域为边缘区,内含T细胞、B细胞和较多Mφ。中央动脉的侧支末端在此处膨大形成边缘窦(marginal sinus)。边缘窦内皮细胞之间存在间隙,是淋巴细胞由血液进入淋巴组织的重要通道。T细胞经边缘窦迁入PALS,而B细胞则迁入脾小结和脾索。白髓内的淋巴细胞也可进入边缘窦,参与淋巴细胞再循环。

2. 红髓

白髓和边缘区外侧的广大区域为红髓,由脾索和脾血窦(splenic sinus)组成。脾索为索条状组织,主要含 B 细胞、浆细胞、Mφ 和 DC。脾索之间为脾血窦,充满血液。脾血窦汇入小梁静脉,再于脾门汇合为脾静脉出脾。脾索和脾血窦中的 Mφ 能吞噬和清除衰老的血细胞、免疫复合物或其他异物,并具有抗原提呈作用。

(二)脾的功能

1. T 细胞和 B 细胞定居的场所

脾是成熟淋巴细胞定居的场所。其中,B 细胞约占脾淋巴细胞总数的 60%,T 细胞约占 40%。

2. 免疫应答发生的场所

脾也是淋巴细胞接受抗原刺激并发生免疫应答的重要部位。作为外周免疫器官,脾与淋巴结的主要区别在于:脾是对血源性抗原产生免疫应答的主要场所,而淋巴结主要对由引流淋巴液而来的抗原产生免疫应答。脾是体内产生抗体的主要器官,在机体的防御、免疫应答中具有重要地位。

3. 合成生物活性物质

脾可合成并分泌某些重要生物活性物质,如补体成分和细胞因子等。

4. 过滤作用

体内约 90% 的循环血液流经脾脏,脾内的 Mφ 和 DC 均有较强的吞噬作用,可清除血液中的病原体、衰老死亡的自身血细胞、免疫复合物以及其他异物,从而发挥过滤作用,使血液得到净化。

三、黏膜相关淋巴组织

黏膜相关淋巴组织(mucosal-associated lymphoid tissue,MALT)也称黏膜免疫系统(mucosal immune system,MS)。主要指呼吸道、肠道及泌尿生殖黏膜固有层和上皮细胞下散在的淋巴组织,以及含有生发中心的淋巴组织,如扁桃体、小肠派尔集合淋巴结(Peyer patches,PP)及阑尾等,是发生黏膜免疫应答的主要部位。

人体黏膜表面积约 400 m^2,机体近 50% 的淋巴组织分布于黏膜系统,故 MALT 构成了人体重要的防御屏障。

(一)MALT 的组成

MALT 主要包括肠相关淋巴组织、鼻相关淋巴组织或支气管相关淋巴组织等。

1. 肠相关淋巴组织(gut-associated lymphoid tissue,GALT)

肠相关淋巴组织是位于直肠黏膜下的淋巴组织,由派尔集合淋巴结、阑尾、孤立淋巴滤泡、上皮内淋巴细胞及固有层中弥漫散布的淋巴细胞组成,主要作用是抵御肠道病原微生物感染。GALT 中的派尔集合淋巴结上皮内淋巴细胞在摄取肠道抗原及黏膜免疫应答中发挥重要作用。

2. 鼻相关淋巴组织(nasal-associated lymphoid tissue,NALT)

鼻相关淋巴组织包括烟扁桃体、腭扁桃体、舌扁桃体及鼻后部其他淋巴组织,其主要作用是抵御经空气传播的病原微生物的感染。NALT 由淋巴小结及弥散淋巴组织构成,表面覆盖有上皮细胞,但无结缔组织被膜,也无输出淋巴管。抗原和异物陷入淋巴上皮隐窝中,然后被送至淋巴小结。淋巴小结主要由 B 细胞组成,受抗原刺激后增殖,形成生发中心。

3. 支气管相关淋巴组织(bronchial-associated lymphoid tissue,BALT)

支气管相关淋巴组织分布于各肺叶的支气管上皮下,其结构与派尔集合淋巴结相似,滤泡中的淋巴细胞受抗原刺激增殖,形成生发中心,其中主要是 B 细胞。

(二)MALT 的功能及其特点

1. 行使黏膜局部免疫应答

MALT 在肠道、呼吸道及泌尿生殖道黏膜构成了一道免疫屏障,是行使局部免疫应答的主要部位,在黏膜局部抗感染免疫防御中发挥关键作用。

2. 产生分泌型 IgA

MALT 中的 B 细胞多为产生分泌型 IgA(SIgA)的 B 细胞,这是因为该 B 细胞可趋向定居于派尔集合淋巴结和肠黏膜固有层淋巴组织;另外,与淋巴结和脾相比,派尔集合淋巴结含有更多可生产大量 IL-5 的 Th2 细胞,而 IL-5 可促进 B 细胞分化并产生 IgA。SIgA 经黏膜上皮细胞分泌至肠黏膜表面,成为肠道局部黏膜免疫的主要效应分子。在肠黏膜淋巴组织中产生得到部分幼浆细胞,其可经血液循环进入唾液腺、呼吸道黏膜、女性生殖道黏膜和乳腺等部位,产生 SIgA 并发挥免疫作用,使肠道免疫成为全身免疫的一部分。

第三节　淋巴细胞归巢与再循环

淋巴细胞归巢(lymphocyte homing)是指血液中淋巴细胞选择性趋向、迁移并定居于外周免疫器官的特定区域或特定组织的过程,淋巴细胞表面不同的黏附分子(又称归巢受体,homing receptor)与特定组织 HEV 表面的黏附分子(又称地址素,addressin)的相互作用决定该细胞的去向(黏膜、皮肤或炎症部位等)。例如,产生 SIgA 的 B 细胞可定向分布于MALT。

淋巴细胞再循环(lymphocyte re-circulation)是指定居在外周免疫器官的淋巴细胞由输出淋巴管经淋巴干、胸导管或右淋巴导管进入血液循环;经血液循环到达外周免疫器官后穿越 HEV,重新分布于全身淋巴器官和组织的反复循环过程(图 2-3)。

一、淋巴细胞归巢与再循环的途径

淋巴细胞再循环途径有多条通路,包括①在淋巴结,淋巴细胞(T、B 细胞)可随血液循环进入深皮质区,穿过 HEV 进入相应区域定居,随后再移向髓窦,经输出淋巴管汇入胸导管,最终由左锁骨下静脉返回血液循环;②在脾脏,随脾动脉进入脾脏的淋巴细胞穿过血管壁进入白髓,然后移向脾索,再进入脾血窦,最后由脾静脉返回血液循环。只有少数淋巴细胞从脾输出淋巴管进入胸导管返回血液循环;③在其他组织,随血流进入毛细血管的淋巴

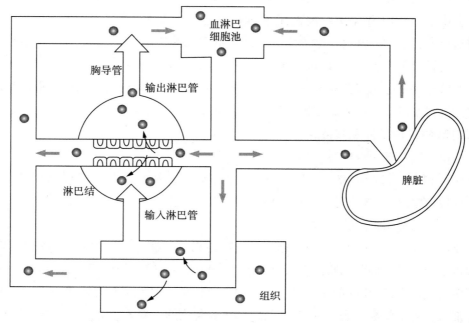

图 2-3　淋巴细胞再循环

细胞可穿过毛细血管壁进入组织间隙,随淋巴液回流至局部引流淋巴结后,再经输出淋巴管进入胸导管和血液循环。再循环 1 周需要 24~48 h。

二、淋巴细胞再循环的生物学意义

(1)使体内淋巴细胞在外周免疫器官和组织的分布更合理,有助于增强整个机体的免疫功能。

(2)增加淋巴细胞与抗原及抗原提呈细胞(antigen presenting cell,APC)接触的机会,有利于适应性免疫应答的产生。

(3)使机体所有免疫器官和组织联系成为一个有机整体,并将免疫信息传递给全身各处的淋巴细胞和其他免疫细胞,有利于动员各种免疫细胞和效应细胞迁移至病原体、肿瘤或其他抗原性异物所在部位,从而发挥免疫效应。因此,淋巴细胞再循环是维持机体正常免疫应答并发挥免疫功能的必要条件。

参考文献

[1]曹雪涛. 医学免疫学[M]. 北京:人民卫生出版社,2013.

[2]兰金初. 日常生活免疫食品[M]. 北京:西苑出版社,2003.

[3]陈绍妃. 营养免疫学[M]. 北京:中国社会出版社,2005.

[4]江汉湖.食品免疫学导论[M].北京:化学工业出版社,2006.

[5]范远景.食品免疫学[M].合肥:合肥工业大学出版社,2007.

[6]胥传来.食品免疫学[M].北京:化学工业出版社,2007.

[7]庞广昌.食品免疫论[M].北京:科学出版社,2008.

[8]宋宏新.食品免疫学[M].北京:中国轻工业出版社,2009.

[9]牛天贵.贺稚菲.食品免疫学[M].北京:中国农业大学出版社,2010.

[10]江汉湖.食品免疫学导论[M].北京:化学工业出版社,2016.

[11]胥传来,王利兵.食品免疫化学与分析[M].北京:科学出版社,2017.

[12]贺稚非,车会莲,霍乃蕊.食品免疫学[M].2版.北京:中国农业大学出版社,2018.

[13]甘晓玲.病原生物与免疫学[M].北京:中国医药科技出版社,2019.

[14]曹雪涛.人体健康与免疫[M].北京:人民卫生出版社,2019.

[15]陈成漳.免疫毒理学[M].郑州:郑州大学出版社,2008.

[16]JEFFREY K. Elsevier's Integrated Review Immunology and Microbiology (Second Edition) [M]. Saunders,Houston, 2012:7-16.

[17]张丽,姚晓英.T淋巴细胞归巢过程中分子机制的研究进展[J].细胞与分子免疫学杂志, 2012,28(1):99-101.

第三章 免疫细胞

内容提要

本章主要介绍参与免疫应答的 T 细胞、B 细胞和抗原提呈细胞（APC）的分化发育过程、表面分子特点、分类和免疫学功能等内容。

教学目标

1. 掌握 T 细胞和 B 细胞的分化发育过程、表面分子种类、分类以及功能。
2. 掌握抗原提呈细胞的种类和免疫学功能。
3. 了解阳性选择、阴性选择。

思考题

1. T 细胞和 B 细胞的分化发育过程及其表面分子的特点是什么？
2. 抗原提呈细胞的种类及其免疫学功能分别是什么？

第一节 T 细胞

T 淋巴细胞（T lymphocyte）是在胸腺（thymus）中成熟的免疫细胞，故称胸腺依赖性淋巴细胞，简称 T 细胞。成熟 T 细胞定居于外周免疫器官，它们不但介导适应性细胞免疫应答，在胸腺依赖性抗原诱导的体液免疫应答中也发挥重要的辅助作用。

一、T 细胞的分化发育

多能造血干细胞（hematopoietic stem cell，HSC）转变为淋巴样祖细胞（lymphoid progenitor cell）迁移至胸腺，在胸腺微环境的影响下，淋巴样祖细胞经历祖 T 细胞（pro-T）→前 T 细胞（pre-T）→未成熟 T 细胞→成熟 T 细胞等阶段（图 3-1），再随血液循环进入外周淋巴器官，主要定居于外周淋巴器官的胸腺依赖区，接受抗原刺激发生免疫应答。

T 细胞在分化发育过程中，依据 CD4 和 CD8 的表达，胸腺中的 T 细胞又可分为双阴性细胞(double negative cell,DN 细胞)、双阳性细胞(double positive cell,DP 细胞)和单阳性细胞(single positive cell,SP 细胞)。DN 细胞是胸腺内未成熟的 T 细胞,其膜表面 CD4 和 CD8 分子均不表达,形成于双阳性细胞发育之前。

DP 细胞在 pre-T 细胞停止增殖后开始重排 α 基因,并与 β 链组装成 TCR。成功表达 TCR 的细胞即未成熟 T 细胞。未成熟 T 细胞经阳性选择并进一步分化为 SP 细胞。

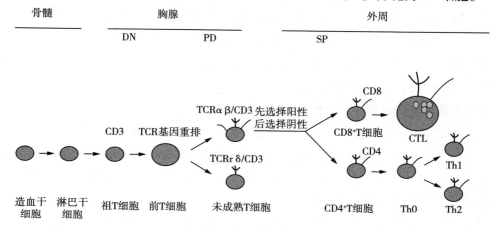

图 3-1　T 细胞的分化发育

SP 细胞是 CD4$^+$CD8$^-$ 或 CD4$^-$CD8$^+$ 的单阳性细胞。SP 细胞经历阴性选择后成为成熟 T 细胞,通过血液循环进入外周免疫器官。

T 细胞是经过阳性选择和阴性选择而分化发育的(图 3-2)。

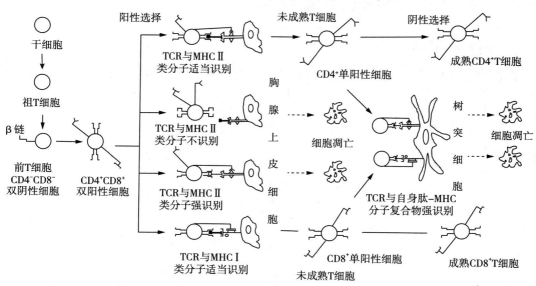

图 3-2　阳性选择和阴性选择

（一）T 细胞发育过程中的阳性选择

阳性选择（positive selection）是指在胸腺皮质中，未成熟 DP 细胞表达的随机多样特异性的 TCR 与胸腺上皮细胞表面的自身抗原肽—MHC 分子复合物相互作用，以适当亲和力结合的 DP 细胞成活并获得 MHC 限制性；不能结合或结合亲和力过高的 DP 细胞发生凋亡，凋亡细胞占 DP 细胞的 95%以上。在此过程中，DP 细胞分化为 SP 细胞，其中与 MHC Ⅰ 类分子适当结合的 DP 细胞 CD8 表达水平升高，CD4 表达水平下降直至丢失；而与 MHC Ⅱ 类分子结合的 DP 细胞 CD4 表达水平升高，CD8 表达水平下降最后丢失。因此，阳性选择的意义是获得 MHC 限制性和 DP 细胞分化为 SP 细胞。有关 MHC 分子的相关知识可参考第八章"主要组织相容性复合物"。

（二）T 细胞发育过程中的阴性选择

阴性选择（negative selection）是指经过阳性选择的 SP 细胞在皮质髓质交界处及髓质区与胸腺树突状细胞、巨噬细胞等表面的自身抗原肽—MHC 分子复合物相互作用。高亲和力结合的 SP 细胞（即自身反应性 T 细胞）发生凋亡，而不能结合的 SP 细胞（阴性）存活成为成熟 T 细胞并进入外周免疫器官。

因此，阴性选择的意义是清除自身反应性 T 细胞，保留多样性的抗原反应性 T 细胞，以维持 T 细胞的中枢免疫耐受。

（三）T 细胞在外周免疫器官中的增殖分化

从胸腺进入外周免疫器官尚未接触抗原的成熟 T 细胞称初始 T 细胞，主要定居于外周免疫器官的胸腺依赖区。T 细胞在外周免疫器官与抗原接触后，最终分化为具有不同功能的效应 T 细胞亚群、调节性 T 细胞或记忆 T 细胞。

二、T 细胞的表面分子

T 细胞表面具有许多重要的膜分子（图 3-3），它们参与 T 细胞识别抗原，活化、增殖、

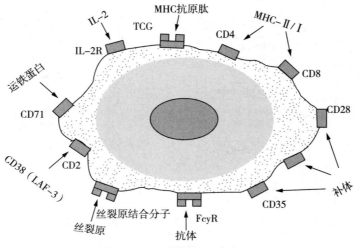

图 3-3　T 细胞表面膜分子

分化,以及效应功能的发挥。

(一)T细胞抗原受体(TCR)

TCR是T细胞识别外来抗原并与之结合的特异性受体,可表达于所有成熟的T细胞表面。大多数成熟T细胞(约95%)的TCR分子由α链和β链两条异二聚体肽链组成,小部分由γ、δ链组成。T细胞发育过程中,编码α及β的基因决定TCR的高度多态性,不同的T细胞克隆有不同的TCR,能识别不同的抗原表位(决定簇)。TCR不能直接识别和结合游离的可溶性抗原,只识别经抗原提呈细胞加工并与MHC分子连接的抗原分子,初始T细胞的完全活化需要两种活化信号的协同作用。第一信号(或抗原刺激信号)由TCR识别APC提呈的MHC而产生,经CD3转导信号,CD4或CD8起辅助作用。第二信号(或共刺激信号)则由APC或靶细胞表面的共刺激分子与T细胞表面的相应的共刺激分子相互作用而产生。共刺激信号使T细胞完全活化,只有完全活化的T细胞才能进一步分泌细胞因子和表达细胞因子受体,在细胞因子的作用下分化和增殖。没有共刺激信号,T细胞就不能活化而克隆失能。

(二)丝裂原受体

T细胞还表达多种丝裂原(mitogen)受体,丝裂原可通过相应的受体激活静止期的淋巴细胞,刺激细胞增生和分化。常用的T细胞丝裂原包括植物血凝素(phytohemagglutinin,PHA)、刀豆蛋白A(concanavalin,Con A)、美洲商陆丝裂原(pokeweed mitogen,PWM)、葡萄球菌A蛋白(SPA)、脂多糖和聚合鞭毛素等。

(三)CD3

存在于外周血T细胞和部分胸腺细胞表面。与TCR形成TCR-CD3复合体分子,将转导TCR识别抗原所产生的活化信号传导至细胞内。

(四)CD4和CD8

成熟T细胞只表达CD4或CD8,即CD4$^+$T细胞或CD8$^+$T细胞。CD4和CD8的主要功能是辅助TCR识别抗原和参与T细胞活化信号的转导,因此又称为TCR的共受体。

(五)CD28

CD28是由两条相同肽链组成的同源二聚体,表达于90% CD4$^+$T细胞和50% CD8$^+$T细胞。其配体是抗原提呈细胞表面分子CD80和CD86,两者结合产生协同刺激信号,诱导T细胞活化。CD28产生的共刺激信号诱导T细胞表达抗细胞凋亡蛋白,防止细胞凋亡;刺激T细胞合成IL-2等细胞因子,促进T细胞的增殖和分化。

(六)细胞因子受体

T细胞在不同发育阶段表达不同的细胞因子受体(IL-R),如IL-1R、IL-2R、IL-4R、IL-6R、IFN-7R和趋化因子受体等。

(七)其他表面分子

T细胞也表达Fc受体(如Fc7R等)、补体受体(CR1)、配体为CD58的淋巴细胞相关抗原CD2、细胞凋亡FasL(CD95L)等受体。

三、T 细胞的分类

T 细胞的分类可以根据活化阶段、TCR 的类型、表达分子和免疫效能进行划分。

(一)根据活化阶段分类

1. 初始 T 细胞

初始 T 细胞(naive T cell)是指从未接受过抗原刺激的成熟 T 细胞,处于细胞周期的后期,存活期短,参与淋巴细胞再循环,主要功能是识别抗原。

2. 效应 T 细胞

效应 T 细胞(effector T cell)存活期短,除表达高水平的高亲和力 IL-2 受体外,还表达整合素,是行使免疫效应的主要细胞。效应 T 细胞主要向外周炎症部位或某些器官组织迁移,并不再循环至淋巴结。

3. 记忆 T 细胞

记忆 T 细胞(memory T cell,Tm)可能由效应 T 细胞分化而来,也可能由初始 T 细胞接受抗原刺激后直接分化而来。其存活期长,可达数年。接受相同抗原刺激后可迅速活化,并分化为效应 T 细胞,介导再次免疫应答。即使没有抗原或 MHC 分子的刺激,记忆 T 细胞仍可长期存活,通过自发增殖维持一定数量。

(二)根据 TCR 类型分类

1. αβT 细胞

αβT 细胞占脾脏、淋巴结和循环 T 细胞的 95% 以上,识别由 MHC 分子提呈的蛋白质抗原,具有 MHC 限制性,是介导细胞免疫及免疫调节的主要细胞。通常所称的 T 细胞就是指 αβT 细胞。

2. γδT 细胞

γδT 细胞主要分布于皮肤和黏膜组织,其抗原受体缺乏多样性,识别抗原无 MHC 限制性,主要识别多种病原体表达的共同抗原成分,包括糖脂、某些病毒的糖蛋白、分枝杆菌的磷酸糖和核苷酸衍生物、热休克蛋白(heat shock protein,HSP)等。大多数 γδT 细胞为 $CD4^-CD8^-$,少数可表达 CD8。γδT 细胞具有抗感染和抗肿瘤作用,可杀伤病毒或细胞内被细菌感染的靶细胞,以及杀伤某些肿瘤细胞。活化的 γδT 细胞通过分泌多种细胞因子(包括 IL-2、IL-3、IL-4、IL-5、IL-6、GM-CSF、TNF-α、IFN-γ 等)发挥免疫调节作用和介导炎症反应。

(三)根据表达分子分类

根据是否表达 CD4 或 CD8,T 细胞分为 $CD4^+$T 细胞和 $CD8^+$T 细胞。

1. $CD4^+$T 细胞

CD4 表达于 60% ~ 65% T 细胞及部分 NKT 细胞,巨噬细胞和树突状细胞也可表达 CD4,但表达水平较低。$CD4^+$T 细胞识别由 13 ~ 17 个氨基酸残基组成的抗原肽,受自身

MHC Ⅱ类分子的限制。活化后分化为 Th 细胞,但也有少数 CD4$^+$效应 T 细胞具有细胞毒作用和免疫抑制作用。

2. CD8$^+$T 细胞

CD8 表达于 30%~35% T 细胞。CD8$^+$T 细胞识别由 8~10 个氨基酸残基组成的抗原肽,受自身 MHC Ⅰ类分子的限制。活化后分化为细胞毒性 T 细胞(CTL),具有细胞毒作用,可特异性杀伤靶细胞。

(四)根据免疫效能分类

根据功能的不同,T 细胞可分为辅助 T 细胞、细胞毒性 T 细胞和调节性 T 细胞。

1. 辅助 T 细胞(Th)

辅助 T 细胞简称 Th 细胞,均表达 CD4,通常所称的 CD4$^+$T 细胞即指 Th 细胞。

未受抗原刺激的初始 CD4$^+$ T 细胞为 Th0。Th0 在抗原和细胞因子等因素的调控下分化为 Th1、Th2、Th3、Th17 和 Treg 细胞。其中,Th1 和 Th2 在后续免疫学的学习中常被用到。

Th1 细胞的主要效应是通过分泌的细胞因子增强细胞介导的抗感染免疫,特别是抗胞内病原体的感染。另外,Th1 也是迟发型超敏反应中的效应 T 细胞,故也称为迟发型超敏反应 T 细胞。

Th2 主要辅助 B 细胞活化,发挥体液免疫的作用,同时抑制 Th1 增殖。Th2 在变态反应及抗寄生虫感染中也发挥重要作用。

2. 细胞毒性 T 细胞(CTL)

细胞毒性 T 细胞(cytotoxicity Tlymphocyte, CTL)表达 CD8,通常所称的 CD8$^+$ T 细胞即指 CTL,而同样有细胞毒作用的 γδT 细胞和 NKT 细胞不属于 CTL。

CTL 的主要功能是特异性识别内源性抗原肽—MHC Ⅰ类分子复合物,进而杀伤靶细胞(细胞内寄生病原体感染的细胞或肿瘤细胞)。杀伤机制主要有两种:一是分泌穿孔素、颗粒酶、颗粒溶素及淋巴毒素等物质直接杀害靶细胞;二是通过 Fas/FasL 途径诱导靶细胞凋亡。CTL 在杀伤靶细胞的过程中自身不受伤害,可连续杀伤多个靶细胞。

3. 调节性 T 细胞(Treg)

调节性 T 细胞(regulatory cell,简称 Treg)是一类控制体内自身免疫反应性的 T 细胞亚群。调节性 T 细胞可分为天然产生的自然调节性 T 细胞(n T-reg)和诱导产生的适应性调节性 T 细胞(a T-reg 或 i T-reg)。Treg 主要通过两种方式调控免疫应答:①直接接触抑制靶细胞活化;②分泌 TGF-β、IL-10 等细胞因子抑制免疫应答。在免疫耐受、自身免疫病、感染性疾病、器官移植及肿瘤等多种疾病中发挥重要作用。

四、T 细胞的功能

T 细胞具有多种免疫学功能,包括直接杀伤靶细胞,辅助或抑制 B 细胞产生抗体,对特异性抗原和有丝分裂原的应答反应以及产生细胞因子等。T 细胞本身不产生抗体,而是直接起作用。所以 T 细胞的免疫称为"细胞免疫"。细胞免疫的效应形式主要有两种:与靶细胞特异性结合,破坏靶细胞膜,直接杀伤靶细胞;另一种是释放淋巴因子,最终使免疫效应扩大和增强。在后续章节中将进一步介绍 T 细胞的免疫效能。

第二节　B 细胞

B 淋巴细胞(B lymphocyte,简称 B 细胞)由骨髓中的淋巴样干细胞分化发育而来。成熟 B 细胞主要定居于外周淋巴器官的淋巴滤泡内,约占外周淋巴细胞总数的 20%。B 细胞通过产生抗体发挥特异性体液免疫应答,同时也是主要的抗原提呈细胞之一。

一、B 细胞分化发育

B 细胞在骨髓中的发育经历了祖 B 细胞(pro-B cell)→前 B 细胞(pre-B cell)→未成熟 B 细胞(immature B cell)→成熟 B 细胞(mature B cell)等过程(图 3-4)。B 细胞在骨髓的分化发育过程不受外来抗原影响,称为 B 细胞分化的抗原非依赖期。B 细胞在骨髓微环境诱导下发育为初始 B 细胞,离开骨髓到达外周免疫器官的 B 细胞区定居,在那里接受外来抗原的刺激而活化、增殖,进一步分化成熟为浆细胞和记忆 B 细胞,此过程称为 B 细胞分化的抗原依赖期。

B 细胞的分化发育过程也是功能性 B 细胞受体的表达和 B 细胞自身免疫耐受的形成过程。同 T 淋巴细胞的分化发育类似,B 细胞的分化发育也要经历阳性选择和阴性选择过程。

B 细胞阳性选择:前 B 细胞在骨髓中发育至未成熟 B 细胞后,其表面仅表达完整的膜结合 IgM(mIgM),未成熟 B 细胞上 mIgM 如果能识别骨髓中的自身抗原,则导致细胞凋亡。由此诱导了 B 细胞对自身抗原的中枢免疫耐受。

B 细胞阴性选择:成熟 B 细胞膜表达 IgD,进入外周免疫器官的 B 细胞抗原受体通过识别外来抗原,发生类别转换和基因高频突变。由于抗原不断减少,能产生高亲和力抗体的B 细胞被选择和保留,使其存活、增殖,发挥 B 细胞适应性免疫应答,某些成为记忆细胞;未能接触到相应抗原而未被选择的 B 细胞将自然死亡。

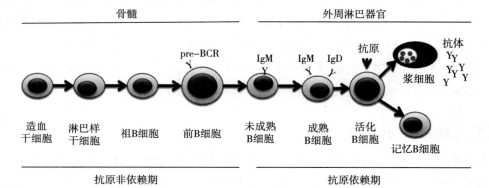

图 3-4　B 细胞的分化发育过程

二、B 细胞的表面分子

B 细胞表面有众多的膜分子,它们在 B 细胞的抗原识别、活化、增殖以及抗体产生等过程中发挥重要作用(图 3-5)。

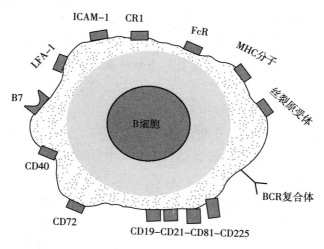

图 3-5　B 细胞表面分子

(一)B 细胞抗原受体(BCR)

B 细胞表面最重要的分子是 B 细胞抗原受体(B cell receptor,BCR)复合物。BCR 复合物由识别和结合抗原的 mIg 和传递抗原刺激信号的 Igα/Igβ 异二聚体组成。膜表面免疫球蛋白 mIg 是 B 细胞的特征性表面标志。mIg 以单体形式存在,能特异性结合抗原,但由于其胞质区很短,不能直接将抗原刺激的信号传递到 B 细胞内,需要其他分子的辅助来完成 BCR 结合抗原后信号的传递。在抗原刺激下,B 细胞最终分化为浆细胞,浆细胞不表达 mIg。

(二)B 细胞共受体(co-receptor)

共受体能促进 BCR 对抗原的识别及 B 细胞的活化。B 细胞表面的 CD19 与 CD21 及 CD81 非共价相联,形成 B 细胞的多分子共受体,能增强 BCR 与抗原结合的稳定性并与 Igα/Igβ 共同传递 B 细胞活化的第一信号。

(三)CD40

CD40 属肿瘤坏死因子受体超家族(tumor necrosis factor superfamily,TNFRSF),表达于成熟 B 细胞。CD40 的配体(CD40L 即 CD154)表达于活化 T 细胞。CD40 与 CD40L 的结合是 B 细胞活化的第二信号,对 B 细胞分化成熟和抗体产生起重要的作用。

(四)B7

B7 在静息 B 细胞不表达或低表达,在活化 B 细胞表达增强,它与 T 细胞表面的 CD28 和 CTLA-4 相互作用,CD28 提供 T 细胞活化的第二信号,CTLA-4 抑制 T 细胞活化信号。

（五）黏附分子（ICAM-1）

黏附分子在 Th 细胞对 B 细胞的辅助提呈抗原起很大作用。

三、B 细胞的分类

外周的成熟 B 细胞分为两个亚群。根据是否表达 CD5 分子，可分为 CD5$^+$B1 细胞和 CD5$^-$B2 细胞两个亚群。B1 细胞主要产生低亲和力的 IgM，参与固有免疫，B2 细胞即通常所指的 B 细胞，是参与适应性体液免疫应答的主要细胞。

（一）B1 细胞

B1 细胞属固有免疫细胞，在免疫应答的早期发挥作用，尤其在腹膜腔等部位可对微生物感染迅速产生抗体，构成了机体免疫的第一道防线。B1 细胞约占 B 细胞总数的 5%～10%，主要定居于腹膜腔、胸膜腔和肠道黏膜固有层中。B1 细胞在个体发育胚胎期即产生，具有自我更新（self-renewal）能力。

B1 细胞表达的免疫球蛋白主要针对碳水化合物（如细菌多糖等）产生较强的应答，无需 Th 细胞的辅助，不发生免疫球蛋白的类别转换。

（二）B2 细胞

B2 细胞是分泌抗体参与体液免疫应答的主要细胞。B2 细胞在个体发育中出现得相对较晚，定位于外周淋巴器官。在抗原刺激和 Th 细胞的辅助下，B2 细胞最终分化成浆细胞（plasma cell）产生抗体，行使体液免疫功能。

初次免疫应答后保留下来的部分高亲和力细胞分化成为记忆 B 细胞（memory B cell），当再次感染时记忆 B 细胞可快速分化为浆细胞，介导迅速地再次免疫应答。

四、B 细胞的功能

B 细胞的主要功能是产生抗体介导体液免疫应答。B 细胞还可提呈可溶性抗原，产生细胞因子参与免疫调节。

（一）产生抗体介导体液免疫应答

B 细胞通过产生抗体介导体液免疫应答。抗体具有中和作用、激活补体、调理作用、ADCC（抗体依赖细胞介导的细胞毒作用）、参与 I 型超敏反应等功能。

（二）提呈抗原

B 细胞作为专职性抗原提呈细胞能够摄取、加工并提呈抗原，对可溶性抗原的提呈尤为重要。

（三）免疫调节功能

B 细胞产生的细胞因子（IL-6、IL-10、TNF-α 等）参与调节巨噬细胞、树突状细胞、NK 细胞以及 T 细胞的功能。

第三节　抗原提呈细胞

抗原提呈细胞(antigen-presenting cell,APC)是能够加工抗原并以抗原肽——MHC分子复合物的形式将抗原肽提呈给T细胞的一类细胞,主要有树突状细胞、巨噬细胞和B细胞,APC在机体的免疫识别、免疫应答、免疫调节中起重要作用。

一、APC的分化发育

APC来源于循环中的骨髓前体细胞,在细胞表面有高浓度的主要组织相容性抗原复合体Ⅰ类和Ⅱ类抗原。其中最为典型的抗原提呈细胞是树突状细胞。因此,本节重点以树突状细胞为主进行介绍。

树突状细胞(dendritic cell,DC)是一类成熟时具有许多树突样突起的,能够识别、摄取和加工外源性抗原并将抗原提呈给初始T细胞并诱导T细胞活化增殖功能的最强的抗原提呈细胞。DC不但参与固有免疫应答,还是连接固有免疫和适应性免疫的"桥梁",是机体适应性免疫应答的始动者。

从骨髓前体细胞分化的DC经血液进入多种实体器官及非淋巴的上皮细胞,成为未成熟DC(immature,DC),未成熟DC在外周组织器官摄取抗原后迁移到外周免疫器官发育成为成熟DC。

(一)未成熟DC

未成熟DC主要存在于各组织器官,其特点是具有很强的抗原加工能力,但是提呈抗原和激发免疫应答的能力较弱。未成熟DC在各组织器官中接触和摄取抗原或受到某些刺激后逐渐成熟,同时由外周组织器官通过输入淋巴管和(或)血液循环进入外周淋巴器官。

(二)成熟的DC

迁移到外周组织器官的DC已经是成熟的DC(mature DC),其特点是加工抗原的能力弱,但是提呈抗原能力强。

二、APC细胞的表面分子

APC细胞最重要的表面分子为抗原提呈分子,包括MHC Ⅰ类分子和MHC Ⅱ类分子,另外包括抗原加工分子、信号传导分子、细胞因子受体、黏附因子、共刺激分子、补体受体、Fc受体、迁移受体以及与抗原摄取相关的受体等。

APC细胞表面分子使细胞与细胞间、细胞与基质间发生作用,参与细胞的识别、细胞的活化和信号转导、细胞的增殖与分化、细胞的迁移等,是免疫应答的重要分子基础。

三、APC 细胞的分类

广义上所有细胞均是抗原提呈细胞,包括树突状细胞、单核/巨噬细胞和 B 淋巴细胞、内皮细胞、上皮细胞、成纤维细胞等,这些细胞表面或是有 MHC Ⅰ 类分子或是有 MHC Ⅱ 类分子。因此,以 MHC 进行分类,可将 APC 细胞分为两个大类。

(一)通过 MHC Ⅱ 类分子提呈外源性抗原的 APC

此类 APC 能够摄取、加工外源性抗原并以抗原肽—MHC Ⅱ 类分子复合物的形式将抗原肽提呈给 CD4$^+$T 细胞,即通常所称的 APC。APC 细胞中树突状细胞、单核/巨噬细胞和 B 淋巴细胞等属于专职性 APC,它们组成性表达 MHC Ⅱ 类分子、共刺激分子和黏附分子,具有直接摄取、加工和提呈抗原的功能。内皮细胞、上皮细胞、成纤维细胞等多种细胞通常不表达或低表达 MHC Ⅱ 类分子,但在炎症过程中或某些细胞因子的作用下,可被诱导表达 MHC Ⅱ 类分子、共刺激分子和黏附分子,故加工和提呈抗原的能力较弱(图 3-6)。

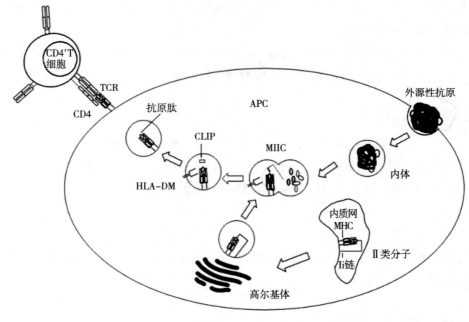

图 3-6　外源性抗原提呈示意图

(二)通过 MHC Ⅰ 类分子提呈内源性抗原的 APC

此类 APC 能够降解、加工细胞内(内源性)抗原并以抗原肽—MHC Ⅰ 类分子复合物的形式将抗原肽提呈给 CD8$^+$T 细胞,属于广义的 APC,如癌变细胞、病毒感染的细胞等。此类细胞通常被胞内寄生病原体感染而产生病原体抗原,或细胞发生突变产生突变蛋白抗原,它提呈抗原给 CD8$^+$T 细胞而自身被识别、杀伤,故又被称为靶细胞(图 3-7)。

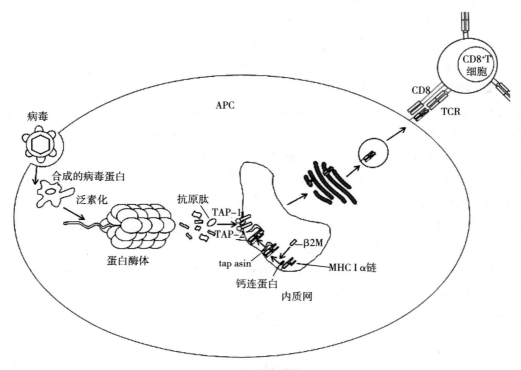

图 3-7 内源性抗原提呈示意图

四、APC 细胞的功能

APC 细胞具有识别、摄取和加工抗原,参与固有免疫、抗原提呈与免疫激活、免疫调节、免疫耐受的诱导与维持等作用。大体来讲,抗原提呈细胞的功能包括外源性抗原的提呈和内源性抗原的提呈(图 3-8)。

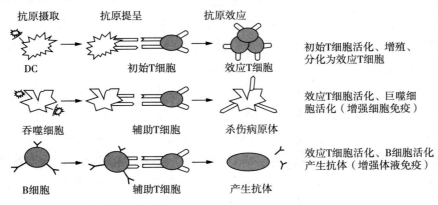

图 3-8 主要 APC 细胞的功能

(一)外源性抗原的提呈

外源性抗原经吞噬或吞饮作用被 APC 摄入胞内形成吞噬体,后者与溶酶体融合形成吞噬溶酶体。抗原在吞噬溶酶体内的酸性环境中被蛋白水解酶降解为小分子多肽,其中具有免疫原性的称为抗原肽。内质网中合成的 MHC Ⅱ 类分子进入高尔基体后,由分泌小泡携带,通过与吞噬溶酶体融合,抗原肽与小泡内 MHC Ⅱ 类分子结合,形成抗原肽—MHC Ⅱ类分子复合物。该复合物表达于 APC 表面,可被相应 CD4$^+$T 细胞识别并结合。

(二)内源性抗原的提呈

内源性抗原是指细胞自身合成的抗原,如肿瘤抗原和病毒蛋白抗原等。内源性抗原在细胞内生成后,被存在于胞质中的蛋白酶体,即小分子聚合多肽体(low-molecular-mass polypeptide,LMP)降解成小分子多肽。小分子多肽与热休克蛋白在胞质内结合后,经抗原肽转运体(transporter antigenicpeptide,TAP)转运到内质网中,通过加工修饰成为具有免疫原性的抗原肽。抗原肽与内质网中合成的 MHC Ⅰ 类分子结合,形成抗原肽—MHC Ⅰ 类分子复合物。后者转入高尔基体,再通过分泌小泡将其运送到 APC 表面,供相应 CD8$^+$T 细胞识别结合。

对 APC 性质和功能特点的研究不仅有助于深刻了解机体免疫应答的调控机制,而且可以通过人为调节 APC 的功能来增强或者抑制机体的免疫应答,对肿瘤移植排斥、感染自身免疫病发生机制的认识及其免疫防治具有重要意义。

参考文献

[1]曹雪涛. 医学免疫学[M]. 北京:人民卫生出版社,2013.

[2]兰金初. 日常生活免疫食品[M]. 北京:西苑出版社,2003.

[3]陈绍妃. 营养免疫学[M]. 北京:中国社会出版社,2005.

[4]江汉湖. 食品免疫学导论[M]. 北京:化学工业出版社,2006.

[5]范远景. 食品免疫学[M]. 合肥:合肥工业大学出版社,2007.

[6]胥传来. 食品免疫学[M]. 北京:化学工业出版社,2007.

[7]庞广昌. 食品免疫论[M]. 北京:科学出版社,2008.

[8]宋宏新. 食品免疫学[M]. 北京:中国轻工业出版社,2009.

[9]牛天贵,贺稚菲. 食品免疫学[M]. 北京:中国农业大学出版社,2010.

[10]江汉湖. 食品免疫学导论[M]. 北京:化学工业出版社,2016.

[11]胥传来,王利兵. 食品免疫化学与分析[M]. 北京:科学出版社,2017.

[12]贺稚非,车会莲,霍乃蕊. 食品免疫学[M].2 版. 北京:中国农业大学出版社,2018.

[13]甘晓玲. 病原生物与免疫学[M]. 北京:中国医药科技出版社,2019.

[14]曹雪涛. 人体健康与免疫[M]. 北京:人民卫生出版社,2019.

[15]陈成漳. 免疫毒理学[M]. 郑州:郑州大学出版社,2008.

第四章　抗原

内容提要

抗原（Ag）是指与 T、B 淋巴细胞表面特异性抗原受体（TCR 或 BCR）结合，激活 T/B 细胞增殖、分化，产生效应淋巴细胞或抗体，并与之特异性结合，从而发挥免疫效应的物质。抗原的两个基本特性是免疫原性和免疫反应性，因而抗原可分为完全抗原和半抗原。抗原的最小结构与功能单位是抗原表位（epitope），有顺序表位和构象表位及 T 细胞表位和 B 细胞表位之分。另外，抗原还可分为胸腺依赖性抗原（TD-Ag）和非胸腺依赖性抗原（TI-Ag）。非特异性免疫刺激剂（如超抗原、丝裂原和佐剂）则以抗原非依赖性、MHC 非限制性的方式激活大量淋巴细胞克隆。

教学目标

1. 掌握抗原、半抗原、全抗原的概念。

2. 了解胸腺依赖性抗原（TD-Ag）和非胸腺依赖性抗原（TI-Ag）。

3. 了解佐剂的用途。

思考题

1. 抗原的基本特性是什么？

2. 简述抗原表位的分类与特性。

3. 比较 TD-Ag 和 TI-Ag 的特点。

4. 简述影响抗原免疫原性的主要因素。

5. 试述超抗原与佐剂的作用机制及应用价值。

抗原是免疫学中最基本的概念之一，食品免疫学中学习抗原知识可以为食品安全检测技术、食品营养与免疫等内容的学习打基础。"免疫"是机体通过区别"自己"和"非己"实现的，是对"非己"物质进行识别、应答和予以清除的生物学效应的总和。这个"非己"物质就是抗原，抗原（antigen，Ag）是指所有能激活和诱导免疫应答的物质，通常指能被 T/B 淋巴细胞表面特异性抗原受体（TCR 或 BCR）识别并结合，激活 T/B 细胞增殖、分化，同时产生免疫应答效应产物（特异性淋巴细胞或抗体），发挥机体免疫应答的物质。

第一节　抗原的性质与分子结构基础

并非所有的外源或自身物质都是抗原,具备免疫原性和免疫反应性两个重要特性的物质才是抗原。抗原诱导机体产生的适应性免疫应答仅对该抗原专一,而与其他抗原无关,这一性质称为免疫应答的抗原特异性。适应性免疫应答之所以具有抗原特异性,是由于免疫应答是由 TCR/BCR 识别抗原所包含的最小的基本结构单位——抗原表位所诱导的。有关抗原表位的内容参考后面章节。

一、抗原的免疫原性和免疫反应性

抗原具备两个重要特性:免疫原性(immunogenicity)和免疫反应性(immunoreactivity)。免疫原性指抗原被 T、B 细胞表面特异性抗原受体(TCR 或 BCR)识别及结合,诱导机体产生适应性免疫应答的能力;免疫反应性是指抗原与其所诱导产生的免疫应答效应物质(活化的 T/B 细胞或抗体)特异性结合的能力。同时具有免疫原性和免疫反应性的物质称为完全抗原(complete antigen)。但某些小分子物质,不能单独诱导免疫应答,即不具备免疫原性,然而当其与大分子蛋白质或非抗原性载体(carrier)交联或结合后可获得免疫原性,诱导免疫应答。这些小分子物质可与应答效应产物结合,这类小分子物质称为半抗原(hapten),又称不完全抗原(incomplete antigen)。

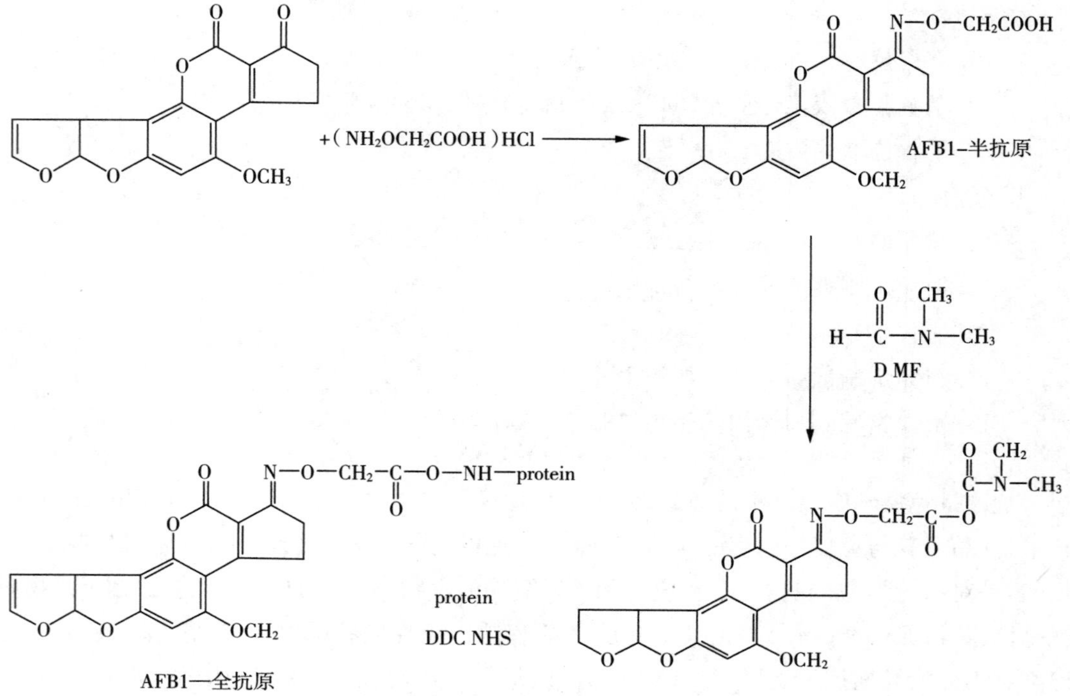

图 4-1　黄曲霉毒素 B1 全抗原制备过程

结构复杂的蛋白质等大分子通常为完全抗原,许多小分子化合物及药物属于半抗原。如真菌毒素黄曲霉毒素 B1 本身并无免疫原性,因此直接用黄曲霉毒素 B1 免疫小鼠将无法获得特异性抗黄曲霉毒素 B1 的抗体。只有通过如图 4-1 所示偶联方法将其与蛋白质等大分子物质结合,形成完全抗原时才能具备免疫原性。

二、适应性免疫应答的抗原特异性

抗原诱导的免疫应答具有抗原特异性(antigenic specificity),即抗原刺激机体产生适应性免疫应答效应产物并发生结合均显示专一性,某一特定抗原只能刺激机体产生针对该抗原活化的 T/B 细胞或抗体,且仅能与该淋巴细胞或抗体发生特异性结合。特定抗原与特定 T 细胞或特异性抗体专一结合的特性,是目前食品安全检测技术的分子基础。如黄曲霉毒素 B1—蛋白质能诱导机体产生黄曲霉毒素 B1 特异性抗体,该抗体在复杂基质中仅与黄曲霉毒素 B1 特异性结合,不会与其他真菌毒素抗原发生结合。利用这一特性,研制了特异性检测食品中黄曲霉毒素 B1 含量的试剂盒,可用于分析食品中黄曲霉毒素 B1 的污染程度。

三、抗原表位

(一)抗原表位的概念

T、B 细胞通过其表面的特异性抗原受体(TCR/BCR)识别抗原,这种识别呈现高度特异性。同时,被抗原活化的 T 细胞以及活化的 B 细胞分化为浆细胞而产生的效应产物抗体与抗原的特异性结合也呈高度特异性。上述两种特异性的分子基础取决于抗原分子所含的抗原表位(epitope),又称抗原决定基(antigenic determinant)。

表位是抗原分子中决定免疫应答特异性的特殊化学集团,是抗原与 T/B 细胞抗原受体(TCR/BCR)或抗体特异性结合的最小结构与功能单位。1 个抗原分子中能与抗体结合的抗原表位总数称为抗原结合价(antigenic valence)。天然大分子蛋白质通常为多价抗原,如图 4-2 模式图所示,含 H1、H2、H3 等多种、多个抗原表位,可诱导机体产生含有多种特异性抗体的多克隆抗体。

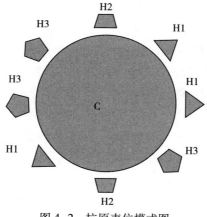

图 4-2　抗原表位模式图

一个半抗原相当于一个抗原表位,仅能与 TCR/BCR 或抗体分子的一个结合部位结合。如黄曲霉毒素 B1 是半抗原,只有免疫反应性而没有免疫原性,但是黄曲霉毒素 B1 恰当地结合到蛋白质上时,黄曲霉毒素 B1 就成了一个特异性抗原表位,可以诱导机体产生针对黄曲霉毒素 B1 的免疫应答,产生针对抗黄曲霉毒素 B1 的特异性抗体。这里需要说明的是,当黄曲霉毒素 B1 偶联蛋白质后进行免疫时,机体将会同时产生特异性抗黄曲霉毒素 B1 以及抗偶联蛋白质的抗体。为了筛选特异性抗黄曲霉毒素 B1 的抗体,需要利用两种以上蛋白质偶联后进行筛选。比如,将黄曲霉毒素 B1 与牛血清白蛋白(bovine serum albumin,BSA)偶联作为免疫原,与卵清蛋白(ovalbumin,OVA)偶联作为检测抗原,当黄曲霉毒素 B1–BSA 免疫形成的抗体与黄曲霉毒素 B1–OVA 特异性反应并具有抗原竞争性时,可判断出制备的抗体对黄曲霉毒素 B1 具有免疫反应性。

(二)抗原表位的类别

根据抗原表位中氨基酸的空间结构特点,可将其分为顺序表位(sequential epitope)和构象表位(conformational epitope)。顺序表位由连续线性排列的氨基酸构成,又称线性表位(linear epitope);而构象表位由不连续排列,但在空间上彼此接近形成特定构象的若干氨基酸组成。

抗原表位是存在于抗原分子中决定抗原特异性的特殊化学基团。在蛋白质抗原中,由于其结构的相对复杂性,常含有多种不同的抗原表位。由连续性线性排列的氨基酸残基组成的短肽所构成的抗原表位为顺序(或线性)抗原表位。有些氨基酸虽然在序列上呈不连续排列,但在空间上形成特定的构象,称为构象型表位。

根据 T、B 细胞所识别的抗原表位不同,也可将表位分为 T 细胞表位和 B 细胞表位。T 细胞仅识别由 APC 加工后与 MHC 分子结合为复合物并表达于 APC 表面的线性表位,此类表位称 T 细胞表位。T 细胞表位又可分两种:①CD8$^+$T 细胞的识别表位,含 8~10 个氨基酸,其中第 2、9 位氨基酸为锚定氨基酸(anchor residue);②CD4$^+$T 细胞的识别表位,较长,含 13~17 个氨基酸。BCR 或 B 细胞所分泌特异性抗体识别的表位,氨基酸长度变化较大,含 5~15 个氨基酸,大多为位于抗原分子表面的构象表位,少数为线性表位,无需 APC 加工和提呈即可直接激活 B 细胞。

四、半抗原—载体效应

天然蛋白抗原同时存在 T 和 B 细胞表位,可分别激活 T 细胞和 B 细胞,其中 B 细胞激活有赖于 T 细胞辅助。某些人工合成的简单有机化学分子属于半抗原,免疫原性很低,须与蛋白质载体偶联才可诱导抗半抗原的抗体产生。其机制为:B 细胞特异性识别半抗原;蛋白载体含 CD4$^+$T 细胞表位,被 B 细胞或其他 APC 提呈并活化 CD4$^+$T 细胞。由此,T–B 细胞通过载体而联系,Th 细胞借此相互作用激活 B 细胞。这一机制为食品安全检测中开发残留农药、真菌毒素、有害食品添加物等小分子物质的免疫学检测产品提供了科学依据。

五、共同抗原表位与交叉反应

某些抗原分子中含有多个抗原表位,而不同抗原间可能含相同或相似的抗原表位,称为共同抗原表位(common epitope)。因此,某些抗原诱生的特异性抗体或活化淋巴细胞不仅可与自身抗原表位特异性结合,还可以与其他抗原中相同或相似的表位反应,称为交叉反应(cross-reaction)。含共同抗原表位的不同抗原称为交叉抗原(cross antigen)。机体感染链球菌导致风湿性心脏病的主要原因是链球菌中含有与心肌抗原的交叉抗原,其诱导的抗体与 T 细胞可交叉攻击心肌细胞。

　　基于单克隆抗体的小分子有害物检测中也需要考虑交叉反应性,如在开发黄曲霉毒素 M1(aflatoxin M1,AFM1)的 ELISA 试剂盒过程中,新制备的抗黄曲霉毒素 M1 单克隆抗体需要验证与 AFM1 结构相似的黄曲霉毒素 M2、B1、B2、G1、G2 以及其他毒素之间的交叉反应性。如图 4-3 所示,分别取黄曲霉毒素 M1 与 M2、B1、B2、G1、G2 以及其他真菌毒素的标准液,测定各孔 OD(492 nm)值,对照组 OD(492 nm)值用 B_0 表示,加毒素各孔 OD(492 nm)值用 B 表示。B/B_0(%)为对应浓度对抗 AFM1 单抗的抑制率。以各标准毒素浓度的对数值为横坐标,以 B/B_0(%)为纵坐标,得出以上各毒素的竞争抑制曲线,求出 50%抑制率时所对应的竞争物浓度即 IC_{50} 值。根据以下公式,计算 AFM1 与其他几种毒素的交叉反应率:交叉反应率(CR%)= IC_{50}AFM1/IC_{50} 反应物×100%。

　　这一方法是小分子物质免疫分析中检测开发的抗体交叉反应性最为常用的方法之一。

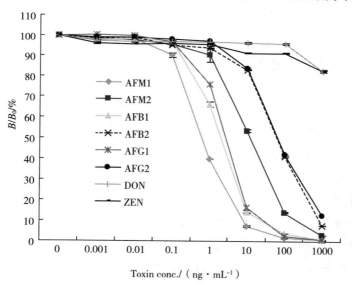

图 4-3　抗黄曲霉毒素 M1 单克隆抗体与结构类似物抗原的交叉反应性

第二节　影响抗原免疫原性的因素

　　抗原诱导机体产生的特异性免疫应答的类型及强度受多种因素影响,但主要取决于抗原物质本身的异物性、理化特性、结构与构象性质及进入机体的方式与频率,也受机体遗传因素的影响。

一、抗原分子的理化与结构性质

(一)异物性

除自身抗体外,抗原通常为非己物质。抗原与机体之间的亲缘关系越远,组织结构差异越大、异物性越强,其免疫原性就越强。不同种属之间的异物性很强,如各种病原体、动物蛋白制剂等对人是异物,为强抗原;OVA 对鸭是弱抗原,对哺乳动物则是强抗原;灵长类组织成分对人是弱抗原,而对啮齿类动物则为强抗原。即使为同一种属,不同个体之间仍存在异物性,如不同人体之间的器官移植物(同种异体移植物)具有很强的免疫原性(由 MHC 介导)。自身成分如发生改变,可被机体视为异物成为自身抗原。未发生改变的自身成分,如在胚胎期未建立与淋巴细胞接触并诱导特异性免疫耐受,也具有免疫原性,可诱导强免疫应答导致交叉性眼炎等疾病。

(二)化学属性

抗原本身的化学属性也决定了其免疫原性,天然抗原多为大分子有机物和蛋白质,免疫原性较强。多糖、脂多糖也有免疫原性。脂类和哺乳动物的细胞核成分如 DNA、组蛋白等通常无免疫原性,但肿瘤细胞、免疫细胞因过度活化发生凋亡后,成为自身抗原,可诱导机体产生自身抗体。

(三)分子量

一般而言,抗原的分子量越大,含有抗原表位越多,结构越复杂,则免疫原性越强。分子量大于 1 万的抗原为强抗原,小于 1 万的抗原通常免疫原性较弱。

分子量大小并非决定免疫原性的绝对因素,分子结构的复杂性同样重要。明胶分子量为 10 万,但因其由直链氨基酸组成,缺乏含苯环的氨基酸,稳定性差,免疫原性很弱。明胶分子偶联 2% 的酪氨酸后免疫原性显著增强。胰岛素分子量仅为 0.57 万,但其结构中含复杂的芳香族氨基酸,则免疫原性仍较强。

(四)分子结构

对于同一类分子衍生物,其分子结构上的差异也会对免疫反应性产生巨大影响。如黄曲霉毒素 M1 的单克隆抗体与黄曲霉毒素 M1 及其衍生物的反应性具有显著差异。如图 4-4 所示,黄曲霉毒素 M1 的抗体与黄曲霉毒素 M1 具有 100% 的反应性,而与 AFB1、AFG1、AFM2、AFB2、AFG2 等结构上与黄曲霉毒素 M1 具有差异的分子反应强度显著降低,分别为 21.5%、16.6%、4.5%、1.0% 和 1.0%。由此可知,抗原的分子结构在抗原抗体相互识别中具有重要作用。

黄曲霉毒素 M1 是黄曲霉毒素 B1 的羟基化产物,在牛乳等乳制品中常被检测出有污染,因此在食品安全检测领域持续研究开发高特异性识别黄曲霉毒素 M1 的单克隆抗体对于精确检测乳制品中的黄曲霉毒素 M1 具有重要意义。

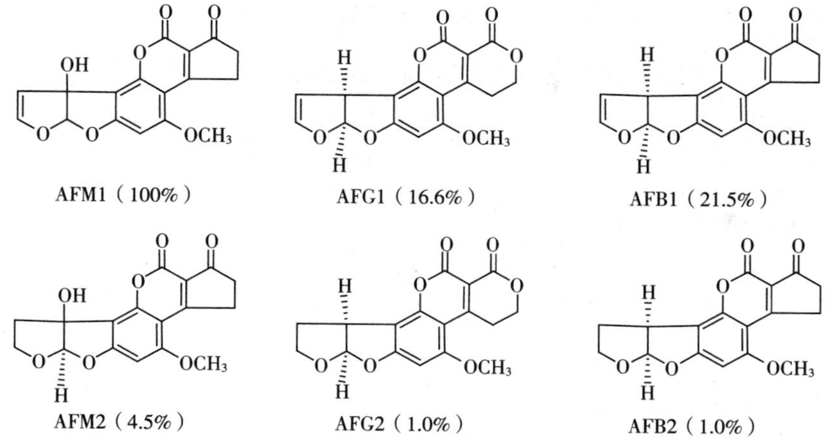

图 4-4 分子结构差异对抗原表位免疫反应性的影响

(五)分子构象(conformation)

抗原表位的空间构象很大程度上影响了抗原的免疫原性。某些抗原分子通过免疫可诱生特异性抗体,但一经变性,由于所含构象表位的改变,可失去诱生抗体的能力。

抗原分子中所含抗原表位的性质、数目、位置和空间构象均可影响抗原的免疫原性或免疫反应性。例如,氨苯磺酸、氨苯砷酸和氨苯甲酸在结构上相似,仅一个有机酸基团有差异,均可诱生特异性抗体,但抗氨苯磺酸抗体仅与氨苯磺酸高度结合,对相似的氨苯砷酸和氨苯甲酸只起中等和弱反应(表 4-1),表明化学基团性质可影响抗原表位的免疫反应性。

表 4-1 化学基团的性质对抗原表位免疫反应性的影响

半抗原		与针对氨苯磺酸的血清抗体的反应强度
氨苯磺酸	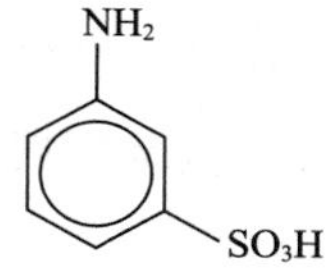	+++
氨苯砷酸	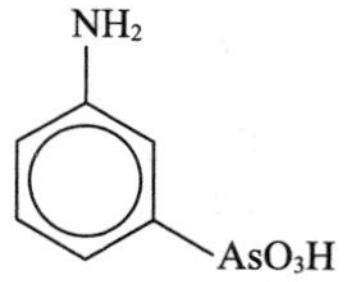	+
氨苯甲酸	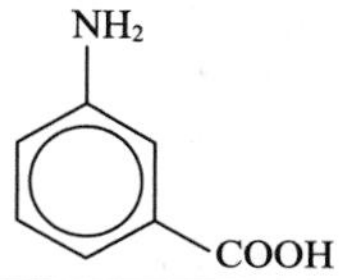	+/-

即使均为氨苯磺酸,但抗间位氨苯磺酸抗体只对间位氨苯磺酸产生强反应,对邻位氨苯磺酸和对位氨苯磺酸仅呈弱或无反应,提示化学基团的位置也影响抗原表位的免疫原性与免疫反应性(表 4-2)。抗右旋、抗左旋和抗消旋酒石酸的抗体仅对相应旋光性的酒石酸

起反应,即空间构象也显著影响抗原表位的免疫原性与免疫反应性。

表 4-2 化学基团的位置对抗原表位免疫反应性的影响

半抗原		与针对间位氨苯磺酸的血清抗体的反应强度
间位氨苯磺酸	NH₂ SO₃H	+++
对位氨苯磺酸	NH₂ SO₃H	+/−
邻位氨苯磺酸	NH₂ SO₃H	++

(六)物理性状

一般聚合状态的蛋白质较单体有更强的免疫原性;颗粒性抗原的免疫原性较强,可溶性抗原免疫原性较弱,将免疫原性弱的物质吸附在颗粒物质表面或组装为颗粒性物质可显著增强其免疫原性。

(七)易接近性(accessibility)

指抗原表位在空间上被 BCR 所接近的程度。抗原分子中表位氨基酸残基所处侧链位置的不同可影响抗原与 BCR 的空间免疫反应性。如图 4-5 所示,氨基酸残基在侧链的位置不同(A 与 B 相比),其免疫原性也不同;而氨基酸残基因侧链间距不同(B 与 C 相比),使 BCR 可接近性不同,故免疫原性也不同。

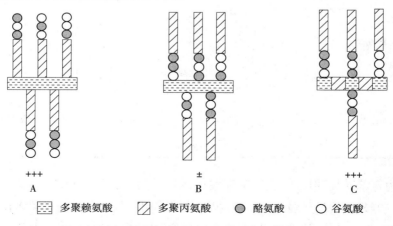

图 4-5 氨基酸残基的位置和间距与免疫原性的关系

二、宿主特性

(一)遗传因素

机体对抗原的应答能力受多种遗传因素影响。不同遗传背景的小鼠及人群中的不同个体对同一抗原的免疫应答具有显著的差异性。

(二)年龄、性别与健康状态

青壮年个体通常比幼年和老年个体的免疫应答能力强;新生动物或婴儿对多糖类抗原不应答,故易引起细菌感染;雌性比雄性诱导抗体能力强;受感染的机体对免疫应答具有干扰和抑制的作用。

三、抗原进入机体的方式

抗原进入机体的剂量、途径、次数、频率及免疫佐剂的应用和佐剂类型等均可显著影响机体对抗原的免疫应答强度和类型。适中的抗原剂量可诱导免疫应答,而过低和过高抗原剂量可诱导免疫耐受。皮内注射和皮下免疫途径容易诱导免疫应答,肌内注射次之;而静脉注射效果较差,口服免疫则易诱导耐受。适当间隔(如 1~2 周)免疫可诱导较好的免疫应答,频繁注射抗原则可能诱导免疫耐受。不同类型的免疫佐剂可显著改变免疫应答的强度和类型,弗氏佐剂主要诱导 IgG 类抗体产生,明矾佐剂则易诱导 IgE 类抗体产生。

第三节 抗原的种类

抗原的种类繁多,根据不同分类原则可将抗原分为不同种类。

一、根据诱生抗体时是否需要 Th 细胞参与分类

(一)胸腺依赖性抗原(thymus dependent antigen,TD-Ag)

绝大多数蛋白质抗原如病毒微生物、大分子化合物、血清蛋白等刺激 B 细胞产生抗体时,必须依赖 T 细胞的辅助,称为 TD-Ag,又称 T 细胞依赖性抗原。先天性胸腺缺陷和后天性 T 细胞功能缺陷的个体,TD-Ag 诱导机体产生抗体的能力明显低下。

(二)非胸腺依赖性抗原(thymus independent antigen,TI-Ag)

某些抗原刺激机体产生抗体时无需 T 细胞的辅助,称 TI-Ag,又称非 T 细胞依赖性抗原。TI-Ag 可分为 TI-1 Ag 和 TI-2 Ag。TI-1 Ag,如细菌脂多糖(lipopolysaccharide,LPS)等,既含抗原表位,又具有丝裂原性质,可特异性或非特异性激活多克隆 B 细胞;TI-2 Ag 含多个重复 B 细胞表位,如肺炎球菌荚膜多糖、聚合鞭毛素等,通过交联 BCR 刺激成熟 B 细胞应答。婴儿和新生动物 B 细胞发育不成熟,故对 TI-2 Ag 不应答或低应答。

TD-Ag 与 TI-Ag 的区别见表 4-3。

表 4-3　TD-Ag 与 TI-Ag 的特性比较

特性	TD-Ag	TI-Ag
结构特点	复杂,含多种表位	含单一表位
表位组成	B 细胞和 T 细胞表位	重复 B 细胞表位
T 细胞辅助	必需	无需
MHC 限制性	有	无
激活的 B 细胞	B2	B1
免疫应答类型	体液免疫应答和细胞免疫应答	体液免疫应答
抗体类型	IgM、IgG、IgA 等	IgM
免疫记忆	有	无

二、根据抗原与机体的亲缘关系分类

(一)异嗜性抗原(heterophilic antigen)

指存在于人、动物及微生物等不同种属之间的共同抗原。最初由 Forssman 发现,又名 Forssman 抗原。例如,溶血性链球菌的表面成分与人肾小球基底膜及心肌组织存在共同抗原,故链球菌感染机体产生的抗体可与具有共同抗原的心、肾组织发生交叉反应,导致肾小球肾炎或心肌炎;大肠埃希菌 O_{14} 型脂多糖与人结肠黏膜有共同抗原,可导致溃疡性结肠炎的发生。

(二)异种抗原(xenogenic antigen)

指来自另一物种的抗原,如病原微生物及其产物、植物蛋白、治疗用动物抗血清(抗体)及异种器官移植物等,对人而言均为异种抗原。临床治疗用的马血清抗毒素,既含有特异性抗体可中和毒素,同时对人而言为异种抗原,可刺激机体产生抗马血清抗体,反复使用可导致超敏反应。

(三)同种异型抗原(allogenic antigen)

指同一种属不同个体间所存在的不同抗原,也称同种抗原或同种异体抗原。常见的人类同种异型抗原有血型(红细胞)抗原和人主要组织相容性抗原,即人白细胞抗原(human leukocyte antigen,HLA)。已发现有 40 余种血型抗原系统,如 ABO 系统和 Rh 系统。HLA 是人体最复杂的同种异型抗原,在人群中具有高度多态性,成为个体区别于他人的独特的遗传标志,是介导人体间移植排斥反应的强移植抗原。

(四)自身抗原(auto antigen)

在正常情况下,机体对自身组织细胞表达的抗原不会产生免疫应答,即自身耐受。但是在感染、理化因素、某些药物等影响下,自身组织细胞抗原发生改变和修饰,或者外伤导致的免疫隔离抗原的释放,可使自身来源抗原成为自身抗原,诱导特异性自身免疫应答。

(五)独特型抗原(idiotypic antigen)

某些抗原刺激机体 B 细胞产生的抗体,也可能刺激机体内其他 B 细胞产生抗体,即具备免疫原性。这是因为抗体(Ig)或 TCR/BCR(mIgM)的可变区内含有具备独特空间构型的氨基酸顺序,称为互补决定区(complementary determining region,CDR)。每种特异性抗体、TCR、BCR 的 CDR 各不相同,因此也可作为抗原诱生特异性抗体。抗体(Ab)中此类独特的氨基酸序列所组成的抗原表位称为独特型(idiotype,Id)抗原,Id 抗原所诱生的抗体(即抗抗体,或称 Ab2)称抗独特型抗体(AId)。

三、根据抗原提呈细胞内抗原的来源分类

(一)内源性抗原(endogenous antigen)

指在抗原提呈细胞(APC)内新合成的抗原(病毒感染细胞合成的病毒蛋白、肿瘤细胞内合成的肿瘤抗原等),在胞质内被加工处理为抗原肽,与 MHC I 类分子结合成复合物,提呈于 APC 表面,被 CD8+T 细胞的 TCR 所识别。

(二)外源性抗原(exogenous antigen)

指细菌蛋白等外来抗原,其通过胞吞、胞饮和受体介导内吞等作用进入 APC,在内体溶酶体中被降解为抗原肽并与 MHC Ⅱ 类分子结合为复合物,提呈于 APC 表面,被 CD4+T 细胞的 TCR 所识别。

四、其他分类

此外,根据抗原产生方式不同,可将抗原分为天然抗原和人工抗原;根据物理性状不同,可分为颗粒型抗原和可溶性抗原;根据抗原化学性质,可分为蛋白质抗原、多糖抗原及核酸抗原等;根据抗原来源及其与疾病的相关性,可分为移植抗原、肿瘤抗原、自身抗原等,能诱导变态反应(过敏反应)的抗原又称变应原(allergen)或过敏原;可诱导机体产生免疫耐受的抗原又称耐受原(tolerogen)。

第四节　非特异性免疫刺激剂

除了通过 TCR/BCR 特异性激活 T/B 细胞应答的抗原,某些物质可非特异性激活 T/B 细胞应答,称为免疫刺激剂(stimulator)。免疫刺激剂可分为超抗原、佐剂和丝裂原等。

一、超抗原

普通蛋白质抗原含有若干抗原表位,一般能特异性激活机体总 T 细胞库中万分之一至百万分之一的 T 细胞克隆。然而,某些抗原物质,只需极低浓度(1~10 ng/mL)即可非特异性激活人体总 T 细胞库中 2%~20% 的 T 细胞克隆,产生极强的免疫应答,称为超抗原(super-antigen,SAg),其实质为多克隆激活剂。

超抗原为什么能够非特异性激活如此多量的 T 细胞克隆?这与其激活 TCR 的独特方式相关。普通蛋白质抗原首先必须被 APC 降解为抗原表位肽,然后表位肽被结合于 APC

的 MHC 分子沟槽内,才能与 T 细胞的特异性 TCR 相互作用。而 SAg 不同,其一端直接与 TCR 结合,另一端则与 APC 表面的 MHC Ⅱ 类分子结合,以完整蛋白的形式激活 T 细胞,该激活不涉及抗原表位与 MHC 及 TCR 的识别,无 MHC 限制性(图4-6)。

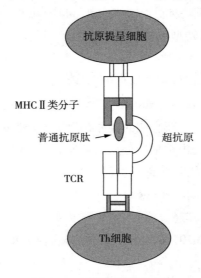

图 4-6　超抗原激活 T 细胞

常见超抗原包括金黄色葡萄球菌蛋白 A(staphylococcus protein A,SPA)、热休克蛋白(heat shock protein,HSP)、小鼠乳腺肿瘤病毒蛋白(mouse mammary tumor virus protein,MMTVP)等。

二、佐剂

佐剂(adjuvant)指预先或与抗原同时注入体内,可增强机体对抗原的免疫性应答或改变免疫应答类型的非特异性免疫增强性物质。佐剂可分为:①生物性佐剂,如卡介苗(BCG)、短小棒状杆菌(CP)、脂多糖(LPS)和细胞因子(如 GM-CSF)等;②无机化合物,如氢氧化铝[Al(OH)$_3$];③人工合成物,如模拟双链 RNA 的双链多聚肌苷酸—胞苷酸(poly I:C)和模拟细菌来源的低甲基化 CpG 寡核苷酸等;④有机物,如矿物油等;⑤脂质体,如免疫刺激复合物(immune-stimulating complexes,ISCOMs)等。不同佐剂的作用效果和机制各异,例如,弗氏完全佐剂(Freund complete adjuvant,FCA)和弗氏不完全佐剂(Freund incomplete adjuvant,FLA)是目前动物实验中最常用的佐剂。FCA 含有灭活的结核分枝杆菌和矿物油,可协助抗原刺激抗体产生体液和细胞免疫应答;FLA 仅含矿物油成分,仅可协助抗原刺激机体产生抗体应答。CpG 寡核苷酸模拟细菌来源的低甲基化 CpG,可刺激模式识别受体 TLR9 而增强巨噬细胞等分泌炎症细胞因子,是有效的 Th1 型佐剂;ISCOMs 等脂质体可与抗原形成油—水复合物,促使抗原缓释而增强免疫应答。

佐剂的作用机制为:①改变抗原物理性质,延缓抗原释放,延长抗原在体内潴留时间;

②刺激抗原提呈细胞,增强其对抗原的加工和提呈;③刺激淋巴细胞的增殖分化,增强和扩大免疫应答。

佐剂作为非特异性免疫增强剂,已被广泛应用于预防接种疫苗的成分配置,还可用于抗肿瘤与抗感染的辅助免疫治疗添加剂。在食品安全免疫学检测用单克隆抗体开发过程中也需要利用佐剂来提升免疫原的免疫效果。

三、丝裂原

丝裂原(mitogen)也称有丝分裂原,因可导致细胞发生有丝分裂而得名,属于非特异性的淋巴细胞多克隆激活剂。丝裂原通过与淋巴表面相应受体结合,刺激静止淋巴细胞转化为淋巴母细胞并进行有丝分裂,从而激活某一淋巴细胞的全部克隆。

T、B 淋巴细胞表面表达多种丝裂原受体(表4-4),可对相应丝裂原刺激产生强烈增殖反应,被广泛应用于体外机体免疫细胞活性的检测。

表4-4　作用于人和小鼠 T、B 淋巴细胞的丝裂原

丝裂原	人		小鼠	
	T 细胞	B 细胞	T 细胞	B 细胞
ConA(刀豆蛋白 A)	+	−	+	−
PHA(植物血凝素)	+	−	+	−
PWM(商陆丝裂原)	+	+	+	−
LPS(脂多糖)	−	−	−	+
SPA(葡萄球菌蛋白 A)	−	+	−	−

参考文献

[1]曹雪涛. 医学免疫学[M]. 北京:人民卫生出版社,2013.

[2]兰金初. 日常生活免疫食品[M]. 北京:西苑出版社,2003.

[3]陈绍妃. 营养免疫学[M]. 北京:中国社会出版社,2005.

[4]江汉湖. 食品免疫学导论[M]. 北京:化学工业出版社,2006.

[5]范远景. 食品免疫学[M]. 合肥:合肥工业大学出版社,2007.

[6]胥传来. 食品免疫学[M]. 北京:化学工业出版社,2007.

[7]庞广昌. 食品免疫论[M]. 北京:科学出版社,2008.

[8]宋宏新. 食品免疫学[M]. 北京:中国轻工业出版社,2009.

[9]牛天贵,贺稚菲. 食品免疫学[M]. 北京:中国农业大学出版社,2010.

[10]江汉湖. 食品免疫学导论[M]. 北京:化学工业出版社,2016.

[11]胥传来,王利兵. 食品免疫化学与分析[M]. 北京:科学出版社,2017.

［12］贺稚非,车会莲,霍乃蕊. 食品免疫学［M］. 2 版. 北京:中国农业大学出版社,2018.

［13］甘晓玲. 病原生物与免疫学［M］. 北京:中国医药科技出版社,2019.

［14］曹雪涛. 人体健康与免疫［M］. 北京:人民卫生出版社,2019.

［15］陈成漳. 免疫毒理学［M］. 郑州:郑州大学出版社,2008.

第五章 抗体

内容提要

　　抗体是由 B 细胞接受抗原刺激后增殖分化为浆细胞所产生的、具有多种生物学功能的、介导体液免疫的重要效应分子。抗体由两条重链和两条轻链经链间二硫键链接而成,分为可变区、恒定区和铰链区。抗体的功能与其结构密切相关。识别并特异性结合抗原是 V 区的主要功能,而 C 区则通过激活补体、结合 Fc 受体(调理作用、ADCC 和参与 I 型超敏反应等)和穿过胎盘发挥作用。抗体包含多克隆抗体、单克隆抗体和基因工程抗体。

教学目标

　　1. 掌握抗体的概念及其功能。

　　2. 熟悉常见抗体种类。

　　3. 了解抗体的制备方法。

思考题

　　1. 简述抗体的结构及功能。

　　2. 简述抗体分子的多样性、免疫原性及其决定因素。

　　3. 比较各类抗体分子结构和功能的异同点。

　　4. 简述人工制备抗体的方法。

　　抗体(antibody,Ab)是指机体由于抗原刺激而产生的具有保护作用的蛋白质。抗体是一种由浆细胞(效应 B 细胞)分泌,被免疫系统用来鉴别与中和外来物质如细菌、病毒等的大型蛋白质,主要分布在血清中,也分布于组织液、外分泌液及 B 细胞的细胞膜表面。

第一节 抗体的结构

一、抗体的基本结构

抗体的基本结构是由两条完全相同的重链和两条完全相同的轻链通过二硫键链接的呈"Y"形的单体。每条肽链由 2~5 个约含 110 个氨基酸,序列相似但功能不同的结构域(又称功能区)组成。

(一)重链和轻链

1. 重链

重链(heavy chain,H)分子量为 5 万~7.5 万,由 450~550 个氨基酸残基组成。根据 H 链抗原性的差异可将其分为 5 类:μ 链、γ 链、α 链、δ 链和 ε 链。不同的重链与轻链组成完整的抗体分子,分别被称为 IgM、IgG、IgA、IgD 和 IgE。不同类的抗体分子具有不同的特征,如链内二硫键的数目和位置、链接寡糖的数量、结构域的数目以及铰链区的长度均不完全相同。即使是同一类抗体,铰链区氨基酸组成和重链二硫键的数目和位置也不同,据此可将其分为不同的亚类(subclass)。如 IgG 可分为 IgG1~IgG4;IgA 可分为 IgA1 和 IgA2;IgM、IgD 和 IgE 尚未发现有亚类。

2. 轻链

轻链(light chain,L)分子量约为 2.5 万、由约 214 个氨基酸残基构成。轻链分为 κ 链和 λ 链,据此可将抗体分为两型,即为 κ 型和 λ 型。一个天然 Ab 分子上两条轻链的型别总是相同的,但同一个体内可存在分别带有 κ 或 λ 链的抗体分子。五类 Ab 中,每类 Ab 的轻链都可以有 κ 链或 λ 链,两型轻链的功能无差异。不同种属中,两型轻链的比例不同,正常人体内血清免疫球蛋白 κ:λ 约为 2:1,而在小鼠体内则为 20:1。κ 链和 λ 链比例的异常可能反映免疫系统的异常,例如,人类免疫球蛋白 λ 链过多,提示可能有产生 λ 链的 B 细胞肿瘤。根据 λ 链恒定区个别氨基酸的差异,又可分为 λ1、λ2、λ3 和 λ4 四个亚型(subtype)。

(二)可变区和恒定区

通过分析不同抗体分子重链和轻链的氨基酸序列,发现重链和轻链靠近 N 端的约 110 个氨基酸的序列变化很大,其他部分氨基酸序列则相对恒定。抗体分子中轻链和重链靠近 N 端的氨基酸序列变化较大,形成的结构域称为可变区(variable region,V 区),分别占重链和轻链的 1/4 和 1/2;而其余靠近 C 端的氨基酸序列相对稳定,称为恒定区(constant region,C 区),分别占重链和轻链的 3/4 和 1/2(图 5-1)。

1. 可变区

重链和轻链的 V 区分别称为 VH 和 VL。VH 和 VL 各由 3 个区域的氨基酸组成,其排列顺序高度可变,称为高变区(hypervariable region,HVR),该区域形成与抗原表位互补的空间关系,又被称为互补决定区(complementary determining region,CDR),分别用 CDR1

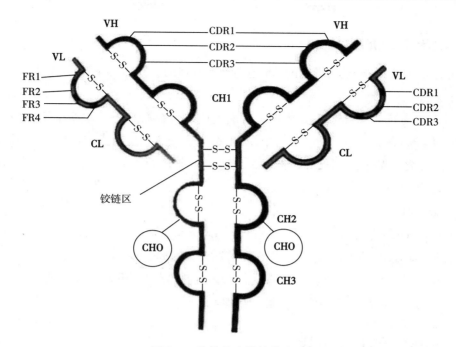

图 5-1　抗体基本结构模式图

（HVR1）、CDR2（HVR2）和 CDR3（HVR3）表示，一般 CDR3 变化程度更高。VH 和 VL 共 6 个 CDR 共同组成 Ab 的抗原结合部位，决定着抗体的特异性，负责识别和结合抗原，从而发挥免疫效应。V 区中 CDR 之外区域的氨基酸组成和排列顺序相对变化不大，被称为骨架区（framework regions，FR）。VH 和 VL 各有 4 个骨架区，分别用 FR1、FR2、FR3 和 FR4 表示。

2. 恒定区

重链和轻链的 C 区分别称为 CH 和 CL。不同型 Ab 的 CL 长度基本一致，但不同类 Ab 的 CH 的长度不一，IgG、IgA 和 IgD 重链 C 区有 CH1、CH2 和 CH3 三个结构域，IgM 和 IgE 重链 C 区有 CH1、CH2、CH3 和 CH4 四个结构域。同一种属的个体，同一类别 Ab 分子尽管其 V 区各异，但其 C 区氨基酸的组成和排列顺序比较恒定，其免疫原性相同。例如，针对不同抗原的 IgG 抗体，它们的 V 区不相同，只能与相应的抗原发生特异性结合，但其 C 区是相同的，因此可根据这一特性来制备标记的抗 IgG 抗体（第二抗体），用于 ELISA 等快速检测产品的开发。

（三）铰链区

铰链区（hinge region）位于 CH1 与 CH2 之间，含有丰富的脯氨酸，因此易伸展弯曲，能改变"Y"形两个臂之间的距离，有利于两臂同时结合两个相同的抗原表位。铰链区易被木瓜蛋白酶、胃蛋白酶等水解，产生不同的水解片段。不同类或亚类的 Ab 铰链区不尽相同，例如，IgG1、IgG2、IgG4 和 IgA 的铰链区较短，而 IgG3 和 IgD 的铰链区较长，IgM 和 IgE 无铰链区。

二、抗体的辅助成分

除上述基本结构外，某些类别的 Ab 还含有其他辅助成分，如 J 链和分泌片。

（一）J 链

J 链（joining chain）由 124 个氨基酸组成，富含半胱氨酸和酸性糖蛋白，分子量约为1.5 万，由浆细胞合成。主要功能是将单体 Ab 分子连接为二聚体或多聚体。2 个 IgA 单体由 J 链连接形成二聚体，5 个 IgM 单体由二硫键相互连接，并通过二硫键与 J 链连接形成五聚体。IgG、IgD 和 IgE 常为单体，无 J 链。

（二）分泌片

分泌片（secretory piece，SP）又称分泌成分（secretory component，SC），是分泌型 IgA 分子上的辅助成分，分子量约为 75000，为含糖的肽链，由黏膜上皮细胞合成和分泌，并结合于IgA 二聚体上，使其成为分泌型 IgA（SIgA）。分泌片具有保护 SIgA 的铰链区免受蛋白水解酶降解的作用，并介导 SIgA 二聚体转运的功能。

三、抗体分子的水解片段

在一定条件下，抗体分子肽链的某些部分易被蛋白酶水解为各种片段，木瓜蛋白酶（papain）和胃蛋白酶（pepsin）是常用的两种蛋白水解酶，借此可研究 Ab 的结构和功能，分离和纯化特定的 Ab 多肽分段（图 5-2）。

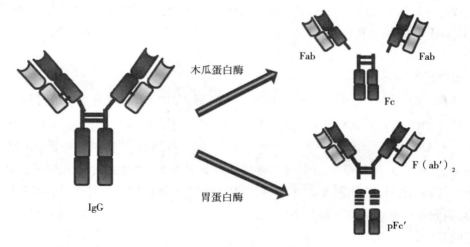

图 5-2　木瓜蛋白酶和胃蛋白酶对抗体的水解

（一）木瓜蛋白酶水解片段

木瓜蛋白酶从铰链区的近 N 端，将 Ab 水解为 2 个完全相同的抗原结合片段（fragment of antigen binding，Fab）和 1 个可结晶片段（fragment crystallizable，Fc）。Fab 由 VL、CL 和VH、CH1 结构域组成，只与单个抗原表位结合（单价）。Fc 由一对 CH2 和 CH3 结构域组成，无抗原结合活性，是 Ab 与细胞表面 Fc 受体相互作用的部位。

(二)胃蛋白酶水解片段

胃蛋白酶在铰链区的近 C 端将 Ab 水解为 1 个 F(ab')$_2$ 片段和一些小片段 pFc'。F(ab')$_2$ 由两个 Fab 及铰链区组成,因此为双价,可同时结合两个抗原表位。由于 F(ab')$_2$ 片段保留了结合相应抗原的生物学活性,又避免了 Fc 段抗原性可能引起的副作用和超敏反应,因而被广泛用作生物制品。如白喉抗毒素,是破伤风抗毒素经胃蛋白酶水解后精制提纯的制品,其 pFc' 最终被降解,不发挥生物学作用。

第二节　抗体的多样性和免疫原性

尽管所有的抗体均由 V 区和 C 区组成,但不同抗原刺激 B 细胞所产生的抗体在特异性以及类型等方面均不尽相同,呈现出明显的多样性。自然界中抗原种类繁多,每种抗原分子结构复杂,常含有多种不同的抗原表位。这些抗原刺激机体产生的抗体总数是巨大的,包括针对各抗原表位的特异性抗体,以及针对同一抗原表位的不同类型的抗体。抗体的多样性是由免疫球蛋白基因重排决定并经抗原选择表现出来的,反映了机体对抗原精细结构的识别和应答。

抗体既可与相应的抗原发生特异性结合,其本身又因具有免疫原性可激发机体产生特异性免疫应答。其结构和功能的基础在于抗体分子中包含抗原表位。这些抗原表位呈现三种不同的血清型:同种型、同种异型和独特型。

一、同种型(isotype)

存在于同一种属(如 Balb/c 小鼠)中所有个体 Ab 分子共有的特异性抗原表位即为同种型,同种型抗原特异性主要存在于 Ab 的 C 区,包括类和亚类、型和亚型。不同种属来源的抗体分子对异种动物来说具有免疫原性,可刺激异种动物针对该抗体的免疫应答。

二、同种异型(allotype)

同一种属不同个体来源的抗体分子也具有免疫原性,也可刺激同种不同个体之间产生特异性免疫应答。这种存在于同种不同个体 Ab 中的抗原表位,称为同种异型,是同一种属不同个体间 Ab 分子所具有的特异性抗原标志,为个体型标志,存在于 Ab 的 C 区。

三、独特型(idiotype, Id)

即使是同一种属,同一个体来源的抗体分子,其免疫原性也不尽相同,称为独特型。独特型是每个抗体分子所特有的抗原特异性标志,其表位被称为独特位。抗体分子每一个 Fab 段有 5~6 个独特位,它们存在于 V 区。独特型在异种,同种异体甚至同一个体内均可刺激产生相应抗体,即抗独特型抗体(anti-idiotype antibody,AId 或 Ab2)。

第三节　抗体的功能

抗体的功能与其结构密切相关。抗体分子 V 区和 C 区的氨基酸组成及顺序的不同，决定了它们功能上的差异；许多不同的抗体分子在 V 区和 C 区结构变化的规律性，又使抗体的 V 区和 C 区在功能上有各自的共性。V 区和 C 区的作用，构成了抗体的生物学功能。

一、识别抗原

识别并特异性结合抗原是抗体分子的主要功能，执行该功能的结构是抗体 V 区，其中 CDR 在识别和结合特异性抗原中起决定性作用。抗体分子有单体、二聚体和五聚体，因此结合抗原表位的数目也不相同。Ab 结合抗原表位的个数称为抗原结合价。单体 Ab 可结合 2 个抗原表位，为双价；分泌型 IgA 为 4 价；五聚体 IgM 理论上为 10 价，但由于立体构型的空间位阻，一般只能结合 5 个抗原表位，故为 5 价。

抗体的 V 区在体内可结合病原微生物及其产物，具有中和毒素、阻断病原入侵等免疫防御功能，但抗体本身并不能清除病原微生物。B 细胞膜表面的 IgD 等免疫球蛋白构成 B 细胞的抗原识别受体（B cell receptor，BCR），能特异性识别抗原分子。在体外可发生各种抗原抗体结合反应，是开展抗原抗体检测的理论基础。

抗体可变区（V 区）和恒定区（C 区）的功能各异。V 区主要功能是特异性结合抗原，从而阻断病原入侵，发挥中和作用；C 区则在 V 区与抗原特异性结合后，通过激活补体及与靶细胞表面 Fc 受体结合后，发挥调理作用，产生 ADCC 效应，介导超敏反应和穿越胎盘等。

二、激活补体

抗体与相应抗原结合后，可因构型改变而使其 CH2 和 CH3 结构域内的补体结合位点暴露，从而通过经典途径激活补体系统，产生多种补体的效应功能。其中 IgM、IgG1 和 IgG3 激活补体的能力较强，IgG2 较弱。IgE 和 IgG4 本身难以激活补体，但形成聚合体后可通过旁路途径激活补体系统。

三、结合 Fc 受体

IgG、IgA 和 IgE 抗体可通过其 Fc 段与表面具有相应 Fc 受体（FcR）的细胞结合，产生不同的生物学作用。

（一）调理作用（opsonization）

细菌特异性的 IgG（特别是 IgG1 和 IgG3）以其 Fab 段与相应细菌的抗原表位结合，以其 Fc 段与巨噬细胞或中性粒细胞表面的受体结合，通过 IgG 的"桥联"作用，促进吞噬细胞对细菌的吞噬。

（二）抗体依赖的细胞介导的细胞毒作用（antibody - dependent cell - mediated cytotoxicity，ADCC）

抗体的 Fab 段结合病毒感染的细胞或肿瘤细胞表面的抗原表位，其 Fc 段与杀伤细胞（NK 细胞、巨噬细胞等）表面的 FcR 结合，介导杀伤细胞直接杀伤靶细胞。NK 细胞是介导 ADCC 的主要细胞。抗体与靶细胞上的抗原结合是特异性的，而表达 FcR 细胞的杀伤作用是非特异性的。

（三）介导 I 型超敏反应

IgE 为亲细胞抗体，可通过其 Fc 与肥大细胞和嗜碱性粒细胞表面的高亲和力 IgE Fc 受体结合，并使其致敏。若相同变应原再次进入机体与致敏肥大细胞表面特异性 IgE 结合，即可促使这些细胞合成和释放生物活性物质，引起 I 型超敏反应。

（四）穿过胎盘和黏膜

在人体内，IgG 是唯一能通过胎盘的免疫球蛋白。胎盘母体一侧的滋养层细胞表达一种 IgG 输送蛋白，称为新生 Fc 段受体（neonatal FcR，FcRn）。IgG 可选择性与 FcRn 结合，从而转移到滋养层细胞内，并主动进入胎儿血液循环中。IgG 穿过胎盘的作用是一种重要的自然被动免疫机制，对于新生儿抗感染具有重要意义。另外，分泌型 IgA 可被转运到呼吸道和消化道黏膜表面，是黏膜局部免疫的最主要因素。

第四节 各类抗体的特性与功能

免疫球蛋白是由两条相同的轻链和两条相同的重链通过链间二硫键连接而成的四肽链结构。免疫球蛋白分为五类（图 5-3），即免疫球蛋白 G（IgG）、免疫球蛋白 A（IgA）、免疫球蛋白 M（IgM）、免疫球蛋白 D（IgD）和免疫球蛋白 E（IgE）。其中 IgG 和 IgM 以高浓度遍布全身，是全身性体液免疫反应的主要效应分子。

抗体是机体免疫细胞被抗原激活后，B 细胞分化成熟为浆细胞后所合成、分泌的一类能与相应抗原特异性结合的具有免疫功能的球蛋白。抗体是生物学功能上的概念，而免疫球蛋白是化学结构上的概念。所有抗体的化学基础都是免疫球蛋白，但免疫球蛋白并不都具有抗体活性。

下面介绍各类抗体分子的特性和功能（表 5-1）。

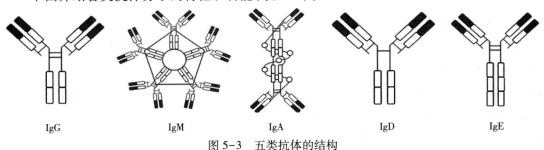

图 5-3 五类抗体的结构

表 5-1　人免疫球蛋白的主要理化性质和生物学功能

性质	免疫球蛋白				
	IgM	IgD	IgG	IgA	IgE
分子量/万	95	18.4	15	16	19
重链	μ	δ	γ	α	ε
亚类数	无	无	4	2	无
C 区结构域数	4	3	3	3	4
辅助成分	J	无	无	J,SP	无
糖基化修饰率	10%	9%	3%	7%	13%
主要存在形式	五聚体	单体	单体	单体/二聚体	单体
开始合成时间	胚胎后期	随时	生后 3 个月	生后 4~6 个月	较晚
合成率/[mg/(kg·d)]	7	0.4	33	65	0.016
占总血清 Ig 的比例	5%~10%	0.3%	75%~85%	10%~15%	0.02%
血清含量/(mg·mL^{-1})	0.7~1.7	0.03	9.5~12.5	1.5~2.6	0.0003
半寿期/d	10	3	23	6	2.5
抗原结合价	5	2	2	2,4	2
溶细菌作用	+	?	+	+	?
胎盘运转	−	−	+	−	−
结合吞噬细胞	−	−	+	+	−
吞噬肥大细胞、嗜碱性粒细胞	−	−	−	−	+
结合 SPA	−	−	+	−	−
介导 ADCC	−	−	+	±	−
经典途径补体激活	+	−	+	−	−
旁路途径补体激活	−	?	+(IgG4)	+(IgA1)	−
其他作用	初次应答早期防御	B 细胞标志	再次应答抗感染	黏膜免疫	I 型超敏反应,抗寄生虫

一、IgG

IgG 于出生后 3 个月开始合成,3~5 岁接近成人水平,是血清和细胞外液中含量最高的 Ig,占血清总 Ig 的 75%~80%。人的 IgG 有 4 个亚类,分别为 IgG1、IgG2、IgG3、IgG4。IgG 半衰期为 20~23 d,是再次免疫应答产生的主要抗体,其亲和力高,在体内分布广泛,是机体抗感染的"主力军"。IgG1、IgG3、IgG4 可穿过胎盘屏障,在新生儿抗感染免疫中起重要作用。IgG1、IgG2 和 IgC3 的 CH2 能通过经典途径活化补体,并可与巨噬细胞、NK 细胞表面 Fc 受体结合,发挥调理作用、ADCC 等作用。人的 IgG1、IgG2 和 IgG4 可通过其 Fc 段与葡萄球菌蛋白 A(SPA)结合,借此可纯化抗体,并用于免疫诊断。某些自身抗体如抗甲状腺球蛋白抗体、抗核抗体以及引起 II、III 超敏反应的抗体也属于 IgG。

二、IgM

IgM 占血清免疫球蛋白总量的 5%～10%，血清浓度约 1mg/mL。单体 IgM 以膜结合型 mIgM 表达于 B 细胞表面，构成 B 细胞抗原受体（BCR），只表达 mIgM 是未成熟 B 细胞的标志。分泌型 IgM 为五聚体，是分子量最大的 Ig，沉降系数为 19S，称为巨球蛋白（macroglobulin），一般不能通过血管壁，主要存在于血液中。五聚体 IgM 含 10 个 Fab 段，具有很强的抗原结合能力；含 5 个 Fc 片段，比 IgG 更易激活补体。IgM 是个体发育过程中最早合成和分泌的抗体，胚胎发育晚期的胎儿即能产生 IgM。IgM 也是初次体液免疫应答中最早出现的抗体，是机体抗感染的"先头部队"。血清中检出病原体特异性 IgM，提示新近发生感染，可用于感染的早期诊断。

三、IgA

IgA 有血清型和分泌型两型。血清型为单体，主要存在于血清中，占血清免疫球蛋白总量的 10%～15%。分泌型 IgA（secretory IgA，SIgA）为二聚体，由 J 链连接，含 SP，经黏膜上皮细胞分泌至外分泌液中。SIgA 合成和分泌的部位在肠道、呼吸道、乳腺、唾液腺和泪腺，因此主要存在于胃肠道和支气管分泌液、初乳、唾液和泪液中。SIgA 是外分泌液中的主要抗体类别，参与黏膜局部免疫，通过与相应病原微生物（细菌、病毒等）结合，阻止病原体黏附到细胞表面，从而在局部抗感染中发挥重要作用，是机体抗感染的"边防军"。SIgA 在黏膜表面也有中和毒素的作用。婴儿可从母亲初乳中获得 SIgA，是重要的自然被动免疫。

四、IgD

正常人血清 IgD 浓度很低（约 30 μg/mL），仅占血清免疫球蛋白总量的 0.3%。IgD 可在个体发育的任何时间产生。五类 Ig 中，IgD 的铰链区较长，易被蛋白酶水解，故其半寿期很短（仅 3 d）。IgD 分为两型，血清型 IgD 的生物学功能尚不清楚；膜结合型 IgD（mIgD）是 B 细胞分化发育成熟的标志，未成熟 B 细胞仅表达 mIgM，成熟 B 细胞可同时表达 mIgM 和 mIgD，称为初始 B 细胞（naive B cell）；B 细胞活化后其表面的 mIgD 逐渐消失。

五、IgE

IgE 分子量为 16 万，是正常人血清中含量最少的 Ig，血清浓度极低，约为 3×10^{-4} mg/mL。主要由黏膜下淋巴组织中的浆细胞分泌。IgE 的重要特征在于它是一类亲细胞抗体，其 CH2 和 CH3 结构域可与肥大细胞、嗜碱性粒细胞上的高亲和力 Fc 受体结合，当结合再次进入机体的抗原后可引起 I 型超敏反应。此外，IgE 可能与机体抗寄生虫免疫有关。

第五节　人工制备抗体

抗体在食品安全检测、疾病的诊断、免疫防治及天然成分提纯等研究中被广泛应用，人们对抗体的需求也随之增大。人工制备抗体是大量获得抗体的有效途径。以特异性抗原免疫动物，制备相应的抗血清，是早年人工制备多克隆抗体的主要方法。1975 年，Kohler 和 Milstein 建立的单克隆抗体（单抗）技术，使规模化制备高特异性、均一性抗体成为可能。但鼠源性单抗在人体反复使用后出现的人抗鼠抗体（HAMA）反应，很大程度上限制了单抗的临床应用。近年，随着分子生物学的发展，人们已可通过抗体工程技术制备基因工程抗体，包括人—鼠嵌合抗体、人源化抗体或人抗体等。

一、多克隆抗体

天然抗原分子中常含多种特异性的抗原表位。以该抗原物质刺激机体免疫系统，体内多个 B 细胞克隆被激活，产生的抗体实际上是针对多种不同抗原表位的抗体的总和，称为多克隆抗体（polyclonal antibody，pAb）。获得多克隆抗体的途径主要有动物免疫血清、恢复期患者血清或免疫接种人群。多克隆抗体的优点是作用全面，具有中和抗原、免疫调理、ADCC 等重要作用；来源制备相对容易。其缺点是特异性不高、易发生交叉反应，不易大量制备，从而应用受限。

二、单克隆抗体

Kohler 和 Milstein 将可产生特异性抗体但短寿的 B 细胞与无抗原特异性但长寿的骨髓瘤细胞融合，建立了可产生单克隆抗体的 B 淋巴细胞杂交瘤细胞和单克隆抗体技术。

通过抗原免疫小鼠，刺激机体诱导产生抗原特异性 B 细胞。取该免疫小鼠脾细胞（含有 B 细胞）与非分泌性小鼠骨髓瘤细胞在融合剂聚乙二醇（polyethylene glycol，PEG）作用下进行细胞融合，之后利用 HAT 选择性培养基进行融合细胞的筛选，并通过亚克隆过程最终获取目标杂交瘤细胞（图 5-4）。

通过该技术融合形成的杂交细胞系即杂交瘤细胞（hybridoma），既有骨髓瘤细胞大量扩增和永生的特性，又具有免疫 B 细胞合成和分泌特异性抗体的能力。每个杂交瘤细胞由一个 B 细胞与一个骨髓瘤细胞融合而成，而每个 B 细胞克隆仅识别一种抗原表位，故经筛选和克隆化的杂交瘤细胞仅能合成及分泌抗单一抗原表位的特异性抗体。这种由单一杂交瘤细胞产生，针对单一抗原表位的特异性抗体，称为单克隆抗体（monoclonal antibody，mAb）。其优点是结构均一、纯度高、特异性强、少或无血清交叉反应、制备成本低。

杂交瘤细胞能够被成功筛选出是基于以下机制：

第一，一种淋巴细胞只可能产生一种抗体。

第二，细胞融合技术产生的杂交瘤细胞可以保持双方亲代细胞的特性。

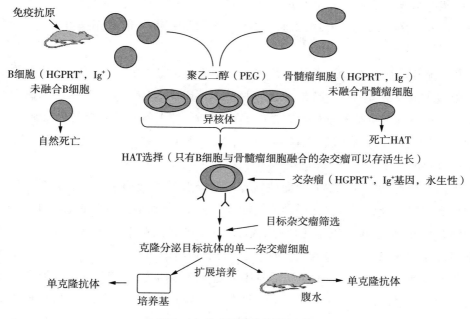

图5-4　单克隆抗体制备过程

第三,利用代谢缺陷补救机理可筛选出杂交瘤细胞。

动物细胞中的 DNA 合成有两条途径(图 5-5):一条途径是生物合成途径("D 途径"),即由氨基酸及其他小分子化合物合成核苷酸,为 DNA 分子的合成提供原料。在此合成过程中,叶酸作为重要的辅酶参与这一过程;另一条途径是应急途径("S 途径"),即利用次黄嘌呤—鸟嘌呤磷酸核苷转移酶(HGPRT)和胸腺嘧啶核苷激酶(TK)催化次黄嘌呤和胸腺嘧啶核苷生成相应的核苷酸。

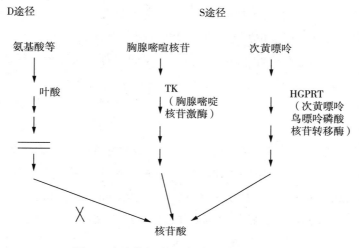

图5-5　动物细胞 DNA 合成的两条途径

B 细胞在培养基中可以利用 D 途径和 S 途径合成 DNA 进行繁殖,虽然 HAT 培养基中的氨基蝶呤是一种叶酸的拮抗物,阻断了 DNA 合成的 D 途径,但 B 细胞可通过 S 途径合成 DNA。

正常骨髓瘤细胞可在合适条件下在体外培养基中长期生存,但由于用于细胞融合的骨髓瘤细胞为次黄嘌呤—鸟嘌呤磷酸核苷转移酶(HGPRT)缺陷型细胞,因此无法催化利用外部培养基提供的次黄嘌呤进行 S 途径的 DNA 合成,加上氨基蝶呤拮抗叶酸阻断了 D 途径,这使骨髓瘤细胞即便在含有次黄嘌呤(H)、氨基蝶呤(A)和胸腺嘧啶核苷(T)的 HAT 培养基中也不能够繁殖。

基于以上几点,可以用 HAT 选择性培养基对融合的杂交瘤细胞进行筛选。B 细胞与骨髓瘤细胞进行融合后同时存在四种可能性(图 5-4),分别是骨髓瘤细胞和骨髓瘤细胞融合的细胞、骨髓瘤细胞和 B 细胞融合的细胞、未融合的骨髓瘤细胞和未融合的 B 细胞。为了筛选出骨髓瘤细胞和 B 细胞融合的细胞,就需要利用 HAT 选择性培养基。在 HAT 选择性培养基条件下,由于叶酸被 HAT 培养基中的氨基蝶呤拮抗,骨髓瘤细胞的 D 途径不能正常合成 DNA,同时由于骨髓瘤细胞为次黄嘌呤—鸟嘌呤磷酸核苷转移酶缺陷型,因此也不能催化培养基中的次黄嘌呤进行 DNA 合成的 S 途径。由于两个 DNA 合成途径均无法进行,未融合的骨髓瘤细胞、骨髓瘤细胞和骨髓瘤细胞融合的细胞均在体外无法生存而慢慢凋亡。

阻断了 D 途径的未融合 B 细胞虽然能够利用 S 途径在 HAT 培养基中合成 DNA,但是由于 B 细胞本身不能在体外培养基中长期生存而慢慢死亡。

只有骨髓瘤细胞和 B 细胞融合后形成的杂交瘤细胞可在 HAT 选择性培养基中利用 B 细胞的 S 途径合成 DNA,同时利用骨髓瘤细胞的永生特性,可以在体外培养基中长期生存,并具有合成和分泌特异性抗体的能力。

由于每个杂交瘤细胞由一个 B 细胞与一个骨髓瘤细胞融合而成,而每个 B 细胞克隆仅识别一种抗原表位,故经筛选和克隆后的杂交瘤细胞仅能合成及分泌一种均一的单克隆抗体。单克隆抗体可以通过杂交瘤细胞培养基和小鼠腹水等方法进行大量制备,不仅制备成本相对较低,而且可以随时获取均一的抗体。

三、基因工程抗体

基因工程抗体既能保持单克隆抗体均一性、特异性强的优点,又能克服其为鼠源性的弊端,是拓展 mAb 在人体内使用的重要思路。通过基因工程技术可以制备基因工程抗体(genetic engineering antibody),如人—鼠嵌合抗体(chimeric antibody)、人源化抗体(humanized antibody)、双特异性抗体(bispecific antibody)、小分子抗体及人抗体等。

参考文献

［1］曹雪涛. 医学免疫学［M］. 北京：人民卫生出版社,2013.

［2］兰金初. 日常生活免疫食品［M］. 北京：西苑出版社,2003.

［3］陈绍妃. 营养免疫学［M］. 北京：中国社会出版社,2005.

［4］江汉湖. 食品免疫学导论［M］. 北京：化学工业出版社,2006.

［5］范远景. 食品免疫学［M］. 合肥：合肥工业大学出版社,2007.

［6］胥传来. 食品免疫学［M］. 北京：化学工业出版社,2007.

［7］庞广昌. 食品免疫论［M］. 北京：科学出版社,2008.

［8］宋宏新. 食品免疫学［M］. 北京：中国轻工业出版社,2009.

［9］牛天贵,贺稚菲. 食品免疫学［M］. 北京：中国农业大学出版社,2010.

［10］江汉湖. 食品免疫学导论［M］. 北京：化学工业出版社,2016.

［11］胥传来,王利兵. 食品免疫化学与分析［M］. 北京：科学出版社,2017.

［12］贺稚菲,车会莲,霍乃蕊. 食品免疫学(第二版)［M］. 北京：中国农业大学出版社,2018.

［13］甘晓玲. 病原生物与免疫学［M］. 北京：中国医药科技出版社,2019.

［14］曹雪涛. 人体健康与免疫［M］. 北京：人民卫生出版社,2019.

［15］陈成漳. 免疫毒理学［M］. 郑州：郑州大学出版社,2008.

第六章　补体

内容提要

　　补体系统包括40余种可溶性蛋白和膜蛋白,是体内重要的免疫效应放大系统,广泛参与固有免疫和适应性免疫的效应机制。在某些激活物作用下,补体固有成分按不同的途径被激活。迄今已发现的补体激活途径有经典途径、凝集素途径和旁路途径。三者具有共同的末端通路,最终形成攻膜复合物而发挥重要生理和病理作用。另外,补体活化过程中还产生多种具有重要生物学效应的活性片段,参与机体免疫调节和炎症反应。针对补体激活,体内存在极为复杂和严密的调节机制,以维持内环境稳定。补体固有成分或其调节蛋白缺陷,可引起补体功能紊乱,从而导致某些免疫病理过程的发生和发展。

教学目标

　　1. 掌握补体的概念及功能。

　　2. 熟悉补体激活途径。

　　3. 了解补体与疾病。

思考题

　　1. 补体激活有哪三条途径? 各自的生物学意义如何?

　　2. 补体激活是如何调节的?

　　3. 补体有哪些生物学功能?

　　4. 补体系统相关的疾病有哪些? 简述其机制。

　　补体(complement,C)系统包括40余种组分,广泛存在于血清、组织液和细胞膜表面,是一个具有精密调控机制的蛋白质反应系统。一般情况下,血浆中多数补体成分仅在被激活后才具有生物学功能。多种微生物成分、抗原—抗体复合物以及其他外源性或内源性物质可循三条既独立又交叉的途径,通过启动一系列丝氨酸蛋白酶的级联酶解反应而激活补体,所形成的活体产物具有调理吞噬、溶解细胞、介导炎症、调节免疫应答和清除免疫复合物等生物学功能。补体不仅是机体固有免疫防御体系的重要组分,也是抗体发挥免疫效应的重要机制之一,并在不同环节参与适应性免疫应答及其调节。补体缺陷、功能障碍或过度活化都与多种疾病的发生和发展过程密切相关。

第一节　补体概述

一、补体系统的组成

构成补体系统的 40 余种组分按其生物学功能可以分为三类。

(一)补体固有成分

补体固有成分是指存在于血浆及体液中、参与补体激活的蛋白质。

(1)经典途径的 C1q、C1r、C1s、C2、C4;

(2)旁路途径的 B 因子、D 因子和备解素(properdin,P 因子);

(3)凝集素途径(MBL 途径)的 MBL、MBL 相关丝氨酸蛋白酶(MASP);

(4)补体活化的共同组分 C3、C5、C6、C7、C8、C9。

(二)补体调节蛋白(complement regulatory protein)

是指存在于血浆中和细胞膜表面、通过调节补体激活途径中关键酶而控制补体活化强度和范围的蛋白质分子。

(三)补体受体(complement receptor,CR)

是指存在于不同细胞膜表面、能与补体激活后所形成的活性片段相结合,介导多种生物效应的受体分子。

补体系统的命名原则:参与补体激活经典途径的固有成分按其被发现的先后分别命名为 C1(q、r、s),C2,…,C9;补体系统的其他成分以英文大写字母表示,如 B 因子、D 因子、P 因子、H 因子;补体调节蛋白多以其功能命名,如 C1 抑制物、C4 结合蛋白、衰变加速因子等;补体活化后的裂解片段以该成分的符号后面附加小写英文字母表示,如 C3a、C3b 等;灭活的补体片段在其符号前加英文字母 i 表示,如 iC3a。

二、补体的理化性质

补体系统各成分均为糖蛋白,但有不同的肽链结构。各成分分子量变动范围很大。血清补体蛋白占血清总蛋白的 5%~6%,含量相对稳定,但在某些疾病情况下可能有波动。某些补体固有成分对热不稳定:经 56℃温育 30 min 即灭活;在室温下很快失活;在 0~10℃中活性仅能保持 3~4 d;故补体应保存在-20℃以下。紫外线照射、机械振荡或某些添加剂均可能使补体破坏。

三、补体的代谢

（一）补体的来源

体内许多不同组织细胞均能合成补体蛋白，包括肝细胞、单核/巨噬细胞、角质形成细胞、内皮细胞、肠道上皮细胞和肾小球细胞等。其中肝细胞和巨噬细胞是补体的主要产生细胞。血浆中大部分补体组分由肝细胞分泌，但在不同组织中，尤其在炎症灶中，巨噬细胞是补体的主要来源。

（二）补体生物合成的调节

补体的生物合成具有两个特点：①补体的基因表达存在组织特异性，不同细胞各自调节其补体的生物合成，例如，家族性 C3 缺乏症患者肝细胞产生的 C3 明显减少，不足正常的1%，但巨噬细胞产生的 C3 可超过正常水平；②补体生物合成可受多种因素调节，其中既包括局部组织特异的因子，也包括多种全身激素。例如，某些补体组分属于"急性期反应物"（acute phase reactant），机体应激反应中所产生的细胞因子（如 IL-1、IL-6、TNF-α、IFN-γ等）可调节其生物合成。

（三）补体的分解代谢

与其他血浆蛋白相比，补体代谢率极快，血浆补体每天约有一半被更新。在疾病状态下，补体代谢可能发生更为复杂的变化。

第二节　补体激活途径

补体固有成分以非活化形式存在于体液中，通过级联酶促反应被激活，产生具有生物学活性的产物。已发现三条补体激活途径，它们有共同的终末反应过程（图 6-1）。

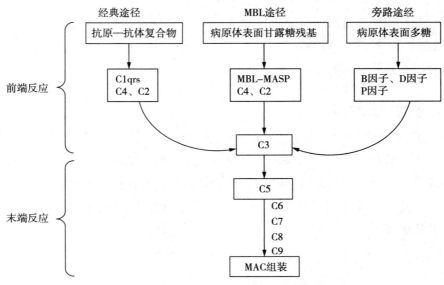

图 6-1　补体三条活化途径示意图

前端反应指活化反应开始至生成 C5 转化酶的过程,三条激活途径各异;末端通路指 C5 激活至攻膜复合物(membrane attack complex,MAC)形成的过程,为三条途径所共有。

一、经典途径

经典途径(classical pathway)指激活物与 C1q 结合,顺序活化 C1r、C1s、C4、C2、C3,形成 C3 转化酶(C4b2a)与 C5 转化酶(C4b2a3b)的级联酶促反应过程(图 6-2)。

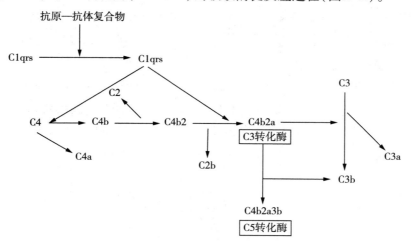

图 6-2　经典途径

C1 通常以 C1q(C1r)$_2$(C1s)$_2$ 复合大分子形式存在于血浆中(图 6-3),C2 血浆浓度很低,是补体活化级联酶促反应的限速成分。

C3 是血浆中浓度最高的补体成分,是三条补体激活途径的共同组分。

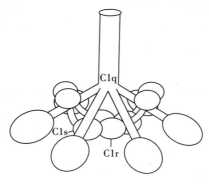

图 6-3　C1 结构形式

(一)激活物

经典途径的激活物主要是与抗原结合的 IgG、IgM 分子。另外,C 反应蛋白、细菌脂多糖(LPS)、髓鞘脂和某些病毒蛋白等也可作为激活物。人类不同抗体活化 C1q 的能力各异(IgM>IgG3>IgG1>IgG2),IgG4 无激活经典途径的能力。

（二）活化过程

C1q 与 2 个以上 Fc 片段结合可发生构型改变，使与 C1q 结合的 C1r 活化，活化的 C1r 激活 C1s 的丝氨酸蛋白酶活性。活化的 C1s 的第一个底物是 C4。在 Mg^{2+} 存在下，C1s 使 C4 裂解为 C4a 和 C4b，其中部分 C4b 结合至紧邻抗原—抗体结合处的细胞或颗粒表面。C1s 的第二个底物是 C2 分子。在 Mg^{2+} 存在下，C2 与 C4b 形成复合物，被 C1s 裂解而形成 C2a 和 C2b。C2a 可与 C4b 结合成 C4b2a 复合物，即 C3 转化酶（C3 convertase），后者使 C3 裂解为 C3a 和 C3b，此乃补体活化级联反应中的枢纽性步骤。新生的 C3b 可与 C4b2a 中 C4b 结合，形成 C4b2a3b，即 C5 转化酶（C5 convertase），进入补体激活的终末通路（图 6-2）。C3a 游离于液相，是重要的炎症介质。

C5 转化酶（C4b2a3b）将 C5 裂解为 C5a、C5b。C5a 游离于液相，是重要的炎症介质，C5b 可与 C6 稳定结合为 C5b6；C5b6 自发与 C7 结合成 C5b67，暴露膜结合位点，与附近的细胞膜非特异性结合。结合于膜上的 C5b67 可与 C8 结合，所形成的 C5b678 可促进其与多个 C9 分子聚合，形成 C5b6789n 复合物，此即 MAC（图 6-4）。

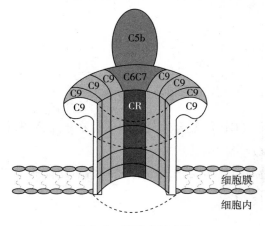

图 6-4　膜攻击复合物

插入细胞膜的 MAC 通过破坏局部磷脂双层而形成"渗漏斑"，或形成穿膜的亲水性孔道，可容许水、离子及可溶性小分子等经此孔道自由流动。由于胞内胶体渗透压较胞外高，故大量水分内流，导致胞内渗透压降低、细胞逐渐肿胀并最终破裂（即细胞"溶破"）。

二、旁路途径

旁路途径（alternative pathway）又称替代激活途径，其不依赖于抗体，而由微生物或外源异物直接激活 C3，在 B 因子、D 因子和备解素（P）参与下，形成 C3 转化酶和 C5 转化酶，启动级联酶促反应过程。在生物进化的种系发生上，旁路途径是最早出现的补体活化途径，是抵御微生物感染的非特异性防线。

（一）激活物

某些细菌、内毒素、酵母多糖、葡聚糖均可成为旁路途径"激活物"，它们实际上是为补体激活提供保护性环境和接触的表面。

（二）活化过程

此途径从 C3 开始。生理条件下,血清 C3 受蛋白酶等作用可发生缓慢而持久的水解,产生低水平 C3b。自发产生的 C3b 绝大多数在液相中快速失活,少数可与附近的膜表面结构共价结合。膜表面结构不同,产生的结果不同:①结合于自身组织细胞表面的 C3b,可被多种调节蛋白降解、灭活;②结合于"激活物"表面的 C3b,可与 B 因子结合,在 Mg^{2+} 存在下,结合的 B 因子被 D 因子裂解为 Ba 和 Bb,Bb 仍与 C3b 结合,形成 C3bBb,即旁路途径 C3 转化酶。旁路途径中,备解素（P）与 C3b、Bb 结合可稳定 C3 转化酶,防止其被降解。结合于激活物表面的 C3bBb 可裂解更多 C3 分子,部分新生的 C3b 又可与 Bb 结合为新的 C3bBb,形成旁路激活的正反馈放大效应（图 6-5）。颗粒表面的 C3b 与 B 因子结合形成 C3bB,在 D 因子作用下生成 C3bBb,P 因子与之结合成 C3bBbP,裂解 C3 后生成 C3bBb3b,然后裂解 C5 进入末端通路。C3bBb 裂解 C3,新生成的 C3b 结合至"激活物"表面,B 因子与之结合并被 D 因子裂解,产生新的 C3bBb,从而形成正反馈放大环路部分。C3b 可与 C3bBb 复合物结合为 C3bBb3b,此即旁路途径 C5 转化酶。其后的终末通路与经典途径完全相同。

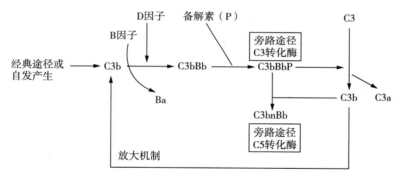

图 6-5 旁路途径

三、凝集素途径

凝集素途径（lectin pathway）又称 MBL 途径（MBL pathway）,指血浆中甘露糖结合凝集素（mannose-binding lectin,MBL）或纤维胶原素（ficolin,FCN）等直接识别病原体表面糖结构,依次活化 MBL 相关丝氨酸蛋白酶（MBL-associated serine protease,MASP）、C4、C2、C3,形成与经典途径中相同的 C3 转化酶与 C5 转化酶的级联酶促反应过程。

（一）激活物

凝集素途径的激活物是病原体表面的糖结构。MBL 和 FCN 可选择性识别多种病原体表面以甘露糖、甘露糖胺等为末端糖基的糖结构。糖结构在哺乳动物细胞中罕见（因其被唾液酸等所覆盖）,但却是细菌、真菌及寄生虫细胞表面的常见成分。

（二）活化过程

MBL-MASP 或 FCN-MASP 复合物与病原体表面糖结构结合后，MBL 或 FCN 发生构象改变，使与之结合的 MASP1 和 MASP2 被分别激活。

活化的 MASP2 发挥其丝氨酸蛋白酶活性，裂解 C4，所产生的 C4b 片段共价结合于病原体表面，随后与 C2 结合，后者也被 MASP2 裂解，生成与经典途径相同的 C3 转化酶 C4b2a，继之裂解 C3 产生 C5 转化酶 C4b2a3b，最后进入补体激活的末端通路。

另外，活化的 MASP1 可直接裂解 C3 产生 C3b，在 D 因子和 P 因子参与下，激活补体旁路途径（图 6-6）。因此，凝集素途径对经典途径和旁路途径的活化具有交叉促进作用。

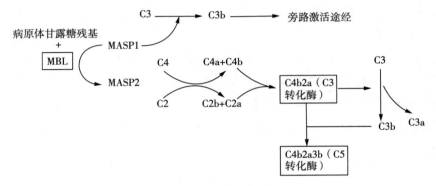

图 6-6 凝集素途径

四、三条补体激活途径的特点

在生物种系进化中，三条补体激活途径出现的先后顺序是旁路途径→MBL→经典途径。三条途径起点各异，但存在相互交叉，并具有共同的末端通路（图 6-7）。

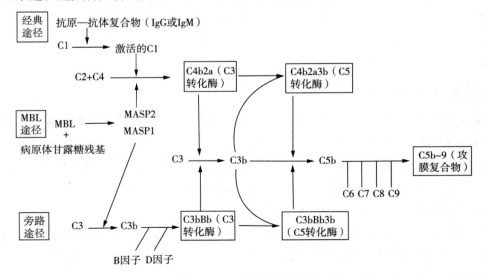

图 6-7 三条途径的比较

（一）经典途径

主要特点：①激活物主要是由 IgG 或 IgM 结合膜型抗原或游离抗原所形成的免疫复合物（immune complex，IC），C1q 识别抗原—抗体复合物是该途径的起始步骤；②C3 转化酶和 C5 转化酶分别是 C4b2a 和 C4b2a3b；③其启动有赖于特异性抗体产生，故在感染后期（或恢复期）才能发挥作用，并参与抵御相同病原体再次感染抗体。

（二）旁路途径

主要特点：①"激活物"是细菌、真菌或病毒感染细胞等，为自发产生的 C3b 提供反应表面；②C3 转化酶和 C5 转化酶分别为 C3bBb 和 C3bBb3b；③存在正反馈放大环；④无需抗体存在即可激活补体，故在抗体产生之前的感染早期或初次感染即可发挥作用。

（三）凝集素途径

主要特点：①激活物质非常广泛，主要是多种病原微生物表面的 N-氨基半乳糖或甘露糖，由 MBL 和 FCN 等识别；②除识别机制有别于经典途径外，后续过程基本相同；③对经典途径和旁路途径具有交叉促进作用；④无需抗体参与即可激活补体，可在感染早期或初次感染中发挥作用。

第三节　补体的生物学意义

一、补体的生物学功能

补体活化的共同终末效应是在细胞膜上组装 MAC，介导细胞溶解效应。同时，补体活化过程中生成多种裂解片段，通过与细胞膜相应受体，如 I 型补体受体（CR1、C3b/C4b 受体）、II 型补体受体（CR2、C3b 受体，CD21）、III 型补体受体（CR3）、IV 型补体受体（CR4、C5aR、C3aR、ClqR）等结合而介导多种生物学功能。

（一）细胞毒作用

补体系统激活后，最终在靶细胞表面形成 MAC，从而使细胞内外渗透压失衡，导致细胞溶破。该效应的意义：参与宿主抗细菌、抗病毒及抗寄生虫等防御机制；参与机体抗肿瘤免疫效应机制；某些病理情况下引起机体自身细胞破坏，导致组织损伤与疾病（如血型不符输血后的溶血反应以及自身免疫病）。

（二）调理作用

补体激活产生的 C3、C4b、iC3b 等片段直接结合于细菌或其他颗粒物质表面，通过与吞噬细胞表面相应补体受体结合而促进吞噬细胞对其吞噬。这种调理吞噬的作用可能是机体抵御全身性细菌感染和真菌感染的重要机制之一。

（三）炎症介质作用

补体活化过程中产生多种具有炎症介质作用的片段，如 C5a、C3a 和 C4a 等。三者均可与肥大细胞或嗜碱性粒细胞表面相应受体结合，触发靶细胞脱颗粒，释放组胺和其他生物活性物质,引起血管扩张、毛细血管通透性增高、平滑肌收缩等,从而介导局部炎症反应。C5a对中性粒细胞有很强的趋化活性,并可刺激中性粒细胞产生氧自由基、前列腺素和花生四烯酸等。

(四)清除免疫复合物

补体成分可参与清除循环IC(免疫复合物),其机制为C3b与IC结合,同时黏附于红细胞、血小板,从而将IC运送至肝脏和脾脏被巨噬细胞吞噬、清除,此作用被称为免疫黏附(immune adherence)。

二、补体的病理生理学意义

(一)机体抗感染防御的主要机制

在抗感染防御机制中,补体是固有免疫和适应性免疫间的桥梁。在生物进化过程中,补体作为相对独立的固有免疫防御机制,其出现远早于适应性免疫。生物进化的种系发生学研究已证实,无脊椎动物和低等脊椎动物体内已能检出补体活性,且三条补体激活途径各具特点:①旁路途径是最早出现的C3活化途径;②MBL途径将原始的、凝集素介导的防御功能与补体相联系,进一步显示补体作为固有免疫防御机制的重要性;③补体经典途径在生物进化的种系发生上出现最晚,它将非特异的补体与特异的适应性免疫相联系,成为体液免疫应答的重要效应机制。病原微生物侵入机体后,在特异性抗体出现前数天内,机体有赖于固有免疫机制发挥抗感染效应,补体旁路途径或MBL途径通过识别微生物表面或其糖链组分而触发级联反应,所产生的裂解片段和复合物通过调理吞噬、炎症反应和溶解细菌而发挥抗感染作用。在特异性抗体产生后,C3b/CR1介导的免疫黏附作用可通过经典途径触发C3活化,与旁路途径中C3正反馈环路协同作用,形成更为有效的抗感染防御机制。

(二)参与适应性免疫应答

补体活化产物、补体受体及补体调节蛋白可通过不同机制参与适应性免疫应答。

(三)补体系统与血液中其他级联反应系统的相互作用

补体系统与体内凝血系统、纤溶系统和激肽系统存在密切关系:①四个系统的活化均依赖多种成分级联的蛋白酶裂解作用,且均借助丝氨酸蛋白酶结构域发挥效应;②一个系统的活化成分,可对另一个系统发挥效应。某些疾病状态下(如弥散性血管内凝血、急性呼吸窘迫综合征等),四个系统的伴行活化具有重要病理生理意义。

综上所述,补体的生物学意义远超出单纯非特异性防御的范畴,而涉及包括适应性免疫应答在内的广泛生理功能;补体系统既是固有免疫防御的一部分,又是特异性体液免疫应答的重要效应机制;补体可调节适应性免疫应答,并与体内其他蛋白系统相互联系。

第四节　补体与疾病的关系

一、遗传性补体缺失相关的疾病

几乎所有补体成分均可能发生遗传性缺损，其多为常染色体隐性遗传，少数为常染色体显性遗传，个别成分为 X 性联隐性遗传。遗传性补体缺陷所致疾病约占原发性免疫缺陷病的 2%，以参与经典途径补体组分的缺陷较常见。由于补体成分缺损，致使补体系统不能被激活，导致患者对病原体易感，同时由于体内免疫复合物清除障碍而易患相关的自身免疫病。

二、补体与感染性疾病

补体在机体抵御致病微生物感染中起重要作用。在某些情况下，病原微生物可借助补体受体入侵细胞。此外，微生物感染细胞后，可产生类似 MCP、CD59、DAF 样的补体调节蛋白，有效抑制补体的活化及溶解效应，从而对抗机体的防御功能。

三、补体与炎症疾病

补体激活是炎症反应中的重要早期事件。创伤、烧伤、感染、缺血、再灌注、体外循环、器官移植等均可激活补体系统，所产生的炎性因子或复合物（如 C3a、C5a 和非溶破效应的 C5b~7、C5b~8、C5b~9 等），可激活单核细胞、内皮细胞和血小板，使之释放炎症介质和细胞因子而参与炎症反应。另外，补体系统通过与凝血系统、激肽系统和纤溶系统间的相互作用，并与 TNF-α、PAF、IL-1、IL-6、IL-8 等细胞因子彼此协同或制约，在体内形成极为复杂的炎症介质网络，扩大并加剧炎症反应，从而参与多种感染和非感染性炎症疾病的病理生理过程。因此，适时恰当地抑制补体功能可能成为治疗某些疾病的有效策略。

参考文献

[1]曹雪涛. 医学免疫学[M]. 北京:人民卫生出版社,2013.

[2]兰金初. 日常生活免疫食品[M]. 北京:西苑出版社,2003.

[3]陈绍妃. 营养免疫学[M]. 北京:中国社会出版社,2005.

[4]江汉湖. 食品免疫学导论[M]. 北京:化学工业出版社,2006.

[5]范远景. 食品免疫学[M]. 合肥:合肥工业大学出版社,2007.

[6]胥传来. 食品免疫学[M]. 北京:化学工业出版社,2007.

[7]庞广昌. 食品免疫论[M]. 北京:科学出版社,2008.

[8]宋宏新. 食品免疫学[M]. 北京:中国轻工业出版社,2009.

［9］牛天贵,贺稚菲.食品免疫学［M］.北京:中国农业大学出版社,2010.

［10］江汉湖.食品免疫学导论［M］.北京:化学工业出版社,2016.

［11］胥传来,王利兵.食品免疫化学与分析［M］.北京:科学出版社,2017.

［12］贺稚菲,车会莲,霍乃蕊.食品免疫学(第二版)［M］.北京:中国农业大学出版社,2018.

［13］甘晓玲.病原生物与免疫学［M］.北京:中国医药科技出版社,2019.

［14］曹雪涛.人体健康与免疫［M］.北京:人民卫生出版社,2019.

［15］陈成漳.免疫毒理学［M］.郑州:郑州大学出版社,2008.

第七章　细胞因子

内容提要

　　细胞因子是由免疫细胞及组织细胞分泌的,在细胞间发挥相互调控作用的一类小分子可溶性多肽蛋白,通过结合相应受体影响自身及其他细胞的行为。在免疫细胞的发育分化、免疫应答及免疫调节中扮演重要角色。众多细胞因子在机体内相互促进或相互制约,形成十分复杂的细胞因子调节网络,既可调节多种重要生理功能,又可参与许多病理损伤。以细胞因子为靶点的生物制剂在肿瘤、自身免疫病、免疫缺陷、感染等治疗方面具有临床应用价值。

教学目标

　　1. 掌握细胞因子的概念。

　　2. 熟悉细胞因子的种类。

　　3. 了解细胞因子的作用。

思考题

　　1. 细胞因子相关的疾病有哪些? 简述其机制。

　　2. 简述细胞因子的共同特点及生物学功能。

　　3. 试述细胞因子及受体的分类。

　　4. 细胞因子是怎样调控免疫细胞在中枢和外周免疫器官的发育、分化的?

　　5. 细胞因子是怎样构成机体的抗菌防卫体系的?

　　细胞因子(cytokine)是由免疫细胞及组织细胞分泌的,在细胞间发挥相互调控作用的一类小分子可溶性多肽蛋白,通过结合相应受体调节细胞生长分化和效应,调控免疫应答。

　　以细胞因子为靶点的生物制剂在肿瘤、自身免疫病、免疫缺陷、感染等治疗方面具有重要临床应用价值。

第一节　细胞因子的分类

细胞因子种类繁多,已发现200余种人细胞因子,根据结构和功能可分为六大类。

一、白细胞介素

早期发现的细胞因子是由白细胞产生又在白细胞间发挥调节作用的,故命名为白细胞介素(interleukin, IL)。按照其发现顺序给予IL序号(如IL-1、IL-2等)并命名,目前已经命名38种(IL-1~IL-38)。部分白细胞介素种类、来源及功能见表7-1。

表7-1　部分白细胞介素种类、来源及功能

白细胞介素	种类	来源	功能
由白细胞产生在白细胞间发挥调节作用,故命名为白细胞介素。目前至少发现38种白细胞介素,分别命名为IL-1~IL-38	IL-1	由活化的单核—巨噬细胞产生	刺激APC和T细胞活化,促进B细胞增殖和分泌抗体
	IL-2	由T细胞产生	活化T细胞,激活巨噬细胞
	IL-3	由活化的CD4$^+$T细胞产生	促进骨骼中多能造血干细胞的定向分化与增殖,产生各种类型的血细胞
	IL-4	由Th2细胞、肥大细胞及嗜碱性粒细胞产生	能够促B细胞增殖、分化;诱导IgG1和IgE产生;促进Th0细胞向T2细胞分化;抑制Th1细胞活化及分泌细胞因子;协同IL-3刺激肥大细胞增殖等
	L-5	由T细胞、肥大细胞产生	主要功能是刺激嗜酸性粒细胞增殖、分化及活化
	L-6	由单核巨噬细胞、Th2细胞、血管内皮细胞、成纤维细胞产生	能够刺激活化B细胞增殖,分泌抗体;刺激T细胞增殖及CTL活化;刺激干细胞合成急性期蛋白,参与炎症反应;促进血细胞发育
	L-10	由Th2细胞产生	促进B细胞分化增殖
	L-12	由B细胞和巨噬细胞产生	促进Th0细胞向Th1细胞分化

二、集落刺激因子

集落刺激因子(colony-stimulating factor, CSF)是指能够刺激多能造血干细胞和不同发育分化阶段的造血祖细胞分化、增殖的细胞因子。

主要包括粒细胞—巨噬细胞集落刺激因子(GM-CSF)、巨噬细胞集落刺激因子(M-CSF)、粒细胞集落刺激因子(G-CSF)、红细胞生成素(EPO)、干细胞因子(SCF)和血小板生成素(TPO)等,它们分别诱导造血干细胞和祖细胞分化、增殖成为相应的细胞。

IL-3诱导早期造血祖细胞分化、增殖为多种血细胞,同时具有集落刺激因子的功能,

因此称为多集落刺激因子。

三、干扰素

干扰素(interferon,IFN)因具有干扰病毒复制的功能而得名。IFN 根据来源和理化性质的不同,可分为Ⅰ型和Ⅱ型干扰素,Ⅰ型干扰素主要包括 IFN-α、IFN-β,主要由病毒感染的细胞产生;Ⅱ型干扰素即 IFN-γ,主要由活化 T 细胞和自然杀伤性细胞(NK)产生。不同 IFN 的生物活性相似,具有抗病毒、抗细胞增殖、抗肿瘤和免疫调节等作用。目前已发现10 余种干扰素家族的细胞因子。

四、肿瘤坏死因子

肿瘤坏死因子(tumor necrosis factor,TNF)家族。肿瘤坏死因子因最初被发现其能造成肿瘤组织坏死而得名,分为 TNF-α 和 TNF-β 两种,前者主要由活化的单核/巨噬细胞产生,后者主要由活化的 T 细胞产生,又称淋巴毒素(lymphotoxin,LT)。TNF 家族目前已经发现肿瘤坏死因子相关凋亡诱导配体(TNF related apoptosis-inducing ligand,TRAIL)、FasL、CD40L 等 30 余种细胞因子。TNF 家族成员在调节免疫应答、杀伤靶细胞和诱导细胞凋亡等过程中发挥重要作用。

五、生长因子

生长因子(growth factor,GF)泛指一类可促进相应细胞生长和分化的细胞因子。其种类较多,包括转化生长因子-β(transforming growth factor-β,TGF-β)、血管内皮细胞生长因子(VEGF)、表皮生长因子(EGF)、成纤维细胞生长因子(FGF)、神经生长因子(NGF)、血小板生长因子(PDGF)等。

六、趋化因子

由多种细胞分泌的对不同细胞具有趋化作用的细胞因子,统称为趋化因子(chemokine)。趋化因子除了趋化免疫细胞外,还能活化免疫细胞,也参与调节血细胞发育、血管生成、细胞凋亡等,并在肿瘤发生、发展、转移,病原微生物感染以及移植排斥反应等病理过程中发挥作用。目前已经发现 50 余种趋化因子,几乎所有的趋化因子都含有由 2 对或 1 对保守的半胱氨酸残基(C)形成的分子内二硫键。根据靠近氨基端的半胱氨酸残基的个数以及排列顺序将趋化因子分为 4 个亚家族。

以前趋化因子大多以功能命名,目前统一在趋化因子亚家族名称后缀以 L(ligand)并在其后加上数字序号代表各趋化因子。例如,IL-8 是典型的 CXC 亚家族的趋化因子,命名为 CXCL8,可趋化中性粒细胞达到炎症部位;单核细胞趋化蛋白-1(MCP-1)是 CC 亚家族的趋化因子,命名为 CCL2,对单核细胞、T 细胞、嗜碱性粒细胞和 DC 有趋化和激活作用;淋巴细胞趋化因子(lymphotactin)是 C 亚家族的趋化因子,命名为 XCL1,对 T 细胞、NK 细胞和 DC 有趋化作用;分形趋化因子(fractalkine)是 CX3C 亚家族的趋化因子,命名为 CX3CL1,对单核细胞和 T 细胞有趋化作用。

第二节　细胞因子共同特点

细胞因子具有以下三方面的共同特点。

一、细胞因子的基本特征

(1)小分子蛋白质(分子量为 8000~30000);

(2)可溶性;

(3)高效能作用,在较低浓度下即有生物学活性;

(4)通过结合细胞表面相应受体发挥生物学效应;

(5)可诱导产生;

(6)半衰期短;

(7)效应范围小,大部分细胞因子在近距离发挥作用。

二、细胞因子的作用方式

(一)自分泌(apocrine)方式

若某种细胞因子的靶细胞(细胞因子作用的细胞)也是其产生的细胞,则该因子对靶细胞表现出的生物学作用称为自分泌效应。例如,T 细胞产生的白细胞介素 IL-2 可刺激 T 细胞自身的生长,表现为自分泌作用。

(二)旁分泌(pararrine)方式

细胞分泌某种细胞因子对邻近靶细胞(可以是同种细胞也可以是异种细胞)表现出的生物学作用。例如,树突状细胞(DC)产生 IL-12 刺激邻近 T 细胞分化,表现为旁分泌作用。

(三)内分泌(endocrine)方式

少数细胞因子通过循环系统对远端靶细胞发挥作用。例如,TNF 在高浓度时可通过血流作用于远处的靶细胞,表现为内分泌作用。

三、细胞因子的功能特点

(一)多效性(pleiotropism)

一种细胞因子可对不同细胞发挥不同作用,例如,IL-4 可活化 B 细胞并促进 B 细胞的增殖和分化,也可刺激胸腺细胞和肥大细胞的增殖。

(二)重叠性(redundaney)

两种或两种以上细胞因子具有同样或类似的生物学作用,例如,IL-2 和 IL-15 均可刺激 T 细胞增殖。

（三）协同性（synergy）

一种细胞因子可增强另一种细胞因子的功能,例如,IL-5 可增强 IL-4 诱导 B 细胞分泌的抗体类别向 IgE 转换。

（四）拮抗性（anlagonism）

一种细胞因子可抑制另一种细胞因子的功能,例如,IFN-γ 可阻断 IL-4 诱导 B 细胞分泌的抗体类别向 IgE 转换。

（五）网络性（network）

在免疫应答过程中,免疫细胞通过具有不同生物学效应的细胞因子之间相互刺激、彼此约束,形成复杂而又有序的细胞因子网络,对免疫应答进行调节,维持免疫系统的稳态平衡。

例如,Th 细胞可产生众多的细胞因子,是调节免疫应答的主要细胞,其核心作用主要通过复杂的细胞因子调节网络实现。在 IL-4 的作用下,Th0 细胞可分化为 Th2 细胞。Th2 细胞主要产生包括 IL-4、IL-5、IL-6 和 1L-10 的 Th2 细胞因子。Th2 细胞因子刺激 B 细胞的分化增殖,产生抗体。在 IFN-γ 的作用下,Th0 细胞可分化为 Th1 细胞。Th1 细胞主要产生包括 1L-2、IFN-γ 和 TNF-α 的 Th1 细胞因子。IFN 活化巨噬细胞,杀伤细胞内感染的病原菌,Th1 细胞因子刺激细胞毒性 T 淋巴细胞（CTL）的分化增殖,杀伤感染或突变的细胞。Th1 细胞产生的 IL-3、CM-CSF 可刺激骨髓产生更多的白细胞。DC 可通过分泌 IL-12 诱导 Th0 细胞分化为 Th1 细胞。Th1 细胞因子和 Th2 细胞因子的功能是互相拮抗的,IL-4 抑制 Th1 细胞的功能,IFN-γ 抑制 Th2 细胞的功能。

第三节 细胞因子受体

细胞因子受体的名称通常是在细胞因子名称后面加 R（receptor）表示,例如,IL-1R（IL-1 受体）、TNFR（TNF 受体）等。细胞因子受体均为跨膜分子,由胞膜外区、跨膜区和胞质区组成,具有一般膜受体的特性。细胞因子通过与靶细胞表面的相应细胞因子受体结合后启动细胞内的信号转导途径,从而调节细胞的功能。

一、细胞因子受体分类

细胞因子受体根据其结构特点被分为以下 5 个家族。

（一）I 类细胞因子受体家族（class I cytokine receptor family）

也称血细胞生成素受体家族（hematopoietin receptor family）,此类受体的胞膜外区有保守的半胱氨酸和 Trp-Ser-X-Trp-Ser（WSXWS）基序,包括 IL-2、IL-3、IL-4、IL-5、IL-6、IL-7、IL-9、IL-11、IL-12、IL-13、IL-15、IL-21、GM-CSF、G-CSF 等细胞因子的受体。

（二）Ⅱ类细胞因子受体家族（class Ⅱ cytokine receptor family）

此类受体的胞膜外区有保守的半胱氨酸，但无 WSXWS 基序，包括 IFN-α、IFN-β、IFN-γ 以及 IL-10 家族细胞因子的受体。

（三）肿瘤坏死因子受体超家族（tumor necrosis factor receptor superfamily，TNFRSF）

此类受体胞膜外区含有数个富含半胱氨酸的结构域，TNFRSF 有 20 多个成员，多数成员与相应配体结合为三聚体，启动信号转导，调节多种生物学功能。包括 TNF-α、LT、FasL、CD40L、神经生长因子（nerve growth factor，NGF）等。

（四）免疫球蛋白超家族受体（Ig superfamily receptor，IgSFR）

这类受体在结构上与免疫球蛋白的 V 区或 C 区相似，即具有数个 IgSF 结构域。IL-1、IL-18、M-CSF、SCF 等细胞因子受体属于此类受体。

（五）趋化因子受体家族（chemokine receptor family）

趋化因子受体均为 7 次跨膜的 G-蛋白偶联受体。趋化因子受体命名的规则是在趋化因子亚家族名称后缀以 R（receptor），再按受体被发现的顺序缀以阿拉伯数字进一步区分。例如，与 CXCL 趋化因子结合的受体共有 5 种，分别命名为 CXCR1~CXCR5。CCL 趋化因子受体共有 9 种，分别命名为 CCR1~CCR9。CCR5 是 HIV 感染巨噬细胞和某些记忆 T 细胞的辅助受体，CCR5 的小分子拮抗肽可抑制 HIV 感染这些细胞。CCR5 的编码基因为多态性基因。携带缺失了 32 个碱基的 CCR5 等位基因的纯合子个体，其 CCR5 不能辅助 HIV 感染，即使多次接触 HIV 也不发生 AIDS。

二、细胞因子受体共有链

大多数细胞因子受体家庭成员由 2 条或 3 条多肽链构成。其中 1 条（或 2 条）多肽链特异性结合细胞因子，称为细胞因子结合亚单位。另一条多肽链则转导信号，称为信号转导亚单位。结合亚单位构成低亲和力受体，信号转导亚单位一般不能单独与细胞因子结合，但与结合亚单位共同参与高亲和力受体的形成和信号转导。不同细胞因子受体通常可共用信号传导亚单位，称为细胞因子受体共有链（common chain，c）。例如，IL-2、IL-4、IL-7、IL-9、IL-15 和 IL-21 受体中有相同的信号转导亚单位 γ 链（common γ chain，γc），可因具有受体共有链而共享信号转导通路，这部分解释了具有受体共有链的细胞因子为什么会有相似的生物学功能。

三、可溶性细胞因子受体和细胞因子受体拮抗剂

（一）可溶性细胞因子受体

除了模型受体外，大多数细胞因子受体还存在着可溶形式。可溶性细胞因子受体仍可结合细胞因子，与相应的模型受体竞争结合配体而起到抑制细胞因子功能的作用。检测某些可溶性细胞因子的水平有助于某些疾病的诊断及病程发展和转归的监测。

（二）细胞因子受体拮抗剂

一些细胞因子的受体存在天然拮抗剂，如 IL-1 受体拮抗剂（IL-1Ra）是一种由单核/巨噬细胞产生的、与 IL-1 有一定同源性的多肽，可以竞争结合 IL-1 受体，从而抑制 IL-1 的生物学活性。有些病毒可产生细胞因子结合蛋白，抑制细胞因子与相应受体的结合从而干扰机体的免疫功能。人工制备的细胞因子结合物或受体拮抗剂可用于治疗某些因细胞因子过高而引起的相关疾病。

第四节　细胞因子的免疫学功能

一、调控免疫细胞的发育、分化和功能

细胞因子在免疫细胞的发育、分化、免疫应答及其免疫调节中扮演重要的角色。

（一）调控免疫细胞在中枢免疫器官的发育、分化

机体的免疫细胞均来自骨髓多能造血干细胞（HSC）。HSC 在骨髓中发育、分化为不同谱系的免疫细胞是受骨髓基质细胞分泌的多种细胞因子（IL-7、SCF、CXCL12 等）所调控的。骨髓和胸腺（T 细胞发育的场所）微环境中产生的细胞因子对调控造血功能和免疫细胞的增殖和分化起着关键作用。IL-3 和 SCF 等主要作用于多功能造血干细胞以及多种定向祖细胞；GM-SCF 可作用于髓样细胞前体以及多种髓样谱系细胞；G-CSF 主要促进中性粒细胞分化和吞噬功能；M-CSF 促进单核/巨噬细胞的分化和活化；IL-7 是 T 细胞和 B 细胞发育过程中的早期促分化因子；IL-15 促进 NK 细胞的发育、分化；EPO 促进红细胞生成；TPO 和 IL-11 促进巨核细胞分化和血小板生成。

（二）调控免疫细胞在外周免疫器官的发育、分化、活化和功能

IL-4、IL-5、IL-6 和 IL-13 等可促进 B 细胞的活化、增殖，并分化为抗体产生细胞。多种细胞因子调控 B 细胞分泌 Ig 的类型转换，如 IL-4 可诱导 IgG1 和 IgE 的产生；TGF-β 和 IL-5 可诱导 IgA 的产生。IL-2、IL-7、IL-18 等活化 T 细胞并促进其增殖，IL-12 和 IFN-γ 诱导 T 细胞向 Th1 亚群分化，而 IL-4 诱导 T 细胞向 Th2 亚群分化。TGF-β 诱导 T 细胞向调节性 T 细胞（Treg）分化，而 TGF-β 和 IL-6 共同诱导 T 细胞向 Th17 亚群分化，IL-23 促进 Th17 细胞的增殖和功能的维持。IL-2、IL-6 和 IFN-γ 明显促进 CTL 的分化并增强其杀伤功能。IL-15 刺激 NK 细胞增殖，IL-5 刺激嗜酸性粒细胞分化为杀伤蠕虫的效应细胞等。

二、调控机体的免疫应答

多种细胞因子通过激活相应的免疫细胞直接或间接调控固有免疫应答和适应性免疫应答，发挥抗感染、抗肿瘤、诱导凋亡等功能。细胞因子是体内复杂的免疫调节网络的重要组成部分，除对免疫应答具有正向调节外，一些细胞因子（如 TGF-β、IL-10、IL-13 等）在免

疫应答中则发挥重要的负调节效应,例如,IL-10、TGF-β 等通过直接抑制免疫细胞的功能或诱导 Treg 细胞间接发挥免疫抑制作用。

(一)抗感染作用

细胞因子参与抗感染免疫应答的全过程。当病原体感染时,机体的固有免疫应答的适应性免疫应答在细胞因子网络的调控下构成机体重要的抗感染防卫体系,从而有效地清除病原体,保持机体的稳态和平衡。

1. 抗菌免疫

细菌感染时可刺激感染部位的巨噬细胞释放 IL-1、TNF-α、IL-6、IL-8 和 IL-12,引起局部和全身炎症反应,促进对病原体的清除。DC 在摄取抗原后在 IL-1β 和 TNF-α 等作用下逐渐成熟,在趋化因子的作用下到达外周淋巴组织。在抗原提呈过程中,IFN-γ 上调 DC 的 MHC Ⅰ 类和Ⅱ类分子表达,促进 DC 将抗原肽提呈给初始 T 细胞,启动适应性免疫应答。IL-1、IL-2、IL-4、IL-5、IL-6 可分别促进 T、B 细胞增殖、分化为效应细胞和抗体产生细胞。IL-12 激活 NK 细胞,诱导 CD4$^+$ T 细胞分化为 Th1 细胞。IL-8 趋化中性粒细胞和活化的 T 细胞进入感染部位,最终清除病原体感染细胞或病原体。

2. 抗病毒免疫

病毒感染细胞产生 IFN-α 和 IFN-β,IFN-α 和 IFN-β 诱导病毒感染细胞和其邻近的未感染细胞产生抗病毒蛋白酶而发挥抗病毒作用。干扰素 TNF-α 和 LT 可直接杀伤病毒感染细胞。IFN-α、IFN-β 和 IFN-γ 激活 NK 细胞,使其在病毒感染早期有效地杀伤感染细胞。IL-1、TNF-α、IFN-γ 等可激活单核/巨噬细胞,增强其吞噬和杀伤功能。

(二)抗肿瘤作用

多种细胞因子可直接或间接发挥抗肿瘤作用。例如,TNF-α 和 LT 可直接杀伤肿瘤细胞;IFN-γ 和 IL-4 可抑制多种肿瘤细胞生长;IL-2、IL-15、IL-1、IFN-γ 等可诱导 CTL 和 NK 细胞杀伤活性;IFN-γ 可诱导肿瘤细胞表达 MHC Ⅰ 类和Ⅱ类分子,增强机体对肿瘤细胞的免疫应答。

(三)诱导细胞凋亡

在 TNF 家族中,有几种细胞因子可直接杀伤靶细胞或诱导细胞凋亡,如 TNF-α 和 LT 可直接杀伤肿瘤细胞或病毒感染细胞。活化 T 细胞表达的 Fas 配体(FasL)可通过模型或可溶型形式结合靶细胞上的 Fas 受体,诱导其凋亡。

此外,细胞因子还具有刺激造血,促进组织创伤的修复,促进血管的生成等功能。

第五节　食品与细胞因子

细胞因子和其他免疫分子一样,也是"双刃剑",即可参与免疫应答,发挥抗感染、抗肿瘤、诱导凋亡等功能,在一定条件下也可参与多种疾病的发生。随着科学的不断发展,人们已认识到食品不仅能为生命活动提供营养、能量,更重要的是食品可能通过细胞因子网络来调节免疫网络、信息传递网络以及代谢网络,从而调控机体的健康和生命活动。

一、乳酸菌对细胞因子的影响

乳酸菌是一种益生菌,是能够利用可发酵碳水化合物产生大量乳酸的细菌的统称。在健康的机体内,乳酸菌作为优势菌群,保持着数量和功能上的优势作用。其通过自身及代谢产物和其他细菌之间的相互作用,调整菌群之间的关系,维持和保证菌群最佳组合及这种组合的稳定来改善胃肠道功能。

通过对小鼠灌服乳酸菌,用 ELISA 方法检测血清中 IL-2 和 TNF 的水平变化。结果表明,随着乳酸菌的摄入,小鼠体内 IL-2 的含量表现出先升高后下降的变化规律;同时乳酸菌能够刺激 TNF-α 等的大量分泌,产生少量的抗炎因子 IL-10 来平衡炎症应答、维持免疫稳态。因此,口服活菌制剂来提高机体免疫力是一种切实可行的途径。

二、普洱茶对细胞因子的影响

普洱茶是以云南省一定区域内的云南乔木大叶种晒青毛茶为原料,经过后发酵加工而形成的散茶和紧压茶。其茶叶中含有大量对身体有益的维生素、氨基酸、蛋白质、生物碱及碳水化合物等多种营养物质。因此,具有醒脑益思、健齿明目、利尿通便、美容养颜、降脂减肥等保健功能。

普洱茶热水提取物灌食小鼠证明普洱茶能降低炎症因子 TNF-α 和血管内皮生长因子(VEGF)的质量浓度,提高脂联素等抗炎细胞因子水平,调节炎症和抗炎过程的平衡及 IL-1α/IL-1β 的比例。因此,普洱茶可用作潜在的健康饮料,用于预防或治疗许多与营养性肥胖相关的疾病。

三、酸枣仁与细胞因子的关系

酸枣仁作为国家颁布的第一批药食同源食品之一,具有养心补肝、宁心安神、敛汗、生津等功效,主要用于治疗惊悸多梦、体虚多汗、津伤口渴等症。而肠道是人体的重要器官,其含有多种受体并可分泌多种细胞因子,在调节机体的免疫及信息传递中发挥重要的生理作用。给大鼠灌食酸枣仁皂苷 A 发现肠道在受到酸枣仁皂苷 A 刺激后,会在细胞上清液中分泌细胞因子,经循环系统传递到其他脏腑组织,调节相应细胞因子的分泌和表达,对各个脏腑组织作用的强弱关系为:心>脾>脑>肝>肺>胃>肾。

酸枣仁汤含有治疗失眠的有效成分。据分析推测,酸枣仁汤中的黄酮类化合物可能通过调节机体过高的细胞因子水平来改善睡眠质量。

四、虾制品与细胞因子的关系

虾制品是蛋白质过敏原之一。将虾制品制备成低致敏状态喂食豚鼠,提取其血清,对血清中部分细胞因子进行检测,发现 IL-1、IL-2、IL-3、IL-4、IL-6、TNF-α 细胞因子的质量浓度与食物的致敏性强弱呈正相关,IL-10 质量浓度与食物致敏性强弱呈负相关。食物过敏豚鼠血清 IFN-γ/IL-4 与致敏性强弱呈负相关。

五、纳豆菌制剂与细胞因子的关系

纳豆菌制剂可以促进细胞因子的分泌从而加强机体免疫。用抗生素构建小鼠肠道菌群失调模型,用纳豆菌液态发酵添加脱脂奶粉,冻干制成纳豆菌制剂灌胃小鼠,检测血清中细胞因子的分泌量,结果表明纳豆菌制剂调节组可显著增加血清中 IL-2、IL-10、TNF-α、IFN-γ 的分泌量,说明纳豆菌制剂能够调节细胞因子的分泌,从而提高免疫功能。

六、林蛙皮肤表达免疫细胞因子

林蛙是我国的重要可食用、可药用的经济型动物,其皮肤中含有大量的生物活性物质,在抵御病原微生物侵染的免疫防御中发挥着重要作用。通过 ELISA、免疫组织化学染色、免疫印迹、实时定量 PCR 法研究细胞因子的表达,证明细胞因子在林蛙的繁殖期和冬眠前期的皮肤中都有表达,说明细胞因子在东北林蛙皮肤的免疫调节功能中发挥着重要的作用,且冬眠前期的细胞因子表达较繁殖期高,推测这些细胞因子介导的免疫反应可能在冬眠前期增强,目的是在冬眠期间对病菌的感染做出更好的防御。

参考文献

[1]曹雪涛. 医学免疫学[M]. 北京:人民卫生出版社,2013.

[2]兰金初. 日常生活免疫食品[M]. 北京:西苑出版社,2003.

[3]陈绍妃. 营养免疫学[M]. 北京:中国社会出版社,2005.

[4]江汉湖. 食品免疫学导论[M]. 北京:化学工业出版社,2006.

[5]范远景. 食品免疫学[M]. 合肥:合肥工业大学出版社,2007.

[6]胥传来. 食品免疫学[M]. 北京:化学工业出版社,2007.

[7]庞广昌. 食品免疫论[M]. 北京:科学出版社,2008.

[8]宋宏新. 食品免疫学[M]. 北京:中国轻工业出版社,2009.

[9]牛天贵,贺稚菲. 食品免疫学[M]. 北京:中国农业大学出版社,2010.

[10]江汉湖. 食品免疫学导论[M]. 北京:化学工业出版社,2016.

[11]胥传来,王利兵. 食品免疫化学与分析[M]. 北京:科学出版社,2017.

[12]贺稚非,车会莲,霍乃蕊. 食品免疫学[M]. 2 版. 北京:中国农业大学出版社,2018.

[13]甘晓玲. 病原生物与免疫学[M]. 北京:中国医药科技出版社,2019.

[14]曹雪涛. 人体健康与免疫[M]. 北京:人民卫生出版社,2019.

[15]陈成漳. 免疫毒理学[M]. 郑州:郑州大学出版社,2008.

[16]黄栩林,庞广昌. 食品作用于肠黏膜免疫系统可能的信号途径[J]. 食品科学,2008,

29(11):717-722.

[17]斯日古椤,张润平,周瑞峰.乳酸菌的生理功能及其作用机理[J].饲料与畜牧,2012,
　　49(3):49-51.

[18]于晨龙,张七斤,陈光明,等.乳酸菌灌服对小鼠血清细胞因子含量的影响[J].细胞与
　　分子免疫学杂志,2014,30(9):948-950.

[19]缪泽群,缪曼.普洱茶百科[M].广州:中山大学出版社,2019.

[20]冯伟,王雪青,陈沛,等.普洱茶对膳食诱导肥胖大鼠降低体质量及调节细胞因子的作
　　用[J].食品科学,2019,40(11):175-181.

[21]马桂劫.酸枣仁皂苷A引起的肠道和主要脏腑之间的信息交流[D].天津:天津商业
　　大学,2014.

[22]邝梓君,汤顺莉,黄雁,等.酸枣仁汤治疗失眠的有效成分预测与靶点通路分析[J].
　　中华中医药杂志,2018,33(8):3585-3590.

[23]胡志和,王星璇,王丽娟,等.虾制品致敏性诱发豚鼠相关细胞因子及Th1/Th2细胞平
　　衡的变化[J].食品科学,2019,40(9):122-131.

[24]吴高峰,黄占旺,刘宛玲,等.纳豆菌制剂对抗生素介导小鼠的免疫调节作用及细胞因
　　子分泌的影响[J].中国食品学报,2018,18(2):22-29.

[25]席丽琴.东北林蛙皮肤免疫细胞因子表达研究[J].北京:北京林业大学,2018.

[26]庞广昌,陈庆森,胡志和.食品是如何通过细胞因子网络控制人类健康的[J].食品科
　　学,2006,27(6):206-270.

第八章　主要组织相容性复合物

内容提要

主要组织相容性复合物（MHC）是位于染色体上紧密连锁的基因群，其编码的蛋白质主要分为 MHC Ⅰ 类分子和 MHC Ⅱ 类分子，MHC 分子在抗原提呈、免疫细胞活化、免疫应答和免疫调节中起着重要作用。本章主要介绍 MHC 分子的定义以及 MHC 限制性相关理论。

教学目标

1. 掌握 MHC Ⅰ 类分子和 MHC Ⅱ 类分子的免疫学意义。

2. 掌握 MHC 限制性原理。

3. 了解移植排斥。

思考题

1. MHC 限制性的免疫学意义是什么？

2. MHC Ⅰ 类分子和 MHC Ⅱ 类分子的抗原提呈的主要区别是什么？

3. 移植排斥的原因是什么？

第一节　MHC 分子的定义

主要组织相容性复合物（major histocompatibility complex，MHC）是位于染色体上紧密连锁的基因群，其编码的蛋白质主要分为 MHC Ⅰ 类分子和 MHC Ⅱ 类分子，人类的 MHC 被称为 HLA（human leukocyte antigen，HLA），即人白细胞抗原，小鼠的 MHC 则被称为 H-2。HLA 位于人的 6 号染色体短臂上，H-2 位于小鼠的 17 号染色体上。MHC 分子在抗原提呈、免疫细胞活化、免疫应答和免疫调节中起着重要的作用。

人体的免疫系统对各种致病因子有着非常完善的防御机制，能够对"异己成分"进行清除。因此，当受者进行同种异体组织或器官移植时，外来的组织或器官等移植物作为一种"异己成分"被受者免疫系统识别,后者发起针对移植物的攻击、破坏和清除,这一过程为移植排斥反应。在研究移植排斥反应过程中人们发现 MHC 分子是最主要的影响因子。

从脏器移植角度看 MHC,供体(graft)具有的 MHC 和受体(host)所具有的 MHC 一致程度越高移植成功的概率越高。如果供体的 MHC 和受体的 MHC 差异显著的话,受体会将供体的 MHC 分子识别为"异己成分",进而发生免疫排斥反应(图 8-1)。相反,供体的 MHC和受体 MHC 一致的情况下,受体将供体的 MHC 当作自己的 MHC,从而不发生免疫排斥,移植成功的概率就很高。因此,可以说移植能否成功取决于 MHC 分子,需要了解的是,通常在脏器移植过程中,比起使用 MHC 人们更多的是使用 HLA 一词。MHC 和 HLA 实质是一样的,只是习惯上人类的 MHC 称为 HLA。

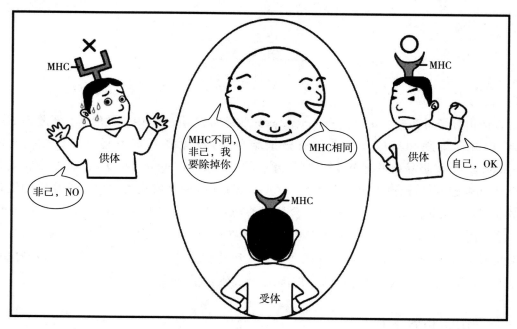

图 8-1　免疫排斥与 MHC

第二节　MHC 分子的分类与结构

根据基因的位置和功能,主要组织相容性复合体分为三类,分别为 MHC Ⅰ、MHC Ⅱ 和 MHC Ⅲ。

MHC Ⅰ 位于所有细胞表面,MHC Ⅱ 一般位于 B 细胞、巨噬细胞等抗原提呈细胞上,MHC Ⅲ 主要编码补体成分、肿瘤坏死因子(TNF)、热休克蛋白 70(HSP 70)和 21 羟化酶基因(CYP21A 和 CYP21B)。

需要注意的是,MHC 既可以描述为基因群也可以描述为抗原分子,需要根据前后文理解其含义。

一、MHC Ⅰ类分子

所有细胞均以 MHC Ⅰ类分子作为标记表明自己属于同一类细胞,如果这一标记不同,该细胞就将作为异物被清除。MHC Ⅰ类分子由 α 链和 β 链组成(图 8-2),其中 α 链决定了 Ⅰ类分子的多样性,是 HLA-A、HLA-B、HLA-C 分子的复合体,编码该分子的基因是 HLA-A、HLA-B 和 HLA-C 三个基因。

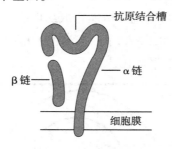

图 8-2　MHC Ⅰ类分子

β 链由分子量为11000 的 β_2-microglobulin 肽链组成,是一种内源性的低分子量血清蛋白质,由淋巴细胞和其他大多数的有核细胞分泌,在免疫应答中起重要作用。血清 β_2-microglobulin 极易通过肾小球滤过膜,滤过的 β_2-microglobulin 99.9% 被近曲小管细胞重吸收和降解,不再返流入血。正常人 β_2-microglobulin 的合成速度和细胞膜释放的量是非常恒定的,从而使 β_2-microglobulin 含量保持稳定水平。如果尿中 β_2-microglobulin 增加,可以推测血液中 β_2-microglobulin 含量增加或在近曲小管细胞没有被吸收。因此,临床上检测血或尿中的 β_2-microglobulin 浓度可为临床肾功能测定,肾移植成活,糖尿病肾病,重金属镉、汞中毒以及某些恶性肿瘤的临床诊断提供较早、可靠和灵敏的指标。

二、MHC Ⅱ类分子

MHC Ⅱ类分子是抗原提呈细胞(APC)具有的特殊标志物,MHC Ⅱ类分子也是由 α 链和 β 链组成(图 8-3),编码该分子的基因是 HLA-D, HLA-D 又分为 HLA-DR、HLA-DQ、HLA-DP 三个亚区。

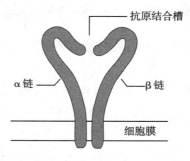

图 8-3　MHC Ⅱ类分子

第三节　MHC 分子的免疫学功能

从上一节的 MHC 分子结构可以发现,Ⅰ类分子和Ⅱ类分子均具有抗原结合槽。其中,Ⅰ类分子的抗原结合槽两端封闭,接纳的抗原肽长度有限,为 8~10 个氨基酸残基;Ⅱ类分子的抗原结合槽两端开放,进入槽内的抗原肽长度变化较大,为 13~17 个氨基酸残基,甚至更长。

一、经典的抗原提呈作用

经典的 MHC Ⅰ类和Ⅱ类分子通过提呈抗原肽而激活 T 淋巴细胞,参与适应性免疫应答(图 8-4),这是 MHC 的主要免疫学功能。由此派生出特异性免疫应答中与这一功能相关的一系列表现。

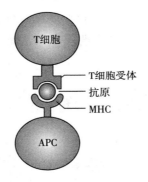

图 8-4　抗原提呈

二、MHC Ⅰ类分子的作用

所有的细胞均具有 MHC Ⅰ类分子,只要细胞处于生活周期就会基于 DNA 来合成蛋白质,在此过程中免疫系统会监视每一个细胞是否正常合成蛋白质。细胞在正常合成蛋白质的情况下,免疫系统会将其视为自己,从而放任细胞继续合成蛋白质,但是因某些特殊情况,细胞可能会非正常合成蛋白质,例如,细胞癌变、病毒感染等。细胞癌变之后会无限增殖,同时也会非正常合成蛋白质;同样,细胞被病毒感染后也会合成病毒基因相关蛋白质。由于癌变和病毒感染细胞均合成了非己的蛋白质,免疫系统的免疫功能被启动,启动顺序如下:

(1)合成的蛋白质被分解为一部分抗原肽;

(2)将分解的抗原肽结合到 MHC Ⅰ类分子抗原结合槽;

(3)MHC Ⅰ类分子与抗原肽结合物表达于细胞表面;

(4)完成抗原提呈作用。

所有的细胞并非随意地合成蛋白质,均经上述流程,通过抗原提呈作用被免疫系统所监视是否在非正常地合成蛋白质。

表达的 MHC 抗原肽是否能够激活免疫细胞需要 T 细胞以其 TCR 对抗原肽和自身 MHC 分子进行双重识别,即 T 细胞只能识别自身 MHC 分子提呈的抗原肽,这种现象称为 MHC 限制性(MHC restriction)。其中,CD4$^+$Th 细胞识别 II 类分子提呈的外源性抗原肽, CD8$^+$CTL 识别 I 类分子提呈的内源性抗原肽。

CD8 阳性识别只有两种情况,一种是识别为“自己”,放任细胞继续合成蛋白质;另一种是识别为“非己”,对问题细胞进行杀伤清除。这一机制对预防癌细胞增殖和病毒感染具有重要意义。

三、MHC II 类分子的作用

具备 MHC II 类分子的细胞种类是有限的,因此将具备 MHC II 类分子的细胞统称为抗原提呈细胞(APC)。MHC I 类分子提呈的抗原肽是自身细胞内制作的蛋白质,而 MHC II 类分子提呈的抗原肽是细胞将外来的物质进行加工后提呈的物质。下面介绍两个典型的 MHC II 类抗原肽提呈细胞。

(一)巨噬细胞(Macrophage)

巨噬细胞具有很强的吞噬异物功能,将异物吞噬之后利用酶将其分解,并将其片段结合到 MHC II 类分子中进行提呈(图 8-5)。

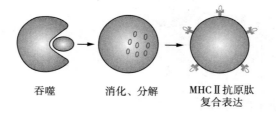

吞噬　　　　消化、分解　　　MHC II 抗原肽
　　　　　　　　　　　　　　　复合表达

图 8-5　MHC II -抗原肽复合物形成过程

(二)B 细胞(B lymphocyte)

B 细胞同巨噬细胞一样,具有对异物进行吞噬的功能,但是与巨噬细胞不同的是 B 细胞对异物的吞噬具有选择性(图 8-6),也就是说,B 细胞是通过 BCR 结合抗原并发生胞吞

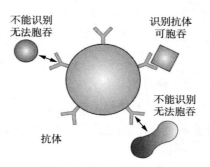

不能识别　　　　　　　　　　　识别抗体
无法胞吞　　　　　　　　　　　可胞吞

　　　　　　　　　　　　　　　不能识别
　　　　　　　　　　　　　　　无法胞吞

抗体

图 8-6　BCR 识别抗原

摄入 BCR-Ag 复合物后在抗原加工区室将抗原降解成肽段,然后抗原肽与进入区室的 MHC Ⅱ 类分子结合,表达于 B 细胞表面并提呈给 CD4⁺T 细胞。B 细胞与其他 APC 相比,有以下特点:①对抗原的识别和结合显示特异性,这保证了 B 细胞激活后最终产生的抗体能与相应的抗原发生特异性结合,其他 APC 摄取外源性抗原并无特异性;②可提呈低剂量抗原,B 细胞用以激活 T 细胞的抗原浓度比巨噬细胞低很多;③再次免疫时起重要作用,因为活化或记忆 B 细胞能表达高亲和力的 BCR,并兼有 MHC Ⅱ 类分子高表达的特点,故有很强的抗原提呈活性。

四、MHC Ⅱ类分子—抗原肽复合物的作用

前面介绍过 MHC Ⅱ 类分子提呈的抗原肽主要是由 CD4⁺T 细胞所识别并判断是否对其进行免疫攻击。在免疫系统中,T 细胞在受到抗原提呈信号之前是不起作用的,只有在抗原提呈细胞提呈的抗原肽被判断为"非己"时才启动各类辅助和杀伤作用。

辅助作用有两种,一种是对 B 细胞抗体分泌的辅助作用,另一种是激活巨噬细胞或杀伤性 T 细胞的作用。

(一)活化 B 细胞的作用

如果 B 细胞提呈的抗原肽被 CD4⁺Th 细胞识别为"非己",Th 细胞将分泌各类细胞因子,B 细胞会在细胞因子的刺激下进行增殖、分化,并开始分泌大量特异性抗体(图 8-7),这些抗体将会特异性结合最初的非己物质,并发挥各类免疫效应。在这一机制体系中凡是被 BCR 结合的异物均被 B 细胞所胞吞,并经加工提呈给 CD4⁺T 细胞来判断是否为异物,如果判断为"非己",将启动辅助作用,刺激 B 细胞的活化与增殖;如果判断为"自身",T 细胞将不起作用,B 细胞也无法增殖分化。

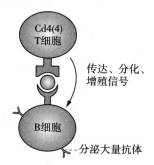

图 8-7　T 细胞辅助 B 细胞活化产生抗体

(二)活化巨噬细胞和杀伤性 T 细胞的作用

巨噬细胞可将摄入的外源性抗原加工处理为具有免疫原性的小分子肽段,并以抗原肽—MHC Ⅱ 类分子复合物的形式表达于细胞表面,供抗原特异性 CD4⁺T 细胞识别,增强适应性免疫应答。巨噬细胞也可将摄入的外源性抗原通过交叉抗原途径,以抗原肽—MHC Ⅰ 类分子复合物的形式表达于细胞表面,供抗原特异性 CD8 阳性 CTL 识别,增强 CTL 的杀

伤效应。

　　人体每天要摄入大量食物,也就是每天都要接触众多的外来抗原,但免疫系统没有对众多的食物产生免疫应答,这里 T 细胞的"判断"作用是重要的免疫机制之一。

五、T 细胞的"判断"作用

　　T 细胞主要是通过识别 MHC 分子—抗原肽复合物来"判断"是"自身"还是"非己"。首先 T 细胞利用 TCR 识别 MHC 和抗原肽,其次需要利用 CD4 或 CD8 来进行识别。这里需要记住的是 MHC Ⅰ类分子对应的是 CD8,MHC Ⅱ类分子对应的是 CD4(图 8-8)。

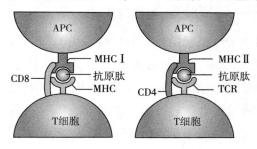

图 8-8　T 细胞的双重识别

参考文献

[1]曹雪涛. 医学免疫学[M]. 北京:人民卫生出版社,2013.

[2]兰金初. 日常生活免疫食品[M]. 北京:西苑出版社,2003.

[3]陈绍妃. 营养免疫学[M]. 北京:中国社会出版社,2005.

[4]江汉湖. 食品免疫学导论[M]. 北京:化学工业出版社,2006.

[5]范远景. 食品免疫学[M]. 合肥:合肥工业大学出版社,2007.

[6]胥传来. 食品免疫学[M]. 北京:化学工业出版社,2007.

[7]庞广昌. 食品免疫论[M]. 北京:科学出版社,2008.

[8]宋宏新. 食品免疫学[M]. 北京:中国轻工业出版社,2009.

[9]牛天贵,贺稚菲. 食品免疫学[M]. 北京:中国农业大学出版社,2010.

[10]江汉湖. 食品免疫学导论[M]. 北京:化学工业出版社,2016.

[11]胥传来,王利兵. 食品免疫化学与分析[M]. 北京:科学出版社,2017.

[12]贺稚非,车会莲,霍乃蕊. 食品免疫学(第二版)[M]. 北京:中国农业大学出版社,2018.

[13]甘晓玲. 病原生物与免疫学[M]. 北京:中国医药科技出版社,2019.

[14]曹雪涛. 人体健康与免疫[M]. 北京:人民卫生出版社,2019.

[15]陈成漳. 免疫毒理学[M]. 郑州:郑州大学出版社,2008.

第九章　免疫应答

内容提要

免疫应答(immune response,IR)是指机体受抗原刺激后,免疫细胞对抗原分子识别、活化、增殖和分化,产生免疫物质发生特异性免疫效应的过程。这个过程是免疫系统各部分生理功能的综合体现,包括了抗原识别阶段、淋巴细胞活化阶段和抗原破坏或清除阶段。本章主要内容分为三个部分,包括固有免疫应答、获得性免疫应答以及固有免疫应答和获得性免疫应答的关系。

教学目标

1.掌握固有免疫应答和获得性免疫应答的免疫学意义。

2.掌握固有免疫应答和获得性免疫应答机制。

3.掌握固有免疫应答和获得性免疫应答的相互关系。

思考题

1.固有免疫应答和获得性免疫应答有何不同?

2.固有免疫应答和获得性免疫应答有何关系?

第一节　固有免疫应答

一、固有免疫的定义

固有免疫(innate immunity),也称天然免疫(natural immunity)、非特异性免疫(nonspecific immunity),是指机体在种系发生和进化过程中逐渐形成的一种天然免疫防御功能,构成机体抵御病原生物入侵的第一道防线。此免疫在个体出生时就具备,对外来病原体迅速应答,产生非特异性抗感染作用,同时在特异性免疫应答中也起作用。

固有免疫应答的物质基础是固有免疫系统,是生物体在长期种系进化过程中逐渐形成的天然免疫体系,固有免疫系统包括组织屏障(皮肤和黏膜系统、血脑屏障、血胎屏障等)、固有免疫细胞(吞噬细胞、杀伤细胞、树突状细胞等),固有免疫分子(补体、细胞因子、酶类物质)等。

二、固有免疫应答

固有免疫应答主要包括保护作用、识别阶段和清除杀伤阶段。

(一)保护作用

机体首先是通过组织屏障来进行防御的,组织屏障包括皮肤黏膜屏障、血脑屏障和血胎屏障。皮肤黏膜及其附属成分所组成的物理、化学和微生物屏障是机体阻挡和抵御外来病原体入侵的第一道防线。由致密上皮细胞组成的皮肤和黏膜组织具有机械屏障作用,可有效阻挡病原体侵入体内。呼吸道黏膜上皮细胞纤毛定向摆动可清除黏膜表面的病原体。皮肤和黏膜分泌物中含多种杀菌、抑菌物质(如皮脂腺分泌物中的不饱和脂肪酸,汗液中的乳酸,胃液中的胃酸,多种分泌物中的溶菌酶、抗菌肽和乳铁蛋白等),可抗御病原体感染。寄居在皮肤和黏膜表面的正常菌群,可通过竞争结合上皮细胞、竞争吸收营养物质和分泌杀菌、抑菌物质等方式抗御病原体的感染。血脑屏障由软脑膜、脉络丛毛细血管壁和毛细血管壁外覆盖的星形胶质细胞组成。其结构致密,能阻挡血液中病原体和其他大分子物质进入脑组织及脑室。血胎屏障不妨碍母子间营养物质交换,但可防止母体内病原体和有害物质进入胎儿体内。

(二)识别阶段

单核/巨噬细胞、中性粒细胞、DC 细胞、NK 细胞、NKT 细胞、γδT 细胞、B1 细胞、肥大细胞、嗜碱性粒细胞和嗜酸性粒细胞等固有免疫细胞不表达特异性抗原识别受体,固有免疫细胞是通过自身模式识别受体(pattern recognition receptor,PRR)对病原体相关模式分子(pathogen-associated molecular patterns,PAMP)进行识别结合并发挥免疫应答作用(图9-1)。PAMP 是指某些病原体或其产物所共有的高度保守,可被模式识别受体 PRR 识别并结合的特定分子。这一机制使众多的真菌、细菌和病毒被免疫细胞高效识别。

1. Toll 样受体(Toll-like receptor,TLR)和 C 型凝集素受体(C-type Lectins receptor)

TLR 家族包括 11 个成员,每个成员各有分工识别细菌和病毒,包括脂多糖、脂蛋白、鞭毛蛋白等,其中必须要记住的是 TLR 识别脂多糖(lipopolysaccharide,LPS)(图9-1),脂多糖是革兰氏阴性细菌细胞壁外壁的组成成分,是由脂质和多糖构成的物质。

C 型凝集素是一类可以和糖类结合的蛋白质。C 型凝集素是一类含有钙离子(Ca^{2+})依赖糖识别域(carbohydraterecognition domain,CRD)的蛋白超家族,C 型凝集素能作为模式识别蛋白识别并结合真菌、细菌等微生物(图9-1),能凝集微生物并抑制微生物的生长,还能作为调理素促进血液淋巴细胞对微生物的吞噬作用,是固有免疫系统中重要的 PRR。

2. NOD 样受体(NOD like receptor,NLR)和 RIG-1 样受体(RIG-1-like receptor,RLR)

NLR 属于胞内模式识别受体(图9-2),由三个部分组成,N 端的效应域用于结合下游

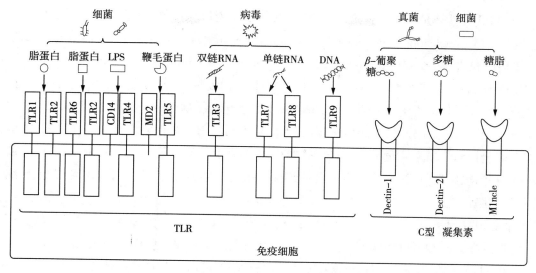

图 9-1　识别病原体细胞表面受体

的效应分子,中间的寡聚域介导自身的寡聚反应,而 C 端富含亮氨酸的重复序列(LRR)则能够识别配体。目前确定的哺乳动物的 NLR 有 23 种,根据效应域的不同进行分类,N 端为胱冬酶募集域(caspase recruitment domain,CARD)的属于 NOD 蛋白;N 端为 Pyrin 域的属于 NALP(nachtodomain,leukin-rich repeat and pyrin domain-containing protein);效应域为杆状病毒细胞凋亡抑制蛋白(baculovirus-inhibitor-of-apoptosisrepeats,BIR)的属于 NAIP。其中研究最多的是 NOD1 和 NOD2 蛋白。NOD1 蛋白的配体是 γ-D-谷氨酸-meso-二氨基庚二酸(γ-D-glu-meso-DAP),NOD2 的配体是胞壁酸二肽(MurNAc-L-A la-D-isoG ln,MDP)。与配体结合后,蛋白与下游的受体作用蛋白 2(receptor interacting protein 2,RIP2)相互作用磷酸化,从而激活转录因子,介导炎症介质的表达(图 9-2)。NOD 蛋白还能够作用于胱冬酶,介导细胞凋亡或相应细胞因子的表达。

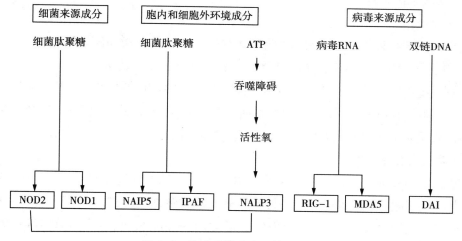

图 9-2　胞内受体及病原体的识别

NALP3 炎性体是一类分子量约为 70 万的大分子蛋白复合体,由核苷酸结合寡聚化结构域样受体(nucleotide-binding oligomerization domain-like receptors,NLRs)家族成员 NALP3、衔接蛋白 ASC(apoptosis-associated speck-like protein containing a CARD)和 CARDINAL,以及效应蛋白 caspase-1 组成,在细胞质内发挥外源性微生物或内源性危险信号感受器的作用,是活化胱冬酶-1(caspase-1)的分子平台,调控 IL-1β、IL-18、IL-33 等促炎细胞因子的成熟和分泌,在天然免疫、获得性免疫反应中发挥重要作用。研究表明,激活 NALP3 炎性体的内源性危险信号包括 ATP、尿酸晶体、活性氧(reactive oxygen species,ROS)、β-淀粉样蛋白、细胞外基质成分和溶酶体酶等。粒细胞、单核细胞、树突细胞、B 细胞和 T 细胞都能产生 NALP3,但它主要分布于口咽、食管、宫颈阴道黏膜的非角质化上皮、成骨细胞,膀胱和输尿管的上皮细胞也能表达 NALP3。NALP3 炎性体在 2 型糖尿病、痛风、阿尔兹海默病和肾脏疾病等非感染性炎症疾病中的作用和意义日益受到关注。

RIG-I 样受体(RLR),即视黄酸(维甲酸)诱导基因蛋白 I(RIG-I),是细胞内识别病毒异常 mRNA(通常是含有 5'-三磷酸盐的单链 RNA)的一种受体。RIG-I 的 C 端是解旋域,可以结合人工合成的双链 RNA 和病毒双链 RNA,并以 ATP 酶依赖的方式解开双链 RNA;N 端是 2 个串联的胱冬酶募集结构域(CARD)。

视黄酸诱导基因 1(retinoicacid inducible gene-1,RIG-1)产物和黑色素瘤分化相关分子(MDA-5)是胞质溶胶中识别病毒双链 RNA(dsRNA)的感知元件(sensor),也是 RIG-1 相关受体(RIG-1-likereceptor,RLR)家族中的主要成员。RLR 和 NLR 结构上的相似之处是都带有效应结构域 CARD。

RLR 可表达于各种病毒感染的细胞,而且直接识别和感知进入胞质的病毒成分(图 9-2),在抗病毒方面具有重要意义。现已确认 RIG-1 参与识别下列 RNA 病毒:新城疫病毒(NDV)、水疱性口炎病毒(VSV)和仙台病毒(SV),以及副黏液病毒(PV)、流感病毒(IV)和日本脑炎病毒(JEV)。

(三)清除杀伤阶段

1. 补体激活

在感染的早期,某些病原体或其产物所共有的高度保守的 PAMP 可被模式识别受体识别结合。由于 PAMP 种类有限,在病原微生物中广泛分布而不表达于正常组织细胞表面。因此,固有免疫细胞可通过 PRR 对 PAMP 的识别,区别"自身"与"非己",并对病原体及其产物发生识别结合病原微生物表面的甘露糖残基或磷酰胆碱,并通过 MBL 途径和旁路途径激活补体,最终形成攻膜复合物来对靶细胞发挥裂解效应。

2. 巨噬细胞的吞噬作用

吞噬细胞(phagocyte)包括血液中的单核细胞、中性粒细胞和组织器官中的巨噬细胞。其中巨噬细胞(macrophage,Mφ)是最为活跃的吞噬细胞,巨噬细胞胞质内富含溶酶体颗粒及其相关的酶类物质,具有很强的变形运动和吞噬杀伤、清除病原体等抗原性异物的能力。

巨噬细胞表面具有多种模式识别受体、调理性受体和细胞因子受体。模式识别受体主要包括甘露糖受体、清道夫受体、Toll 样受体等,它们可介导巨噬细胞对病原体的吞噬作用。调理性受体能够结合补体黏附的病原体,发挥吞噬作用。在细胞因子受体的作用下,大量游走的巨噬细胞被吸引募集到感染或炎症部位并被活化,使其吞噬杀菌和分泌功能显著增强,有效发挥抗感染免疫作用。

巨噬细胞通过生成超氧阴离子、游离羟基、过氧化氢、一氧化氮和单态氧等活性物质发挥杀菌作用。另外,巨噬细胞内含有对病原体具有裂解作用的溶酶体、水解酶等,在胞内酸性环境条件下对病原微生物产生杀菌作用。

巨噬细胞在被病原微生物的 LPS 或相关细胞因子激活后,可有效杀伤胞内寄生菌和某些肿瘤细胞。

3. 自然杀伤细胞的杀伤作用

自然杀伤(natural killer,NK)细胞来源于骨髓淋巴样干细胞,其分化、发育依赖于骨髓微环境,主要分布于骨髓、外周血、肝脏、脾脏、肺脏和淋巴结。

NK 细胞不表达特异性抗原识别受体,而是通过表面活化性受体和抑制性受体对"自身"与"非己"进行识别,并直接杀伤某些肿瘤和病毒感染的靶细胞(图 9-3)。NK 细胞表达多种与其趋化和活化相关的细胞因子受体,可被招募到肿瘤和病毒感染部位,在 IFN-γ 和 IL-12 等细胞因子作用下活化,使其抗肿瘤、抗病毒作用显著增强。活化 NK 细胞还可通过分泌 IFN-γ 和 TNF-α 等细胞因子发挥免疫调节作用。

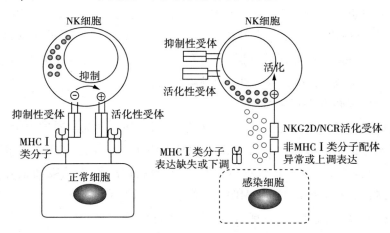

图 9-3　NK 细胞对正常组织细胞和肿瘤/病毒感染靶细胞的识别及其作用示意图

NK 细胞的杀伤作用是通过活化受体和抑制受体两类功能截然相反的受体来调节的。NK 细胞的表面杀伤活化受体与靶细胞表面相应配体结合后,可激发 NK 细胞产生杀伤作用。杀伤抑制受体与靶细胞表面相应配体结合后,可抑制 NK 细胞产生杀伤作用。

活化受体和抑制受体共表达于 NK 细胞表面,二者均可识别结合正常表达于自身组织细胞表面的经典/非经典 MHC Ⅰ类分子。当自身组织细胞正常表达时,NK 细胞表面杀伤抑制受体的作用占主导地位,可抑制各种杀伤活化受体的作用,因此,NK 细胞不能杀伤自身正常组织细胞。但在发生病毒感染或细胞癌变时,病毒感染细胞和肿瘤细胞表面 MHC Ⅰ类分子表达异常,使抑制受体不能识别而丧失功能。与此同时,NK 细胞通过表面杀伤活化受体识别靶细胞表面异常表达的非 MHC Ⅰ类分子而被活化,并通过释放穿孔素、颗粒酶、TNF-α 和表达 FasL 等作用方式杀伤病毒感染细胞和肿瘤细胞等靶细胞。

第二节　获得性免疫应答

在机体接受某种抗原刺激后,获得性免疫应答是通过特异性识别受体识别"自身"和"非己",并对非己抗原性异物产生免疫应答,而且只能产生对该种抗原的特异性免疫应答,相应的免疫应答产物(抗体和效应 T 细胞)只能对该种抗原和表达此种抗原的靶细胞产生作用,而不能对其他抗原产生反应,因此也称其为特异性免疫应答、适应性免疫应答等。

根据参与免疫应答细胞种类及其机制的不同,可将获得性免疫应答分为 B 细胞介导的体液免疫应答和 T 细胞介导的细胞免疫应答两种类型。获得性免疫应答过程大体可分为抗原识别阶段、增殖分化阶段和效应阶段。

一、细胞免疫应答

细胞免疫应答也叫 T 细胞介导的免疫应答,当 T 细胞通过其 TCR 与 APC 提呈的抗原肽—MHC 分子复合物特异结合后,在其他辅助因素作用下,最终发挥对抗原的清除和杀伤作用。细胞免疫应答是一个连续的过程,分为三个阶段:T 细胞特异性免疫识别抗原阶段,T 细胞的活化、增殖和分化阶段,效应性 T 细胞的产生及效应阶段。

(一)T 细胞特异性免疫识别抗原

外源性抗原和内源性抗原的提呈过程及机制不同。外源性抗原通过 MHC Ⅱ类分子抗原提呈途径将抗原提呈给特异性 CD4$^+$T 细胞识别。CD4$^+$T 细胞通过产生细胞因子发挥不同的功能,调节细胞免疫应答和体液免疫应答。内源性抗原(病毒感染细胞合成的病毒蛋白或肿瘤细胞表达的肿瘤抗原)通过 MHC Ⅰ类分子抗原提呈给特异性 CTL 识别。CTL 活化、增殖和分化为效应细胞后,针对靶细胞发挥细胞毒作用。

抗原提呈细胞 APC 与定居于胸腺依赖区的初始 T 细胞相遇,两者通过表面的黏附分子发生短暂的可逆结合(图 9-4)。未能特异性结合识别相应抗原肽的 T 细胞与 APC 分离,仍定居于胸腺依赖区或进入淋巴细胞再循环。能特异性识别 MHC Ⅱ 的 T 细胞则进入特异性结合阶段。当 TCR 特异性识别相应的 MHC Ⅱ 后,T 细胞与 APC 结合,并致 LFA-1 构象改变,增强与 ICAM-1 的亲和力,从而稳定并延长 T 细胞与 APC 结合的时间。此时,T 细胞与 APC 的结合面形成一种称为免疫突触(immunological synapse)的特殊结构。免疫突触不仅进一步增强 T 细胞与 APC 的结合,还引发胞膜相关分子的一系列重要变化,促进

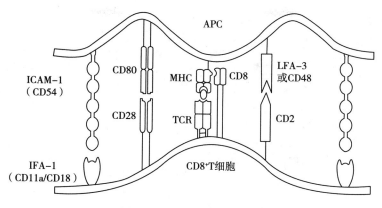

图 9-4　T 细胞的抗原识别

T 细胞信号转导分子的相互作用、信号通路的激活及细胞骨架系统和细胞器的结构及功能变化,从而引起 T 细胞的激活和效应作用的发挥。

　　T 细胞表面 CD4 和 CD8 是 TCR 的共受体,在 T 细胞与 APC 特异性结合后,CD4 和 CD8 可分别结合 APC 或靶细胞表面的 MHC Ⅱ类分子或 MHC Ⅰ类分子,增强 TCR 与 pMHC 结合的亲和力和 TCR 的信号转导。

　　免疫突触中多对共刺激分子的相互作用,有助于维持和加强 T 细胞与 APC 的直接接触,并为 T 细胞激活和进一步活化提供共刺激信号,在细胞免疫应答的启动中起着极其重要的作用。

(二)T 细胞的活化、增殖和分化

　　T 细胞的完全活化有赖于双信号和细胞因子的作用。第一信号是抗原刺激信号,第二信号是共刺激信号。

　　1. 抗原刺激信号

　　APC 将 pMHC Ⅱ提呈给 T 细胞,TCR 特异性识别结合 MHC 分子槽中的抗原,导致 CD3 与共受体(CD4 或 CD8)的胞质段相互作用,激活与胞质段尾部相连的蛋白酪氨酸激酶,使 CD3 胞质区 ITAM 中的酪氨酸磷酸化,启动活化的信号转导分子级联反应,最终通过激活转录因子,引起多种膜分子和细胞活化相关基因的激活和转录,使 T 细胞初步活化。

　　2. 共刺激信号

　　T 细胞与 APC 表面多对共刺激分子(如 CD28、CTLA-4 和 CD80、CD86,PD-1 和 PD-L1 和 PD-L2,ICOS 和 ICOSL,CD40L 和 CD40 等)相互作用产生 T 细胞活化的第二信号(共刺激信号),导致 T 细胞完全活化。

　　活化 T 细胞中一系列信号诱导细胞表达多种细胞因子和细胞因子受体,活化的 APC 也产生细胞因子,促进 T 细胞增殖和分化。如缺乏共刺激信号,第一信号非但不能有效激活特异性 T 细胞,反而导致 T 细胞失能(图 9-5)。

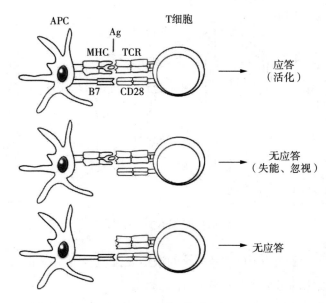

图 9-5 共刺激信号

T 细胞完全活化后,还有赖于多种细胞因子(IL-1、IL-2、IL-4、IL-6、IL-10、IL-12、IL-15 和 IFN-γ 等)的作用才能使 T 细胞进一步增殖和分化。其中 IL-2 对 T 细胞增殖至关重要,其他细胞因子参与 T 细胞的分化。如果缺乏细胞因子,活化 T 细胞不能增殖和分化,会导致 T 细胞活化后凋亡。

(三)效应 T 细胞的产生

在双信号和细胞因子作用下,活化 T 细胞发生增殖,在不同细胞因子的作用下最终分化成为辅助 T 细胞(Th)和细胞毒性淋巴细胞(CTL)。

1. 辅助 T 细胞(Th)

Th 分为 Th1 和 Th2 细胞。Th1 主要有两种效应:一是辅助 CTL 的分化;二是通过释放的细胞因子募集和活化单核/巨噬细胞和淋巴细胞,诱导细胞免疫反应。Th2 的效应主要有两个方面:一是辅助体液免疫应答,协助和促进 B 细胞的增殖和分化为浆细胞,产生抗体;二是 Th2 分泌的细胞因子可激活肥大细胞、嗜碱性粒细胞和嗜酸性粒细胞,参与超敏反应的发生和抗寄生虫感染。

2. 细胞毒性淋巴细胞(CTL)

CTL 高效、特异性地杀伤胞内病原体(病毒和某些胞内寄生菌)感染细胞、肿瘤细胞等靶细胞而不损害正常细胞。CTL 的效应过程包括识别与结合靶细胞、胞内细胞器重新定向、颗粒胞吐和靶细胞崩解。CTL 也能产生细胞因子调节免疫应答。

CTL 主要通过下列两条途径杀伤靶细胞。

(1)穿孔素/颗粒酶途径:穿孔素(perforin)和颗粒酶(granzyme)均贮存于胞质颗粒中。穿孔素结构类似补体 C9,单体可插入靶细胞膜,在钙离子存在的情况下,多个穿孔素聚合成内径约为 16 nm 的孔道,使颗粒酶等细胞毒蛋白迅速进入细胞。颗粒酶是一类丝氨酸蛋白酶,进入靶细胞后通过激活凋亡相关的酶系统而诱导靶细胞凋亡。

(2)死亡受体途径:效应 CTL 可表达模型 FasL 以及可溶型 FasL(sFasL),或分泌 TNF-α。这些效应分子可分别与靶细胞表面的 Fas 和 TNF 受体结合,通过激活胞内胱天蛋白酶(caspase)参与的信号转导途径,诱导靶细胞凋亡。

二、体液免疫应答

抗原进入机体后诱导相应的抗原特异性 B 细胞的活化、增殖并最终分化为浆细胞,产生特异性抗体进入体液,发挥免疫效应。由于抗体存在于体液,故此过程也称体液免疫应答(humoral-immune response)。

(一)B 细胞的活化

与 T 细胞相似,B 细胞活化也需要双信号:特异性抗原提供第一信号启动 B 细胞活化,而共刺激分子提供的第二信号使 B 细胞完全活化。

B 细胞活化的第一信号又称抗原刺激信号,BCR 与抗原特异性结合后即启动 B 细胞活化的第一信号。但由于 BCR 重链胞质区短,自身不能传递信号,故需经 BCR 复合物中的 CD79a/b 将信号转入 B 细胞内。活化信号最终激活 NFKB 和 NFAT 等转录因子,启动与 B 细胞增殖、活化相关基因的表达。

B 细胞活化的第二信号又称共刺激信号,由 Th 细胞与 B 细胞表面多对共刺激分子相互作用产生,其中最重要的是 CD40/CD40L。CD40 组成性表达在 B 细胞、单核细胞和 DC 表面;CD40L 则表达在活化的 Th 细胞表面。CD40L 与 CD40 相互作用,向 B 细胞传递活化的第二信号。如果只有第一信号没有第二信号,B 细胞不仅不能活化,反而会进入失能的耐受状态。

(二)B 细胞的增殖与分化

双信号刺激而完全活化的 B 细胞具备了增殖和继续分化的能力。在 Th 细胞产生的细胞因子的辅助下,活化 B 细胞增殖形成生发中心,并经历体细胞高频突变、Ig 亲和力成熟和类别转换,分化为浆细胞或记忆 B 细胞,发挥体液免疫功能。

1. B 细胞分化的抗原依赖期

B 细胞经抗原的刺激和 Th 的辅助后完全活化,进而在活化的 Th 细胞产生的细胞因子作用下增殖、分化为浆细胞或记忆 B 细胞。在此过程中,细胞因子在诱导 B 细胞增殖、分化中发挥重要作用。

2. B 细胞增殖生成生发中心

血液循环中的 B 细胞穿过高内皮微静脉(HEV)进入外周免疫器官。在 T、B 细胞交界区,已识别抗原的 B 细胞与同一抗原激活的 Th 细胞相遇,并在 Th 细胞的辅助下活化后进入淋巴小结进一步分裂、增殖,形成生发中心(germinal center)暗区。

生发中心是 B 细胞对抗原应答的重要场所。生发中心在抗原刺激后 1 周左右形成,这些 B 细胞被称为中心母细胞(centroblast),其特点为分裂能力极强,但不表达 mIg。中心母细胞分裂增殖产生的子代细胞称为中心细胞(centrocyte),其分裂速度减慢或停止且体积较小,表达 mIg。中心细胞经过阳性选择完成亲和力成熟过程,只有表达高亲和力 mIg 的 B 细胞才能继续分化发育,其余大多数中心细胞则发生凋亡。B 细胞最终分化成浆细胞产生抗体,或分化成记忆 B 细胞。

在初次应答时,大量抗原可激活表达不同亲和力 BCR 的 B 细胞克隆,而这些 B 细胞克隆大多产生低亲和力抗体。当大量抗原被清除,或再次免疫应答仅有少量抗原出现时,表达高亲和力 BCR 的 B 细胞克隆会优先结合抗原并得到扩增,最终产生高亲和力抗体,此即为抗体亲和力成熟(affinity maturation)。

B 细胞 Ig 的类别转换在抗原诱导下发生,Th 细胞分泌的细胞因子直接调节 Ig 转换的类别。如 Th2 细胞分泌的 IL-4 诱导 Ig 的类别转换成 IgG1 和 IgE,TGF-β 诱导转换成 IgG2b 和 IgA;Th1 细胞分泌 IFN-γ 诱导转换成 IgG2a 和 IgG3。Ig 的类别转换是机体产生不同类别抗体并发挥不同功能的基础。

(三)浆细胞的形成

浆细胞又称抗体形成细胞(antibody forming cell,AFC),其特点是能分泌大量特异性抗体。浆细胞是 B 细胞分化的终末细胞。此外,浆细胞不再表达 BCR 和 MHC Ⅱ类分子,故不能与抗原起反应,也失去了与 Th 相互作用的能力。生发中心产生的浆细胞大部分迁入骨髓,并在较长时间内持续产生抗体。

(四)记忆 B 细胞的产生

生发中心中存活下来的 B 细胞,除分化成浆细胞外还有部分分化为记忆 B 细胞(memory B cell,Bm),而大部分 Bm 离开生发中心进入血液参与再循环。Bm 不产生 Ig,但再次与同一抗原相遇时可迅速活化,产生大量抗原特异性 Ig。

(五)体液免疫应答产生抗体的一般规律

抗原进入机体后诱导 B 细胞活化并产生特异性抗体,在初次应答中,B 细胞产生的抗体数量少、亲和力低,此期称为潜伏期(lag phase),可持续数小时至数周,时间长短取决于抗原的性质、抗原进入机体的途径、所用佐剂类型及宿主的状态等。之后经过对数期(log phase)、平台期(plateau phase)、下降期(decline phase)等阶段。对数期血清抗体量呈指数增长,抗原剂量及抗原性质是决定抗体量增长速度的重要因素;平台期血清中抗体浓度基本维持在一个相对稳定的较高水平,到达平台期所需的时间和平台的高度及其维持时间,依抗原不同而异,有的平台期只有数天,有的可长至数周;下降期由于抗体被降解或与抗原结合而被清除,血清中抗体浓度慢慢下降,此期可持续几天至几周。

同一种抗原再次侵入时,由于初次应答后免疫记忆细胞的存在,机体可迅速产生高效、特异的再次应答。与初次应答相比,再次应答时抗体的产生过程有如下特征:潜伏期短,约为初次应答潜伏期的一半;血清抗体浓度增加快;快速到达平台期;平台高(有时可比初次应答高 10 倍以上);抗体维持时间长;诱发再次应答所需抗原剂量小。再次应答主要产生高亲和力的抗体 IgG,而初次应答中主要产生低亲和力的 IgM。

初次免疫应答潜伏期长,以 IgM 为主,抗体维持时间短;再次免疫应答潜伏期短,以 IgG 为主,抗体维持时间较长。

再次应答的强弱主要取决于两次抗原刺激的间隔长短,间隔短则应答弱,因为初次应答后存留的抗体可与再次刺激的抗原结合,形成抗原—抗体复合物而被迅速清除;间隔太长则反应也弱,这是因为记忆细胞只有一定的寿命。再次应答的效应可持续存在数月至数年,故在很多情况下机体一旦被病原体感染,可在相当长时间内具有防御该病原体的免疫力。

(六)B 细胞介导的体液免疫应答的效应

B 细胞应答的主要效应分子为特异性抗体,它可通过中和作用、补体激活、调理作用、ADCC 和阻止局部抗原侵入黏膜等多种机制发挥免疫效应,以清除非己抗原。但在一定条件下,抗体也能引起超敏反应、自身免疫病,促肿瘤生长等免疫病理反应。

除产生抗体外,活化的 B 细胞还可以产生多种细胞因子,参与调节包括 B 细胞自身在内的多种免疫细胞的功能。

第三节　固有免疫应答和适应性免疫应答的关系

固有免疫应答参与适应性免疫应答的全过程,并能影响适应性免疫应答的类型。生理条件下,固有免疫应答与适应性免疫应答相互依存、密切配合,共同完成宿主免疫防御、免疫监视和免疫自稳功能,产生对机体有益的免疫保护作用。

(一)启动适应性免疫应答

DC 是体内诱导初始 T 细胞活化能力最强的抗原提呈细胞,是机体适应性免疫应答的启动者。与 DC 不同,巨噬细胞和 B 细胞只能向抗原作用过的 T 细胞或记忆 T 细胞提呈抗原,使之活化启动或增强适应性免疫应答。

(二)调节适应性免疫应答的类型和强度

固有免疫细胞可通过对不同病原体的识别,产生不同种类的细胞因子,影响初始 T 细胞的分化和适应性免疫应答的类型。例如,胞内病原体或肿瘤诱导 DC 合成分泌以 IL-12 为主的细胞因子,使初始 T 细胞分化为 Th1 细胞或 CTL,引起特异性细胞免疫应答;在蛋白质抗原或某些病原体感染时,DC 与 T 细胞相互作用可产生以 IL-4 为主的细胞因子,诱导初始 T 细胞分化为 Th2 细胞,参与特异性体液免疫应答;活化的 NK 细胞产生的 IFN-γ 可促进 APC 表达 MHC 分子和抗原提呈,使机体适应性免疫应答能力增强。

(三)协助效应 T 细胞进入感染或肿瘤发生部位

T 细胞在外周免疫器官分化为效应 T 细胞后,表面黏附分子和趋化性受体发生改变,为其离开外周免疫器官和进入感染/肿瘤发生部位提供了必要条件。在感染/肿瘤发生部位固有免疫细胞和补体活化产生的趋化因子、促炎细胞因子或其他类型介质,可使局部血管内皮细胞活化表达多种黏附分子和趋化因子,从而介导表达相应黏附分子。

(四)协同效应 T 细胞和抗体发挥免疫效应

在胞内病原体感染时,效应 T 细胞与巨噬细胞相互作用。可产生以 IFN-γ 等为主的细胞因子和表达 CD40L;同时诱导巨噬细胞表达 IFN-γ 和高表达 CD40 分子,进而使之与 IFN-γ 和 CD40L 结合而被活化,使其吞噬杀伤能力显著增强,导致胞内病原体被彻底清除。抗体本身没有杀菌和清除病原体的作用,只有在吞噬细胞、NK 细胞和补体等固有免疫细胞和分子参与下通过调理吞噬、ADCC 和补体激活介导的溶菌效应等,才能有效杀伤和(或)清除病原体等抗原性异物。

参考文献

[1]曹雪涛. 医学免疫学[M]. 北京:人民卫生出版社,2013.

[2]兰金初. 日常生活免疫食品[M]. 北京:西苑出版社,2003.

[3]陈绍妃. 营养免疫学[M]. 北京:中国社会出版社,2005.

[4]江汉湖. 食品免疫学导论[M]. 北京:化学工业出版社,2006.

[5]范远景. 食品免疫学[M]. 合肥:合肥工业大学出版社,2007.

[6]胥传来. 食品免疫学[M]. 北京:化学工业出版社,2007.

[7]庞广昌. 食品免疫论[M]. 北京:科学出版社,2008.

[8]宋宏新. 食品免疫学[M]. 北京:中国轻工业出版社,2009.

[9]牛天贵,贺稚非. 食品免疫学[M]. 北京:中国农业大学出版社,2010.

[10]江汉湖. 食品免疫学导论[M]. 北京:化学工业出版社,2016.

[11]胥传来,王利兵. 食品免疫化学与分析[M]. 北京:科学出版社,2017.

[12]贺稚非,车会莲,霍乃蕊. 食品免疫学(第二版)[M]. 北京:中国农业大学出版社,2018.

[13]甘晓玲. 病原生物与免疫学[M]. 北京:中国医药科技出版社,2019.

[14]曹雪涛. 人体健康与免疫[M]. 北京:人民卫生出版社,2019.

[15]陈成漳. 免疫毒理学[M]. 郑州:郑州大学出版社,2008.

第十章　免疫分析法

内容提要

　　免疫分析法是利用抗原抗体的特异性反应原理对抗原或抗体进行检测分析的方法。本章主要介绍凝集反应、沉淀反应、胶体金标记、酶标记、免疫亲和柱和核酸适配体等方法。

教学目标

　　1.掌握免疫分析的基本原理。

　　2.掌握常用免疫分析法。

　　3.了解免疫分析法的应用。

思考题

　　1.凝集反应的原理是什么？

　　2.抗体进行标记的基础是什么？

　　3.什么是 ELISA？

　　4.免疫亲和柱的制作原理及应用前景是什么？

第一节　血清学反应

　　血清学反应主要是指在体外进行的抗原抗体免疫识别反应。这类反应依据的原理是抗原和抗体之间的特异性识别与结合(图 10-1)。由于各类抗体主要存在于血清中,所以在血清学反应中一般采用含有抗体的血清作为实验材料。血清学检测作为常用的分析检测方法,具有效率高、专一性强、灵敏度高、适用性广等方法学优点,并且可用于批量化样品检测。但由于检测过程中该方法易受人员操作和检测环境影响,实际操作过程中要特别注意假阳性或假阴性反应,以免影响检测的准确度。

　　血清学反应的特点如下:

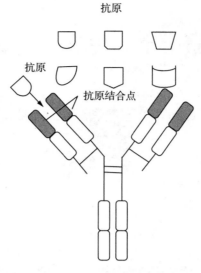

抗原

抗原

抗原结合点

图 10-1　抗原抗体结合

（1）抗原抗体识别具有特异性，只有当不同抗原含有相同或相似的抗原决定簇时，才会出现一定的交叉反应。

（2）抗原抗体结合具有可逆性，抗原抗体结合发生在分子表面的局部区域，这种结合方式在通常情况下比较稳定，但在一定条件下能发生可逆反应。例如，毒素和抗毒素在结合后仍可被分离成两个完整的个体，并不影响毒素的毒性。

（3）抗原抗体反应需遵循一定的量比关系，仅在两者的结合达到合适的量比后，才能出现可见反应。

（4）血清学反应大致可分为两个阶段，但两者之间的划定并没有具体的时间界定。第一阶段为抗原抗体特异性结合阶段，结合速度较快，不出现肉眼可见现象；第二阶段为抗原抗体反应的可见阶段，一般表现为发生凝集、沉淀、补体结合反应等，此阶段反应速度慢，需要较长时间，溶液离子浓度、反应温度、环境湿度等因素都直接影响血清学反应的结果。

根据血清学反应特定，影响因素可归纳为：

（1）抗体：不同来源的抗体，会使反应结果产生差异；另外，抗体的浓度、抗体的特异性与亲和力等因素均会影响血清学反应。

（2）抗原：抗原的理化性状、所含抗原决定簇的数量及种类均可影响血清学反应的结果。

（3）电解质：特异性抗原与抗体表面均带有很多极性功能团，它们相互结合后会失去亲水性，变成疏水结构。此时，识别体系易受电解质作用失去电荷而相互靠近，进而发生凝集或沉淀反应。因此，只有在适当浓度的电解质参与下，抗原抗体复合物才会出现肉眼可见的沉淀或凝集现象。在实际检测过程中，一般用生理盐水或 8% ~ 10% 高渗盐水作为电解质将待检样品进行稀释，中和抗原、抗体表面电荷，使之出现相互凝集或沉淀，否则不出现反应。

（4）温度：抗原抗体反应的最适温度范围一般在 15~40℃。温度较高时，因抗原与抗体分子动能增大而增加二者之间的碰撞接触概率，使结合反应快速出现。但需注意，在温度高于56℃时，抗原抗体复合物可被解离、变性甚至裂解。温度较低时，抗原抗体自由碰撞受到一定程度的抑制，若要在温度较低的情况下充分反应，则需要延长反应时间。

（5）酸碱度：血清学反应一般在 pH 为 6~8 的条件下进行，强酸或强碱都可使复合物解离。此外，pH 值达到复合物等电点时，可产生非特异性凝集或沉淀。

（6）反应时间：反应的快慢是反应时间的主要决定因素。因为在实验的不同时期，会观察到不同的实验结果。同时，抗原抗体的性质、反应条件的设定、反应环境等也会影响反应时间。

根据抗原、抗体的种类和性质以及反应条件的不同，可将血清学反应分为凝集反应和沉淀反应两种类型。

一、凝集反应

（一）概念

在一定的电解质存在条件下，颗粒型抗原（细菌和红细胞等）与相应抗体结合后，产生肉眼可见的特异性凝集现象称为凝集反应。凝集反应可用于常规血清学诊断以及生化物质（如 DNA、绒毛膜促性腺激素、乙肝表面抗原等）和多种病毒抗体等的检测（图 10-2）。

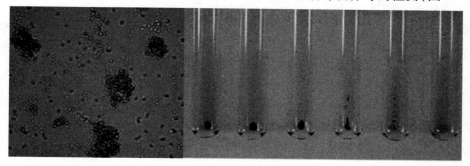

图 10-2　凝集反应

（二）分类

凝集反应根据抗原的性质与反应方式可分为直接凝集反应和间接凝集反应。

1. 直接凝集反应

直接凝集反应指细菌、螺旋体和红细胞等颗粒性抗原在适当的电解质中与相应的抗体特异性结合之后发生凝集现象的过程。直接凝集反应可用于定性和定量检测抗原或抗体含量。依据反应中使用的载体材料的差异，凝集反应又可进一步分为玻片法和试管法。

（1）玻片凝集反应（玻片法）：颗粒性抗原与其特异性抗体在电解质存在下，发生特异性反应，于玻片上出现肉眼可见的凝集小块（图 10-3），称为玻片凝集反应。该方法多用作定性试验,利用已知抗体来测定未知抗原,一般操作方法为用一滴含有已知抗体的诊断血清与一滴受检菌液或红细胞悬液相互作用,在玻片上混匀后,短时间内用肉眼观察结果,出现颗粒凝集现象即为阳性反应。此方法快速、灵敏,但不能进行定量测定,适用于从病人标本中分离得到的菌种的诊断或分型,也可用于红细胞 A、B、O 血型的鉴定。

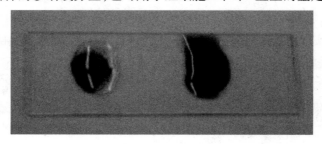

图 10-3　玻片凝集反应

（2）试管凝集反应(试管法):抗原与不同稀释度的抗体在试管内直接结合而出现的凝集现象称为试管凝集反应。该方法原理为利用已知抗原来检测血清中有无相应抗体及其含量,多用于半定量试验。若要测定抗体的效价,可将待检查的血清用稀释液稀释成不同浓度,再加入定量的抗原,温育数小时后观察,血清在最高稀释度仍能出现明显凝集现象即可判定为该血清的凝集效价。在微生物学检验中常用已知细菌作为抗原液与一系列稀释的受检血清进行混合,通过观察试管中出现的凝集程度来检测血清中抗体的效价。

2. 间接凝集反应

间接凝集反应是指吸附于适当大小颗粒性载体表面的可溶性抗原(或抗体)与相应的抗体(或抗原)相互作用后,在合适的电解质存在条件下产生特异性凝集的现象,这种现象也称被动凝集反应(图 10-4)。

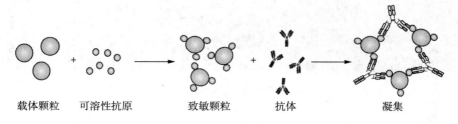

载体颗粒　　可溶性抗原　　　　致敏颗粒　　　抗体　　　　凝集

图 10-4　间接凝集反应原理

一般情况下,载体能增大可溶性抗原的反应面积,当载体上有少量抗原或抗体时就能引发抗原抗体结合,继而出现肉眼可见的反应。类似地,间接凝集反应又可细分为正向间接凝集反应、反向间接凝集反应和间接凝集抑制反应。其中正向间接凝集反应是指以抗原致敏载体来检测标本中相应抗体;反向间接凝集反应是指以特异性抗体致敏载体来检测标本中相应的抗原;间接凝集抑制反应则是采用抗原致敏的颗粒载体以及相应的抗体来检测标本中是否存在与致敏抗原相同的抗原。例如,先将可溶性抗原(或抗体)与相应的抗体

(或抗原)混合,然后加入抗原(或抗体)致敏的载体颗粒,若出现凝集现象,则说明标本中不存在相同抗原,抗体试剂未被结合。若存在相同抗原,抗体与之结合,凝集反应被抑制,称为正向(或反向)间接凝集抑制试验。间接血凝抑制试验可用于检测抗体,也可测定抗原。

3. 影响因素

(1)电解质:凝集反应必须有适量电解质参加。实验中常用生理盐水来稀释血液或细菌悬液,但过多的盐分能产生"盐凝集",如氯化钠增加到一定浓度时,即使血液中没有抗体,也可以使细菌悬液发生凝集。

(2)酸碱度:凝集反应在 pH 为 6~8 的环境中进行最合适。若体系偏酸性,达到细菌蛋白的等电点时(pH 4.3),也能在无相应抗体存在的情况下发生细菌的凝集现象,这种现象被称为"酸凝集"。

(3)温度:不同凝集反应对温度的要求也不尽相同,常见的最适凝集反应温度包括4℃、室温及37℃等。在一般情况下,温度在 0~30℃ 内变化时,由于温度升高可促进抗原颗粒的分子运动,使抗原抗体分子互相撞击黏着的机会增多,因而凝集反应的速度随反应温度的升高而迅速增加,主要是加速凝集块的形成。

(4)振荡:适当振荡混合物可增加抗原抗体分子间的撞击,加快反应速度;但强烈的振荡可使抗原抗体复合物解离,不利于反应的进行。

二、沉淀反应

(一)概念

在适量电解质存在条件下,适当比例的可溶性抗原(如血清、细菌浸出液、毒素等)和相应抗体结合,经过一定时间孵育形成肉眼可见沉淀物的现象,称为沉淀反应(precipitation)。参加反应的抗原称为沉淀原(precipitionogen),相应的抗体称为沉淀素(precipitin)。由于沉淀反应中的抗原大多情况下为胶体溶液,沉淀物主要是由抗体蛋白所组成,为求得抗原与抗体的适宜比例,实际操作中通常是稀释抗原,而不稀释抗体,并以抗原的稀释度作为沉淀反应的效价。

(二)分类

沉淀反应应用广泛,种类较多,具体可分为环状沉淀反应、絮状反应和琼脂扩散反应 3 种类型。

1. 环状沉淀反应

环状沉淀反应是把可溶性抗原加入含有抗体溶液的环状沉淀管液面上,当抗原与抗体相遇,在二者交界面处可出现乳白色环状沉淀物时(图 10-5),即为阳性反应。该方法最早建立于 1902 年,具体操作是将抗体加入直径为 1.5~2.0 mm 的小玻璃管中,使抗体溶液约装 1/3 管高度,再用细长滴管沿管壁滴加抗原溶液。因抗体蛋白浓度高,比重较抗原大,所以在两液交界处会形成清晰的沉淀界面。一般在室温下放置 10 min 或数小时,若在两液交界处呈现抗原—抗体反应生成的白色环状沉淀且在一定时间内不下沉,则判定为阳性反应,若无沉淀则为阴性。该反应的灵敏度较低,且不能作两种以上抗原的分析鉴别,但是反应快速,适用于简易条件下的操作。

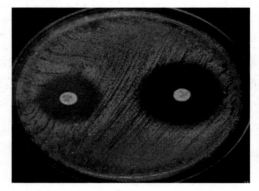

图 10-5　环状沉淀

2. 絮状沉淀反应

絮状沉淀反应是将抗原抗体溶液混合,在电解质存在条件下,抗原和抗体分子在合适比例时,可形成絮状或颗粒状的不溶性沉淀物(图 10-6)。

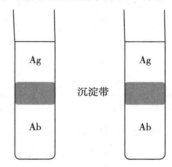

图 10-6　絮状沉淀

用于絮状沉淀反应的抗体有多克隆抗体、单克隆抗体和混合单克隆抗体。影响絮状沉淀试验的最主要因素为抗原和抗体分子比例。对抗原抗体比例进行优化的方法包括抗原稀释法(将抗原进行一系列稀释与恒定浓度抗体反应)、抗体稀释法(将抗体进行一系列稀释与恒定浓度抗原反应)和抗原抗体同时稀释法(如方阵滴定法,也称棋盘滴定法)。

3. 琼脂扩散反应

琼脂扩散反应是指可溶性抗原抗体在半固体琼脂内扩散,如抗原抗体在最适比例相互结合,在其扩散的某一位置就会呈现白色沉淀线。琼脂扩散可分为单向扩散和双向扩散两种方式,其中单向扩散通过将抗体加入琼脂中制成免疫琼脂板,再将待测抗原加入琼脂板上打出的孔中,抗原会向四周呈辐射状扩散,在抗原抗体比例合适处形成白色沉淀环。这是一种定量检测方法,常用于免疫蛋白含量的测定。而双向扩散是抗原抗体分别加在琼脂糖不同的对应孔中,两者在凝胶中自由扩散,在比例合适处形成白色沉淀线,常用于定性试验,一般用于检测性分析及复杂抗原的成分鉴定。

第二节 免疫标记技术

免疫标记技术是指用荧光素、酶或胶体金等标记抗原或抗体进行的抗原抗体免疫识别反应。免疫标记技术极大地提高了抗原抗体反应的灵敏度以便于对微量物质的定性和定量分析检测,而且可以结合光学显微镜或电子显微技术,对待测物进行精确定位检测。此节内容主要介绍免疫标记技术三种基本类型:荧光标记技术、酶标记技术和胶体金标记技术。

一、荧光标记

(一)概述

免疫荧光分析(immunofluorescence assay,IFA)又称荧光抗体技术,是免疫标记技术中最早发展起来的。Coons 等人在 1942 年首次报道了使用异氰酸荧光素标记抗体用于检查小鼠组织切片中的可溶性肺炎球菌多糖抗原,但由于异氰酸荧光素的性能较差而没有得到推广和使用。直至 20 世纪 50 年代末期,Riggs 等人合成了一种性能较好的异硫氰酸荧光素,Mashall 等人对荧光抗体标记方法进行了改进,才使免疫荧光技术得到了进一步发展。这种以荧光物质标记抗体而进行抗原定位的技术称为免疫荧光分析技术。

免疫荧光分析技术分为两种:一种是用荧光抗体追踪和检查相应的抗原,称为荧光抗体法;另一种是用已知的荧光抗原标记物来追踪或者检查其对应的抗体,称为荧光抗原法。其中,荧光抗体法较为常用(图 10-7)。

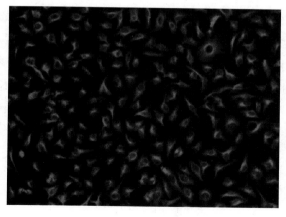

图 10-7 FITC 标记的细胞

(二)基本原理

免疫学最基本的原理是抗原抗体特异性反应。由于抗原抗体具有高度的特异性,因此可以通过抗体(或抗原)去推断抗原(或抗体)。免疫荧光标记技术就是将抗原抗体反应的特异性和敏感性与显微示踪技术精确结合,以荧光素作为标记物与已知抗体(或抗原)结合,标记后的抗体(或抗原)不会丧失原有的识别能力。在特定波长的荧光显微镜下,荧光素标记的抗体(或抗原)就能产生特定的荧光信号,用于检测和鉴定未知的抗原(或抗体)。

(三)荧光染料

荧光是一个分子或者原子吸收一定能量后引起发光,停止能量给予则发光立即停止的现象。虽然许多物质都能产生荧光,但并不是所有能产生荧光的物质都适合作荧光染料。免疫荧光染料专指那些能产生强烈荧光现象并能作为荧光色素的化合物。常用的荧光染料大致有以下三种:

(1)异硫氰酸荧光素(fluorescein isothiocyanate isomer,FITC):FITC 是一种黄色或者橙黄色的结晶粉末,易溶于水、乙醇等极性溶剂,分子量为 389.4,最大光谱激发波长为 490~495 nm,最大发射光谱为 520~530 nm,荧光呈黄绿色(图 10-8)。

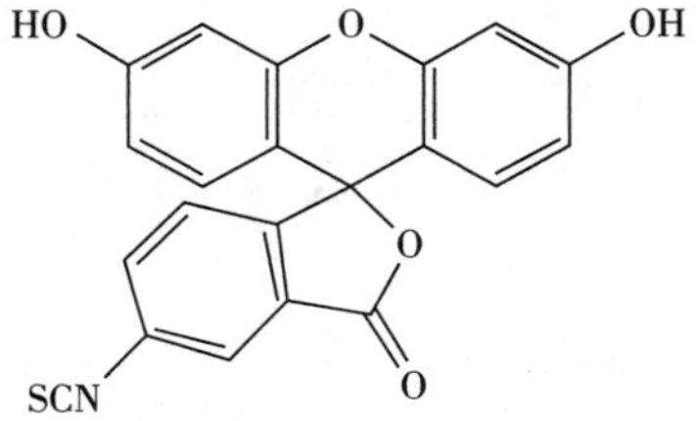

图 10-8　FITC 分子结构

在碱性条件下,FITC 主要通过异硫氰酸基在水中与免疫球蛋白 IgG 的自由氨基经碳酰胺化形成硫碳氨基键,从而达到标记目的。一个 IgG 分子上能标记多达 15 到 20 个 FITC 分子。FITC 有两种同分异构体,其中 I 型异构体具有高效率和较高的稳定性,在冷冻干燥条件下可以保存数年性质不变,是在抗体标记中应用最广泛的荧光素。

(2)四乙基罗丹明(tetraethylrodamine B200,RB200):RB200 为橘红色粉末状,不溶于水,易溶于乙醇和丙酮,性质稳定,可保存数年之久,最大光谱激发波长为 570 nm,最大发射光谱为 595~600 nm,为明亮橙色荧光。RB200 可在五氯化磷作用下转变成磺酰氯,在碱性条件下易与蛋白质的赖氨酸反应而结合,从而被标记到抗体蛋白质上(图 10-9)。

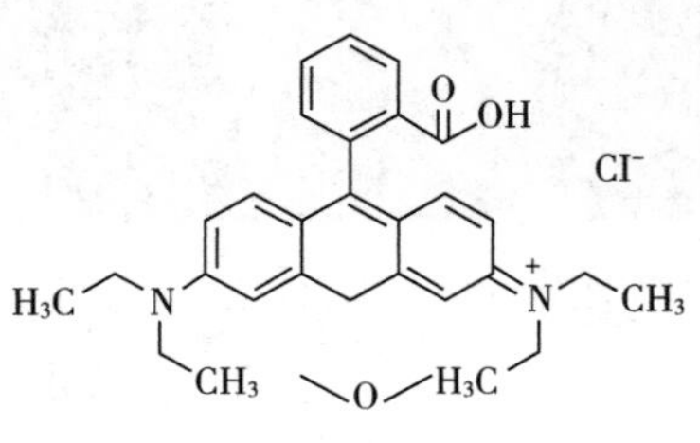

图 10-9　RB200 结构式

（3）四甲基异硫氰酸罗丹明（tetraethylrodamine isothiocyanate，TMRITC）：TMRITC 是一种紫红色粉末，较稳定，最大光谱激发波长为 550 nm，最大光谱发射波长为 620 nm，呈橙红色荧光。由于 TMRITC 的橙红色荧光与 FITC 绿色荧光形成鲜明的对比，配合使用可对抗体进行双标记或者对比染色（图 10-10）。

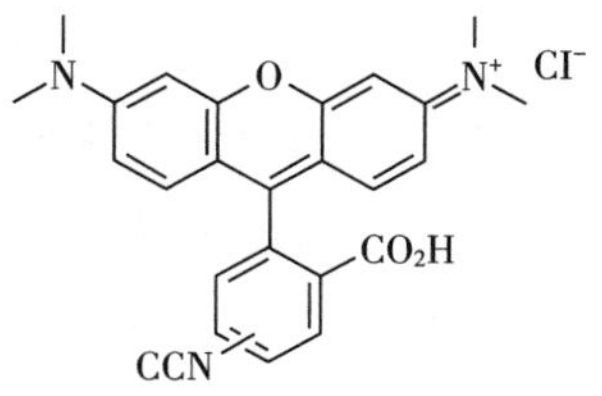

图 10-10　TMRITC 结构式

然而，由于这些传统荧光染料的光稳定性较差，且同一抗体被多个染料分子标记后，荧光聚集淬灭效应会使荧光强度衰减，加之这些荧光染料的水溶性较差，难以溶解，容易降低标记分子的水溶性等问题限制了他们的应用。为解决这些问题，近年来，一些新的荧光染料如 Cyanine 和 AlexaFluor 等被成功开发。代表性的 AlexaFluor 由于具有负电荷，荧光分子之间不会因为靠得太近而导致总荧光强度的减弱，是一种发光强度和稳定性都较好的荧光染料。

（四）标记方法

根据抗原抗体反应结合方式的不同，免疫荧光标记技术可分为直接法、间接法和补体法三种。

1. 直接法

直接法是将标记荧光的抗体直接加入待测样本中与相应的抗原结合，经反应洗涤后在荧光显微镜下观察，如果在镜下可观察到荧光复合物，则可以确定相应抗原的存在。直接标记法是荧光抗体标记技术中最简单和最基本的方法，操作简单、特异性好，但是每次检测时都要制备抗原对应的特异性荧光抗体。

2. 间接法

根据抗免疫球蛋白的原理，间接标记法分为两步：第一步是用特异性抗体与相应的抗原结合，洗去未结合的抗体；第二步是用荧光素标记的抗特异性抗体，俗称二抗，与特异性抗体相结合，最后形成抗原—特异性抗体—间接荧光抗体的复合物，最后通过荧光测试确定待检抗原存在与否。间接法灵敏度较直接法更高，但容易产生非特异性荧光。

3. 补体法

补体法是利用特异性抗体和补体预混液与待测样本中的抗原反应后，补体结合到抗原抗体复合物上，再加入抗补体的荧光抗体，最终形成抗原—抗体—补体—抗补体荧光抗体复合物，并在荧光显微镜下观察抗原所在部位。如果同时检测待测物中的两种抗原，也可用补体法进行双重荧光染色，即将两种特异性抗体如抗 A 抗体和抗 B 抗体分别用不同颜色荧光素进行标记,这样就能追踪到两种抗原的位置。补体法灵敏度高,适用于各种不同种属来源的特异性抗体的标记显示。

二、酶标记

(一)概述

酶标抗体技术,又名酶联免疫吸附法(enzyme-linked immunosorbent assay,ELISA),是一种发展于近代,将抗原抗体的免疫反应和酶的催化反应结合在一起的技术。

酶在与抗原抗体结合后,不会改变抗原抗体的特异性识别能力,并且酶的活性也不会丧失。当存在酶的催化反应底物时,酶会使底物水解而显色(图10-11),或者将具有还原性的无色供氢体氧化成有色物质。因此,显色反应的发生与否可作为判定未知抗原或抗体是否存在的重要指标。ELISA的特点包括灵敏度高,特异性和重现性好,检测速度快,尤其适用于大批量样本检测,是国际认可的标准化诊断方法。ELISA作为敏感性和特异性都很强的鉴定技术,还可在细胞和亚细胞水平上追踪抗原抗体的所在部位。

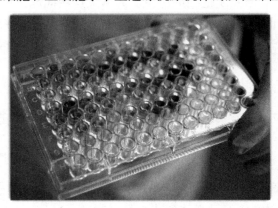

图10-11 ELISA实验

(二)基本原理

ELISA的基本原理是将抗原或抗体固定于固相载体表面,利用对应的酶标抗体或抗原与其特异性结合。在加入酶的反应底物后,底物很快被酶催化,产生与待检测抗原或抗体成比例的有色物质。这些有色物质颜色深浅可以直接用肉眼观察分辨,也可使用酶标仪、紫外可见分光光度计及光学显微镜等对待测抗原或抗体进行定量测定。

(三)酶标抗体

酶标抗体的选择应遵循以下原则:①酶和抗体的蛋白纯度高(可通过提取纯化获得)、活性强、亲和力高;②酶的催化反应底物应易于制备和保存,价格低廉;③有色产物易于测定等。

1. 酶

目前,标记抗体常用的酶为辣根过氧化物酶(horseradish peroxidase,HRP)、碱性磷酸酶

（alkaline phosphatase，AP）和葡萄糖氧化酶（glucose oxidase，GOD）。

（1）辣根过氧化物酶：HRP 是一种由无色的酶蛋白和棕色的铁卟啉结合而成的糖蛋白，糖的含量为 18%，溶于水及 58% 以下的饱和硫酸铵溶液。由于具有活性高、催化性质稳定、分子量小（约为 40 KDa）、来源广（辣根中含量较高）且容易制备高纯度酶等特点，应用范围最广。HRP 等电点为 3~9，其催化的最适 pH 因供氢体不同而稍有差异，多在 pH=5 左右。构成 HRP 的辅基和酶蛋白最大光谱吸收波长分别为 403 nm 和 275 nm，一般以 $OD_{403\,nm}/OD_{275\,nm}$ 的比值 RZ 表示酶的纯度。高纯度的酶 RZ 值应在 3.0 左右（最高可达 3.4）。一般 RZ 值越小，非酶蛋白就越多。

（2）碱性磷酸酶：AP 主要来源于大肠杆菌和小牛肠膜，不同来源的酶生化特性略不相同。从大肠杆菌中提取的 AP 分子量为 80 kDa，酶作用的适合 pH 为 8.0；用小牛肠膜中提取的 AP 分子量为 100 kDa，最适 pH 为 9.6。在酶联免疫吸附实验中，由 AP 构成的免疫分析系统敏感度一般高于 HRP 系统，空白值也较低，但 AP 价格昂贵，制备效率也较 HRP 低。

（3）葡萄糖氧化酶：GOD 是同型二聚体分子，分子量一般在 $1.5×10^5$ kDa 左右，含有 2 个黄素腺嘌呤二核苷酸（flvin adenine dinucleotide，FAD）结合位点。每个单体含有 2 个完全不同的区域，其中一个与部分 FAD 非共价但紧密结合，主要为 β 折叠；另一个与底物 β-D-葡萄糖结合，由 4 个 α-螺旋支撑 1 个反平行的 β 折叠。高纯度 GOD 为淡黄色晶体，易溶于水，可制成液体制剂，但完全不溶于乙醚、氯仿、丁醇、吡啶、甘油、乙二醇等有机溶剂。GOD 最适 pH 作用范围为 3.5~6.5，最适 pH 在 5.0 左右，在没有保护剂存在的条件下，GOD 在 pH >8.0 或 pH <3.0 时会迅速失活。GOD 的作用温度范围一般为 30~60℃，固体酶制剂在 0℃ 下至少可保存 2 年，−15℃ 下可保存长达 8 年。

2. 抗体

酶标记物主要包括酶标记抗原和酶标记抗体。其中，最常用的是酶标记抗体，它是将酶与特异性抗体经适当方法连接而成的，其质量好坏直接关系到免疫酶技术的成功与否。制备酶结合物时所用的抗体一般为纯度较高的 IgG。如若抗体纯度不够，抗体中存在的其他杂质蛋白也会与酶发生反应，生成其他酶—蛋白复合物，从而降低了抗体标记效率。一般为确保抗体的纯度，通常的做法是在抗体标记之前，先对抗体进行亲和层析纯化，这样得到的酶结合物均具有特异的免疫活性，在高稀释度下进行标记反应，实验本底更浅。此外，为提高标记成功率，应当合理选择抗体的标记区域，抗体的骨架区（framework region，FR）会对标记过程产生一定干扰，一般采用抗体的 F(ab′)₂ 区域进行标记。

3. 标记方法

酶标抗体的制备方法主要有戊二醛交联法和过碘酸氧化法，应根据酶的不同结构选择合适的方法，其中过碘酸氧化法最为常用。

（1）戊二醛交联法：戊二醛是一种双功能团试剂，其分子中的两个醛基可以分别跟酶与抗体中的氨基共价结合形成酶标抗体。碱性磷酸酶一般用此法进行标记。根据反应方式的不同，戊二醛交联法可细分为一步法和两步法。在一步法中，戊二醛直接加入酶和抗体的混合物中,反应后即得酶标抗体。该方法具有操作简便、有效、结合率高(60%~70%)和重复性好等优点,ELISA 中常用的酶标抗体一般都用此法交联。缺点是这种交联反应是随机的,酶与抗体交联时分子间的比例不固定,产生结合物的大小也不均一。而且,酶与酶、抗体与抗体之间也有可能产生交联,影响标记效果。在两步法中,戊二醛先与酶共价结合,透析除去多余的戊二醛后,再与抗体作用而形成酶标抗体,也可先将抗体与戊二醛作用,再与酶联结。两步法可以确保产物中绝大部分的酶与抗体是以 1:1 的比例结合的,较一步法的酶结合物更有助于本底的改善以及提高敏感度,但其偶联的效率与一步法相比较低。

(2)过碘酸盐氧化法:本方法只适用于含糖量较高的酶。HRP 的标记常用此法。反应时,过碘酸钠将 HRP 分子表面的多糖氧化为活性较高的醛基,醛基进一步与抗体上的氨基形成 Schiff 氏碱而结合,酶标记物中酶:抗体的最佳比例为 1~2:1。过碘酸盐氧化法简便有效,一般认为是可取的 HRP 标记方法,但也有人认为所用试剂较为强烈,各批实验结果重复性较差。按以上方法制备的酶结合物一般都混有未结合的酶和抗体。理论上,酶标抗体中混有的游离酶一般不影响 ELISA 中后续的酶活性测定,因游离酶可被彻底洗涤除去,并不影响最终的显色反应。但游离的抗体则不同,它会与酶标抗体竞争相应的固相抗原,从而减少了结合到固相上的酶标抗体的量。因此,制备的酶结合物还应予以纯化,去除游离的酶和抗体后用于检测,效果更佳。纯化的方法有很多,分离大分子化合物的方法均可应用。其中,硫酸铵盐析法最为简便,但效果并不理想,因为此法只能去除留在上清液中的游离酶,仍有相当数量的游离抗体与酶结合物一起沉淀而不能分开。离子交换层析或分子筛分离方法更为可取,高效液相层析法可将制备的结合物清晰地分成游离酶、游离抗体和纯酶标抗体而取得更好的分离效果,但费用较贵。

4. 工作浓度的确定

在 ELISA 试验中,酶结合物浓度对检测结果会产生重要影响。使用过浓的结合物不仅不经济,还增大了本底用量;而结合物浓度过低,则会影响检测的敏感性。因此,必须对结合物的浓度予以选择,以获得适当的工作浓度。即结合物稀释至这一浓度时,既能保持一个低的本底,又能获得测定的最佳灵敏度,在确保合适测定条件的同时又能节省测定费用。就酶标抗体本身而言,它的有效工作浓度是指与其相应抗原包被的载体进行试验时,能得到阳性反应的高稀释度。例如,某一 HRP:抗人 IgG 制剂标明的工作浓度为 1:5000,表示该制剂经 1:5000 稀释后,在与人 IgG 包被的固相做 ELISA 试验时,将发生阳性反应。但在用于具体的 ELISA 检测中,酶标抗体的最适工作浓度受到固相载体性质、包被抗原或抗体纯度以及整个检测系统,如标本、反应温度和时间等的影响。因此,实际测定条件下必须进行"滴配",选择能达到高敏感度的稀释度作为试剂盒中的工作浓度。

5. 酶标抗体的稀释液

为避免酶标抗体在反应中非特异性吸附在固相载体上,在稀释缓冲液中常加入高浓度的无关蛋白质(如 1%牛血清白蛋白),这种无关蛋白质可以通过竞争反应来抑制结合物的吸附。稀释缓冲液中一般还加有抑制蛋白质吸附于塑料表面的非离子型表面活性剂,如

0.05%浓度的吐温-20。但须注意,表面活性剂浓度过高时(高于2%)时会洗掉包被在固相上的抗原或抗体,降低实验灵敏度。在间接测定抗体时,血清标本需稀释后进行测定,也可直接使用这种稀释液。

6. 酶标抗体的保存

酶标抗体中的酶和抗体均为生物活性物质,保存不当,极易失活。高浓度的酶标抗体较为稳定,冰冻干燥后可在普通冰箱中保存一年左右,但在冻干过程中会引起活力的减弱,而且使用时需经复溶,颇为不便,所以酶标抗体应尽量避免反复冻融。酶标抗体溶液中加入等体积的甘油可在低温冰箱或普通冰箱中保存较长时间。早期的 ELISA 试剂盒中的结合物一般均按以上两种形式供应,配以稀释液并可以临用时按标明的稀释度稀释成工作液。现在较先进的 ELISA 试剂盒均用合适的缓冲液配成工作液,使用时不需再进行稀释,在 4~8℃ 的保存期可达 6 个月。由于蛋白质浓度较低,结合物易失活,需加入蛋白保护剂。此外,还需加入抗生素(如庆大霉素)和防腐剂(HRP 结合物可加硫柳酸,AP 结合物可加叠氮钠),以防止细菌生长。

三、胶体金标记

(一)概述

胶体金标记技术(immunogold labelling technique)是以胶体金作为示踪标志物或显色剂,应用于抗原抗体反应的一种新型免疫技术。胶体金是由氯金酸(HAuCl$_4$)在还原剂如白磷、抗坏血酸、枸橼酸钠、鞣酸等作用下形成纳米级别的金颗粒,并由于静电作用成为一种稳定的胶体状态,称为胶体金(图 10-12)。

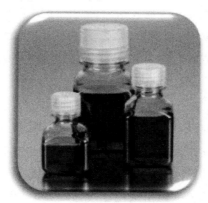

图 10-12　胶体金

胶体金的早期研究主要聚焦它的结构和金属性质,作为免疫标记物始于 1971 年,并在 20 世纪 90 年代得到了发展和完善。应用胶体金作为标记物的免疫金染色与免疫金银染色的方法进行单标记或者多标记,可以观察细胞和组织结构并且能够进行定性、定位和定量检测。由于胶体金标记技术具有方便快捷、敏感度高、特异性强、观察直观等特点,近年来进一步发展并应用于免疫转印、流式细胞技术、液相免疫测定、侧向免疫层析、固相斑点金银染色以及斑点金免疫渗滤测定，展现出广阔的应用前景和巨大的发展潜力。

（二）基本原理

胶体金标记抗体主要是利用胶体金具有高电密度的特性（负电），抗体蛋白通过静电吸附作用吸附到胶体金表面。采用胶体金标记抗体或蛋白时，缓冲液的 pH 值是标记成功的关键因素。当缓冲液 pH 值等于或者稍微高于抗体的等电点时，抗体呈电中性，此时抗体分子与胶体金颗粒间的静电作用较小，抗体表面张力达到最大，处于一种微弱的水化状态，比较容易结合到胶体金颗粒表面。抗体包裹在胶体金表面后由于形成了抗体保护层，从而阻止了胶体金之间的相互接触，避免了胶体金聚集。但是，缓冲液 pH 值也不能过高于抗体的等电点，否则会导致胶体金与抗体之间的静电斥力较大，阻碍抗体吸附到胶体金表面，导致标记失败。当缓冲液 pH 值低于抗体等电点时，抗体带正电，胶体金带负电荷，静电引力促使两者极易结合形成大的聚合物，导致胶体金聚集。因此，采用胶体金标记抗体时，不同的抗体应采用合适的 pH 缓冲液。为了防止胶体金的聚集，经常使用牛血清蛋白（BSA）、卵白蛋白、聚乙二醇或者明胶作为稳定剂。

（三）胶体金标记

1. 胶体金

胶体金（colloid gold）也称金溶胶（gold sol），是由金盐被还原后形成的金颗粒悬浮液，颗粒大小在 1~100 nm。这些微小金颗粒稳定、均一、呈单分散状态悬浮在溶液中，成为胶体溶液，具有丁达尔现象。胶体金颗粒由一个基础金核（原子 Au）以及包围在外的双离子层构成，其中内层负离子（$AuCl_2^-$）紧挨在金核表面，外层 H^+ 则分散在胶体金溶液中，以维持胶体金的悬浮状态。微小的胶体金颗粒溶液呈红色，但不同粒径的胶体金颗粒颜色有所差别。其中，2~5 nm 胶体金颗粒呈橙黄色，10~20 nm 中等大小的胶体金呈酒红色，30~80 nm 的胶体金呈紫红色。通过肉眼观察胶体金溶液颜色可大致估计胶体金颗粒的大小。

2. 制备方法

以制备 25 nm 的胶体金为例，用容量瓶准确量取 50 mL 超纯水加入 500 mL 锥形瓶中，将锥形瓶置于磁力加热搅拌器加热板上，放入磁力搅拌子，打开搅拌旋钮调整搅拌速度，然后用移液器吸取 0.85 mL 1%HAuCl₄ 溶液于上述 50 mL 超纯水中，搅拌 1 min 后关闭搅拌旋钮，打开加热旋钮，继续加热搅拌至沸腾。随后，快速加入经微孔滤膜过滤后的 1%柠檬酸三钠溶液 0.8 mL，溶液在 2 min 内由灰色变黑色最后变为红色，再继续加热搅拌 10 min，关掉加热旋钮，适当速度搅拌至室温，最后定容至 200 mL，存放于 4℃保存。

3. 标记方法

（1）蛋白前处理：标记抗体中过高的盐类电解质会降低胶体金的 Zeta 电位，影响胶体金对抗体的吸附作用。因此，在标记前有必要对标记抗体进行除盐处理。一般可采用透析处理降低抗体溶液中盐的含量。长期低温保存的抗体，特别是浓度较高时，很容易形成聚合物，聚合抗体会对胶体金的标记产生影响。为提升胶体金标记的效果，可在标记前通过离心除去聚集的抗体。

（2）标记：如上所述，缓冲液的 pH 值对胶体金标记抗体的效率影响很大，当缓冲液的 pH 值在蛋白质的等电点或略微高于抗体的等电点时，胶体金的标记效率最高，其标记步骤简要如下：

①首先用 0.1 mol/L 的碳酸钾或者 0.1 mol/L 的盐酸溶液调节胶体金溶液到合适的 pH 值；

②在 1 mL 胶体金溶液中加入适量的抗体或蛋白，在孵育器上孵育 30 min；

③加入 50 μL 的 1%PEG 2000 溶液，终浓度为 0.05%；

④根据不同的粒径大小选择不同的离心速率（10000～100000 r/min）离心 10 min，上清液用移液枪移去；

⑤将沉淀用 10%的牛血清蛋白溶液悬浮，4℃保存备用。可用 0.5 mg/mL 叠氮化钠进行防腐；

⑥偶联抗体或蛋白后的浓缩胶体金可用 Sephadex G-200 柱子进行凝胶过滤纯化，用含 0.1%BSA 的缓冲液进行洗脱。

4. 常用的标记技术

（1）免疫胶体金光镜染色法：该方法利用胶体金标记的抗体对细胞悬液涂片或组织切片进行染色，也可在胶体金标记的基础上和银显影方法结合，银离子被还原沉积于已标记的金颗粒表面，可明显增强胶体金标记的敏感性。

（2）免疫胶体金电镜染色法：免疫胶体金电镜技术与常规电镜技术不同，在标本处理方面有特殊的要求，既要保存组织的抗原，又要保持良好的细胞超微结构。其免疫染色方法多采用包埋后染色，该法具有敏感性高、重复性好、节约抗体、能同时进行多重标记等优点。其缺点主要是标本的前期处理容易导致抗原失活。标记过程中标本新鲜度、固定剂和包埋剂的种类、固定时间、聚合温度、抗体和金探针的纯度及稀释倍数、孵育时间等因素都会对实验结果产生影响。

（3）免疫印迹技术：免疫印迹技术（immunoblotting，IBT）也称免疫转印技术，其原理是依据抗原分子量大小不同使其在电泳中移动速度不同，在硝酸纤维素膜上占据的位置也不同。当含有特异性抗体的血清与硝酸纤维素膜上的抗原发生特异性反应时就会显色。同 ELISA 技术相比，胶体金免疫印迹技术具有简单、快速和灵敏度高等特点。而且，用胶体金对硝酸纤维素膜上未反应的抗体进行染色后可评估转膜效率，校正抗原抗体反应的光密度曲线来进行定量免疫印迹测定。

（4）斑点胶体金免疫渗滤法：以免疫印迹技术为基础，1982 年由 Hawkes 等人发展了斑点胶体金免疫渗滤测定法。作为改良发展起来的一项免疫学新技术，其原理与斑点免疫金染色法相同，不同之处在于该法需要在硝酸纤维素膜等吸水性强的材料作为渗滤装置。操作时，首先加入抗原（或抗体），再迅速加抗体（或抗原），最后加入金标记二抗。抗原抗体在渗滤装置辅助作用下将很快发生免疫反应，数分钟内即可使胶体金显色，而且颜色鲜艳,背景更清楚,检测方便。该方法已成功应用于人的免疫缺陷病毒(HI)的检查和人血清中甲胎蛋白的检测。使用的有 HCG 试剂盒、AFP 试剂盒、消化道肿瘤筛检试剂盒等。

(5)胶体金免疫层析法:胶体金免疫层析法(gold immunochromatography assay,GICA)的基本原理是将特异性的抗原或抗体以线状固定在硝酸纤维素膜上,胶体金标记抗体滴在金标垫上。当待检样本滴加到试纸条一端的样本垫上后,毛细作用驱使待检样本向前移动到金标垫上与胶体金标记抗体结合,再移动到固定有抗原或抗体的线状区域时,待检物与金标试剂的结合物又与该区域抗原或抗体发生特异性结合而被截留,从而聚集大量的胶体金于检测带上,可肉眼观察到显色结果。该法现已发展成为快速诊断试纸条,使用十分便捷。

吴玉晗等人用胶体金标记四环素和青霉素抗体,利用 GICA 对牛奶中四环素和青霉素进行了双重检测(图 10-13);钟友好等人采用胶体金对三聚氰胺抗体进行标记,改进型的 GICA 大幅度提高了检测三聚氰胺的灵敏度;蔡芬等人利用 GICA 检测了四种茶汤中的黄曲霉毒素 AFB_1。

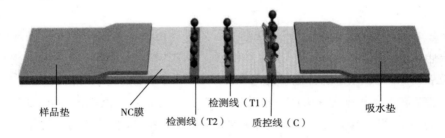

样品垫　　NC膜　　检测线(T2)　　检测线(T1)　　质控线(C)　　吸水垫

图 10-13　胶体金免疫层析法检测四环素和青霉素

5. 胶体金的稳定性及其保存

胶体金溶液的双电层以及溶液中 H^+ 的保护作用使胶体金具有很高的动力学稳定性,在稳定因素不受到破坏时可以保存数年而不产生聚集。影响胶体金的稳定因素有电解质、非电解质、溶胶浓度、温度等。少量的电解质存在时胶体金稳定性较高,但是电解质浓度不宜过高。当胶体金结合了蛋白质后,胶体金的稳定性取决于溶液的 pH 值,标记抗体或蛋白的等电点是重要的影响因素。标记后的蛋白可加入适量的叠氮化钠或者 PEG20000 进行防腐。胶体金适合低温保存,不宜冷冻,并且要保存在洁净的玻璃器皿中。胶体金保存不当可能会有少量细菌生长和聚集,少量聚集的胶体金不影响以后的胶体金标记,可通过简单离心除去。

6. 注意事项

(1)氯金酸极易潮解并且具有腐蚀性,应干燥保存,不可使用金属药匙称量氯金酸。

(2)在制备胶体金时应使用超纯水和硅化的玻璃瓶,可用 5%二氯甲烷的氯仿溶液对玻璃器皿进行浸泡硅化。清洁玻璃器皿应当首先进行酸洗,然后用超纯水煮三遍,在烘箱烘干后使用。

（3）标记抗体或蛋白的最佳浓度要进行优化。优化方法是向 1 mL 胶体金溶液中加入不同量的蛋白质（5~40 μg），另设一组空白对照组，5 min 后加入 100 μL10%NaCl 溶液，2 h 后不发生聚沉，蛋白最佳标记浓度应当高于能使胶体金稳定的蛋白量的 10%。

（4）使用的溶液应不含任何杂质，可经过离心或者微孔膜过滤后再使用。

（5）选择合适的稳定剂，避免非特异性反应。

（6）制备好的胶体金应当鉴定颗粒大小，鉴定其粒径是否均一以及有无聚集现象。

第三节　免疫亲和固相萃取技术

免疫亲和固相萃取技术是随着免疫学技术在分析化学中的应用而发展起来的。萃取效率与抗体的特异性、抗体的固定化、免疫吸附剂的性质以及免疫萃取条件的选择直接相关。与传统的液液萃取方法以及固相萃取方法相比，免疫亲和萃取不需要对样品进行进一步净化，简化了样品前处理步骤。而且，与固相萃取方法一样，免疫亲和柱可以方便地实现和气相色谱、液相色谱的在线或离线联用，有利于实现分离、检测过程的自动化，提高检测速度。特别是由免疫反应所提供的特异性使免疫亲和萃取技术在萃取一些强极性化合物方面具有特殊的优势。

一、免疫亲和柱

（一）概述

免疫亲和柱的全称为免疫亲和层析柱，常简称为亲和柱、免疫亲和柱、亲和层析柱等，常用于色谱分离前对混合物样品进行萃取和净化，以达到分离、富集目标物，降低干扰的目的。由于免疫亲和作用具有很高的特异性，所以免疫亲和柱可以很方便地从复杂样品中分离其他萃取方法难以萃取的目标化合物（图 10-14）。

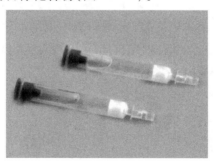

图 10-14　免疫亲和柱

（二）原理

免疫亲和柱利用抗原抗体特异性可逆结合特性从复杂的待测样品中分离、提取目标物,通过将抗体与惰性微珠共价结合后装柱,当抗原溶液通过免疫亲和柱时,目标抗原因与抗体发生免疫亲和作用而被截留在亲和柱内,而非目标物则沿柱流下。随后,用 pH = 2 ~ 3 的酸性缓冲液或有机溶剂作为洗脱剂洗脱固定相,使目标抗原从抗体上解离,从而得到纯化的抗原。因为免疫亲和柱的高特异性,使用免疫亲和柱净化可以获得纯净的样品提取物,该提取物纯度与标准品相当,并可用相对简单常见的检测方式获得准确的定量检测结果,这对于微量甚至痕量分析很重要。此外,在样品净化过程中,使用亲和柱避免了常规液液萃取中大量有机溶剂的使用,提高了实验的安全性。

(三)影响因素

免疫亲和固相萃取技术的成功与否一般由以下因素决定:

(1)抗体:根据不同要求,制备的多克隆或单克隆抗体应具有较高效价,并对某个目标物或某类目标物的特征集团具有特异性。

(2)抗体的固定化:通过共价结合、包埋、生物分子捕获等方法将抗体固定在固相载体上,制成的免疫亲和吸附剂应尽可能保持抗体的生物活性。

(3)免疫吸附剂的性质:包括固定化抗体在载体上的结合密度、免疫吸附剂的容量(保留目标物的能力)及免疫吸附剂的贮存寿命和使用寿命。

(4)免疫萃取的条件:选择合适的洗脱条件是获得较高回收率和重复性的重要条件,其他如溶液流速、非特异性结合等也是重要的影响因素。

(四)抗体的制备

抗体是动物机体在抗原刺激下,由 B 细胞分化成熟的浆细胞合成的能与抗原特异性结合的一类球蛋白,也称免疫球蛋白(immunoglobulin, Ig)。高等哺乳动物体内一般有 IgM、IgG、IgA 和 IgE 4 种免疫球蛋白。在免疫分析中 IgG 较为常用,其分子量为 15 万 ~ 16 万,在动物血清中的含量为 600 ~ 1600 mg,占血清蛋白总量的 75%。用木瓜蛋白水解 IgG,可以得到两个 Fab 片段和一个 Fc 片段。同种生物的 IgG、Fc 片段基本保持不变,称为稳定区,而 Fab 片段从其氨基端开始 1/2 区域,对不同抗原具有不同的氨基酸序列和空间结构,称为可变区,该区域是抗原识别部位。由于 IgG 分子的抗原识别部位在"Y"形结构的最顶端,人们可以通过与 Fc 片段的特异性结合而把抗体固定在固相载体上,同时使抗原结合部位充分暴露,以保持抗体的活性(图 10-15)。

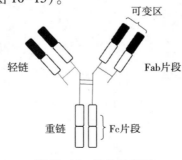

图 10-15　抗体示意图

对于环境分析中的大多数小分子目标物来说,由于其分子量较小,只具有反应原性而不具有免疫原性,不能通过直接刺激机体免疫应答的方式产生抗体。为获得小分子目标物的抗体,可以通过化学反应将目标物或目标物的特征结构结合到载体蛋白上,使之获得免疫原性后对动物进行免疫刺激,即可得到目标化合物或特征结构的抗体。与放射免疫分析(RIA)、酶联免疫分析(ELISA)、免疫传感器(immunosensor)等免疫分析方法不同,免疫亲和柱对抗体的特异性要求相对较低,因为目前使用免疫亲和萃取的主要目的是将样品基底中难以用常规方法去除的干扰物(如腐殖酸等)去除,并且将免疫亲和柱的洗脱液送入色谱柱进一步分离。在实际应用中,免疫亲和萃取常通过固定"分类识别"抗体使其具有"分类识别"(class-selective)能力。"分类识别"抗体的制备可以通过在半抗原分子上有意识地突出此类化合物的特征分子结构来实现。

1. 半抗原的设计与人工抗原的制备

如前所述,小分子目标物不能使动物机体产生免疫反应,我们把这类没有免疫原性的物质叫作半抗原,把与半抗原结合,能使其获得免疫原性的蛋白质叫作载体。载体与半抗原的复合物叫作人工抗原或完全抗原。一般来说,半抗原通常通过一个双功能化合物(即分子两端都具有活性官能团的化合物)结合在载体蛋白上,这段化合物称为连接臂或间隔臂。

2. 多克隆抗体的制备

多克隆抗体是指用一种包含多种抗原决定簇的抗原免疫动物,刺激机体多个 B 细胞克隆产生针对多种抗原表位的不同抗体。最早用于免疫研究的抗体就是多克隆抗体。对同一抗原决定簇,动物也可产生不同族、亚族和不同亲和性的抗体,即使同一抗原用同一剂量免疫,也可因动物的种类和采血时间的不同,使血清中抗体的组成各异。因此,常规免疫血清中的抗体是多种多样的。

通常,制备多克隆抗体的基本方法是用剂量约为 0.5 mg/kg 体重的抗体和等体积的弗氏完全佐剂充分混合,形成稳定的油包水胶体,再加入 0.1~0.2 mL 灭活的卡介苗,使之与浓度为 0.1~0.2 mg/mL 佐剂混匀。再利用年龄为 6 个月左右,体重约 3 kg 的免疫家兔致敏。此后,每间隔 7~10 d 加强免疫一次,一般加强免疫 3 次即可。当抗体的效价达到满意效果时,将家兔麻醉,进行颈动脉放血、采血。收集的血液在室温放置 1~2 h 后在 4℃冰箱里过夜,使血清析出。最后,用滴管吸取上层血清,下层血清和血浆混合物通过离心(1500 r/min,10 min)进一步分离。血清中加入 NaN_3(NaN_3 的最终浓度为 0.02%),分装后在 -20℃ 条件下保存。在常规免疫分析如 ELISA、RIA 中,可直接用抗血清进行分析。但在免疫亲和萃取中,需要从抗血清中分离纯化 IgG 以便对抗体进行固定化。常用的纯化方法主要有硫酸铵沉淀法、离子交换层析法、蛋白质 A 吸附法等。

多克隆抗体的特点包括制备简单,费用低廉,制备周期短。研究者多采用多克隆抗体对特定目标物的免疫萃取方法进行初研,可节省大量的前期准备时间及费用。需要注意的是,在选择多克隆抗体时,应选择亲和性适中的抗体。因为亲和力过高时,洗脱条件就会较为苛刻,会降低免疫吸附剂的使用寿命。相反,如果亲和力太低,则免疫亲和柱萃取、分离的能力就会显著降低,容易造成分析物流失。

3. 单克隆抗体的制备

单克隆抗体是由单一 B 细胞克隆产生的高度均一、仅针对某一特定抗原表位的抗体。单克隆抗体的制备依赖于经细胞融合技术获得的杂交瘤细胞。该细胞主要是由一个具有分泌特异性抗体能力的致敏 B 细胞与一个骨髓瘤细胞融合而产生的。它的免疫球蛋白属同一类别,并且由于其针对单一抗原决定簇,因此具有很强的特异性。其制备流程主要为选择经目标抗原免疫的小鼠脾细胞与体外培养的骨髓瘤细胞在聚乙二醇(PEG)等融合剂作用下进行融合,然后将细胞悬浮在含次黄嘌呤、氨基嘧啶和胸腺嘧啶的培养液中,并加入 96 微量培养板培养。在混合细胞中,未发生融合的脾细胞因不能在体外长期存活而死亡,骨髓瘤细胞也会由于缺少不能合成核酸的次黄嘌呤鸟嘌呤磷酸核糖转移酶(HGPRT)而死亡。只有脾细胞和骨髓瘤细胞融合生成的杂交瘤细胞因为具有从脾细胞带来的 TK 和 HGPRT 而可以长期存活并生长繁殖。

杂交瘤细胞在培养液中培养约 2 周后,就可用 ELISA 等方法验证其是否分具有分泌抗体的功能。验证后将阳性孔细胞取出,用有限稀释法、软琼脂培养法、单细胞获取法等方法将阳性杂交瘤细胞进行克隆,进一步通过体外培养或注入小鼠腹腔繁殖,便可获得大量单克隆抗体。

由于单克隆抗体可以在培养液中大量制备,兼具均一性好、结合位点多等特点,并且抗体具有良好的均一性,目前商品化的免疫亲和柱多采用单克隆抗体。一方面是便于产品的质量控制;另一方面有利于提高亲和柱吸附容量。同多克隆抗体类似,在制备免疫亲和柱时也要选择具有比较温和解离条件的单克隆抗体。

(五)免疫吸附剂

将抗体固定在固相载体材料上,即可用作免疫吸附剂。

(1)抗体固定:常用的抗体固定化方法是直接或通过双功能试剂使抗体分子上的自由氨基、羟基基团与活化的固相载体共价结合。常用的双功能试剂包括溴化氰、1,4-丁二醇环氧丙氧酯、二乙烯砜、碳酰二咪唑、三氯乙烷磺酰氯、氢化琥珀酰亚胺等。由于抗体分子上的自由氨基和双功能试剂的共价结合具有随机性,某些抗体分子的活性位点会被封闭,使固定化抗体的活性与在溶液中自由抗体的活性相比有较大损失。为避免这种情况,实际操作中可采用定向固定的方法来避免固定化过程中抗体空间取向的随意性,减少活性损失。

(2)固相载体:固相载体材料的选择是影响柱性能的重要条件之一,常用的固相载体主要是琼脂糖、纤维素、聚合物(如聚甲基丙烯酸酯衍生物、乙烯或聚苯乙烯亲水性有机聚合物等)、硅藻土、玻璃珠等化学材料。通常来说,用于固定化抗体的载体材料具有化学和生物稳定性,机械强度大,颗粒均匀,孔径大($5 \sim 400$ nm),亲水性强,表面容易连接—NH_2、—$COOH$、—OH 等活性基团,耐压,可与 HPLC 等仪器在线联用等特点。

（六）免疫萃取步骤

免疫萃取包括免疫亲和柱的平衡、目标物的免疫结合、非特异性吸附的冲洗、目标物洗脱四个基本步骤（图10-16）：

（1）免疫亲和柱的平衡：免疫亲和柱在使用前首先要进行初始化预平衡，除去残留在免疫萃取柱中可能会对萃取效果造成干扰的化学试剂及其代谢产物。一般处理方法是用5倍柱床体积的洗脱缓冲液和同样体积的吸附缓冲液冲洗免疫萃取柱。

（2）目标物的免疫结合：预平衡完成以后，根据免疫反应特点，将样品溶液的pH值调节为中性左右（pH=5~8），然后通过免疫萃取柱，溶液中的分析物与抗体结合而被截留在柱中，其他物质大部分随溶液流出。在这个过程中，为抑制非特异性吸附，可通过限制免疫吸附剂的用量、选择适宜的样品萃取和冲洗缓冲条件（pH值和离子强度）、避免使用高取代免疫吸附剂等方法减少非特异性吸附。

（3）非特异性吸附的冲洗：一般来说，非特异性吸附难以完全避免，可以通过冲洗的方式进一步去除。操作方法是在免疫萃取柱中加入样品之后，用干净的溶液或缓冲液冲洗免疫萃取柱。冲洗不仅可以清除免疫吸附剂的空隙体积，还可以除去与免疫吸附剂非特异性结合的因子。

（4）目标物洗脱：目标物被免疫亲和柱选择性吸附后，需要用洗脱溶液冲洗亲和柱，使目标物与抗体解离，然后被收集或直接在线进入HPLC等分离和检测系统，进行分析测定。洗脱液应能在用量尽可能少的情况下有效地使目标化合物与抗体解离，并且对抗体活性的损害尽可能小。

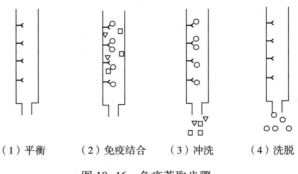

（1）平衡　　（2）免疫结合　　（3）冲洗　　（4）洗脱

图10-16　免疫萃取步骤

二、核酸适配体

（一）概述

使用配体对目标物进行分离、提取是一种可行的方法。陈伟等人利用核酸适配体可以对目标物进行特异性识别这一特性，从待测样品中对目标物进行提取并对目标物进行检测。本质上，核酸适配体是利用体外筛选技术——指数富集的配体系统进化技术（systematic evolution of ligands by exponential enrichment，SELEX），从核酸分子文库中筛选得到的一段寡核苷酸序列(DNA 或 RNA)。核酸适配体能与多种目标物质高特异性、高选择性地结合,被人们比喻为"化学抗体"。经过 10 多年的迅速发展和不断完善,人们已经应用 SELEX 技术成功地筛选出很多种可以特异性结合目标物的核酸适配体,用于识别蛋白质、重金属离子、氨基酸和小分子毒素等多种物质,其作为免疫抗体的替代物在分析化学领域显示出很大的优势。

(二)核酸适配体筛选原理

SELEX 技术的出现源于人们对核酸与蛋白质相互作用的深入研究,由于核酸序列每个碱基位置上的碱基种类均有 A、C、G 或 T 四种可能性,因此在一级结构上存在着大量不同核苷酸顺序的排列组合。在碱基互补配对、静电作用、氢键作用、疏水堆积作用等作用下,随机寡核苷酸自身可发生适应性折叠,形成稳定的茎环(stem-loop)、凸环(bulge)、假结(pseudo knot)、G-四联体(G-quadruplex)、口袋(pocket)等三维空间结构。这些三维结构能进一步通过范德华力、氢键作用、静电作用和形状匹配等各种相互作用,对特定物质表现出高特异性的结合作用,与蛋白质、有机物,甚至金属离子等形成稳定的复合物,成为这种物质的特异性识别适配体。

(三)核酸适配体筛选方法

SELEX 筛选技术的基本原则是,首先在体外化学合成一个单链寡核苷酸文库并与靶物质混合,在形成靶物质—核酸复合物后对其进行分离,并洗脱与靶物质结合的核酸,然后以此核酸分子为模板进行 PCR 扩增,得到下轮筛选的次级文库。经过数轮反复筛选与扩增,即可获得高亲和力与高特异性的核酸链。最后对寡聚核苷酸进行克隆、测序。一般通过几轮的反复扩增筛选即可得到与目标分子特异性结合的核苷酸序列。DNA 适配体与 RNA 适配体的筛选过程虽然有一点不同,但一般都包括以下几个步骤:

(1)通过人工合成,建立库容量在 $10^{14} \sim 10^{15}$ 的 dsDNA 随机序列库,每条序列由两端的恒定区和中间的随机区组成,恒定区用于后续 PCR 扩增,随机区由序列长度为 30~40 nt 的随机序列构成。使用 RNA 文库时,需在随机序列的一端恒定区加入噬菌体 T7 启动子使 DNA 文库转录成 RNA 文库。

(2)在特定条件下,靶物质与核酸文库混合孵育,得到靶物质—核酸复合体。再通过亲和层析、聚丙烯酰胺凝胶电泳及纤维膜过滤等分离技术,将靶物质—核酸复合物与未结合的序列分开。

(3)将筛选得到的靶物质—核酸复合物进行分离,洗脱得到的核酸链进行 PCR 扩增,产生次级文库,用于下一轮筛选。若筛选对象为 RNA,则需先反转录为 DNA,然后扩增成为 dsDNA 并进行体外转录和下一轮筛选,筛选的次数由文库的类型和每次循环所得特异性序列的富集程度决定。

(四)核酸适配体的特点

作为亲和配体,核酸适配体与免疫抗体相比,在筛选制备、稳定性及应用等方面都显示出独特的优点,可克服免疫抗体在亲和萃取中的局限性。

（1）体外筛选：适配体的筛选是通过体外温育、分离和扩增等步骤完成的，故批间差异小，具有极高的精确性、重复性和纯度。不仅筛选周期短，而且其特性可随需要发生相应改变。抗体则需要在动物体内产生，易出现批次差异，抗体和抗原的识别则是在非生理条件下进行的。

（2）目标范围更广：理论上，只要核苷酸库的多样性足够丰富，任何靶分子都可以通过 SELEX 筛选出对应的适配体。而抗体的筛选需要免疫动物，会受到免疫原性、机体耐受性等多种因素限制。

（3）亲和力高：核酸适配体和目标物的解离常数（K_d）可达到 nmol/L 甚至是 pmol/L 级，其亲和力及特异性与抗体相当。此外，体外筛选过程可以得到亲和力可调的适配体，可以满足应用中在亲和力上的不同需求。

（4）可以对性能进行改进：在已有适配体分子的基础上可筛选出亲和力和特异性更好的适配分子。其基本原理是在已有的适配体分子基础上产生一个包括初始适配体分子的各种变异的偏倚库，进行二次筛选。而在单克隆抗体制备技术中，无法对抗体进一步改性。如果获得的抗体效果不理想，需要重新制备单克隆抗体。

（5）稳定性好：适配分子的性质是可逆的，高温变性后可以很快地在低温复性，可以长期保存并可在常温下运输。相比之下，抗体对温度十分敏感，易发生不可逆变性，而且其储存条件也要求较高。

（6）易于标记：在合成过程中，各种信号分子和功能基团能够很容易地被精确标记到适配分子上的特定部位，也容易固定化在载体表面，覆盖率高；而抗体的标记及固定化方法十分有限。

核酸适配体在亲和分离技术应用也存在着一些不足。目前为止，筛选出的适配体数目有限，部分 RNA 适配体不太稳定。加之一些目标物的适配体并不容易通过 SELEX 技术获得，所以目前可利用核酸适配体进行亲和分析和分离的目标物还不够丰富。不仅如此，核酸适配体的非特异性吸附问题不容忽视。在中性条件下核酸适配体自身带有负电荷，会通过静电引力与带有正电荷的物质产生非特异性相互作用，会对样品的分离产生影响。特别是面对复杂样品时，这种干扰就更难以避免。此外，由于核酸酶会降解核酸适配体，因此在储存和应用适配体时还应避免核酸酶的存在。

参考文献

［1］焦奎，张书圣. 酶联免疫分析技术及应用［M］. 北京：化学工业出版社，2004，2.

［2］赵永芳. 生物化学技术原理及应用［M］. 北京：科学出版社，2015，3.

［3］张文学. 免疫学实验技术［M］. 北京：科学出版社，2007.

［4］毕长红. 常用血清学诊断方法之凝集反应［M］. 疾病防控，2019.

［5］朱立平，陈学清. 免疫学常用实验方法［M］. 北京：人民军医出版社，2000.

［6］陶义训. 免疫学和免疫学检验［M］. 北京：人民卫生出版社，1989.

［7］朱忠勇. 实用医学检验学［M］. 北京：人民军医出版社，1992.

［8］林清华. 免疫学实验［M］. 武汉：武汉大学出版社，1999.

［9］朱俭，曹凯鸣，周润琦，等. 生物化学实验［M］. 上海：科学技术出版社，1981.

［10］沈倍奋. 单克隆抗体技术在生物化学中的应用［M］. 生物化学与生物物理进展，1984.

［11］李勇，郑武飞. 单克隆抗体亲和层析技术［M］. 生物化学与生物物理进展，1986.

［12］张先恩. 生物传感技术原理与应用［M］. 长春：吉林科学技术出版社，1991.

［13］杨廷彬. 实用免疫学［M］. 长春：长春出版社，1994.

［14］姜泊. 分子生物学常用实验方法［M］. 北京：人民军医出版社，1997.

［15］贾宇峰，林秋霞，郭尧君，等. 蛋白质双向电泳图谱分析［M］. 生物化学与生物物理进展，2001.

［16］蔡武城，李碧羽，李玉民. 生物化学实验技术教程［M］. 上海：复旦大学出版社，1983.

［17］贾林花，黄长晖，傅继梁. 基因免疫和蛋白质免疫制备抗血清［J］. 生物化学与生物物理学报，1998.

［18］兰彦，钱小红，贺福初，等. 蛋白质组分析中蛋白质分步提取方法的建立［J］. 生物化学与生物物理进展，2001：28（3）.

［19］杨宝清. 现代传感器技术基础［M］. 中国铁道出版社，2001.

［20］胥传来，王利兵. 食品免疫化学与分析［M］. 科学出版社，2009.

［21］王延华，李官成，Xin-Fu Zhou. 抗体理论与技术［M］. 科学出版社，2005.

［22］杨文胜，高明远，白玉白，等. 纳米材料与生物技术［M］. 化学工业出版社，2005.

［23］VISCONTI A，PASCALE M，CENTONZE G. J. Chromatogr. A，2000，888：321.

［24］吴玉晗，陈伟. 侧向免疫层析快速检测牛奶中四环素和青霉素［J］. 食品科学，2020：1-10.

［25］ZHONG，Y H.，CHEN Y J.，YAO L，et al. Gold nanoparticles based lateral flow immunoassay with largely amplified sensitivity for rapid melamine screening［J］. Microchim Acta，2016，183（6）：1989-1994.

［26］CHEN W，CAI F，WU Q，et al. Prediction，evaluation，confirmation，and elimination of matrix effects for lateral flow test strip based rapid and on-site detection of aflatoxin B1 in tea soups［J］. Food Chem，2020，328：127081.

［27］李成文. 现代免疫化学技术［M］. 上海：上海科学技术出版社，1992.

［28］J. 萨姆布鲁克，等. 分子克隆实验指南［M］. 2版 北京：科学出版社，1996.

［29］TUERK C，GOLD L. Systematie volution of lgnds by expnentia eicmet. RNMA lgands to bacteriophage T4 DNA polymerase. Science，1990，249（4968）：505-510.

［30］ELINGON A D，SZOSTAK J w. In viro slection of RNA molecules that bind speifice ligands［J］. Nature，1990，346（6287）：818-822.

［31］CHEN W，YAN C，CHENG L. et al. An ultrasensitive signal-on electrochemical aptasensor for ochratoxin A determination based on DNA controlled layer-by-layer assembly of dual gold nanoparticle conjugates［J］. Biosens Bioelectron，2018，117，845-851.

［32］CHEN W，TENG J，YAO L，et al. Selection of specific DNA aptamers for hetero-sandwich-based colorimetric determination of *Campylobacter jejuni* in food［J］. J Agr Food Chem，2020，68：8455-8461.

［33］ROBERTSON D L. JOVE G E. Selection in viro of an RNA enymne thet pefll deves single-stranded DNA［J］. Nature，1990，344（6265）：467-468.

［34］TUERK C GOLD L Systematie volution of lgnds by expnentia eicmet. RNMA lgands to bacteriophage T4 DNA polymerase［J］. Science，1990 249（4968）：505-510.

［35］ELINGON A D，SZOSTAK J W. *In viro* selection of RNA molecules that bind speifice ligands［J］. Nature，1990，346（6287）：818-822.

［36］JAYASENA SD. Aptamers：an emerging class of molecules that rival antibodies in diagnostics［J］. Clin Chem，1999，45（9）：1628-1650.

［37］NIEUWLANDT D，WECKER M，GOLD L，et al. In vitro selection of RNA ligands to substance［J］. Biochemistry，1995，249（16）：5651-5659.

［38］SCHURER H，STEMBERA K，KNOLL D，et al. Aptamers that bind to the antibiotic moenomycin A［J］. Bioorg Med Chem，2001，92（10）：2557-2563.

［39］JENISON R D，GILLl SC，PARDI A，et al. High-resolutionmolecular discrimination by RNA［J］. Science，1994，263（5152）：1425-1429.

［40］SCHNEIDER D J，FEIGON J，HOSTOMSKY Z，et al. High-affinity ssDNA inhibitors of the reverse transcriptase of type Ⅰ human immunodeficiency virus［J］. Biochemistry，1995，34（29）：9599-9610.

［41］SHANG DH，LI Y，TANG Z w，et al. Aptamers evolved from live cells as efective molecular probes for Cancer study［J］. Proc. Natl Acad Sci USA，2006，103：11838-11843.

［42］游勇，鞠荣. 重金属对食品的污染及其危害［J］. 学术交流，2007（2）：102-105.

［43］蔡云升，同液萃取及其在食品工业中的应用［J］. 上海轻工业高等专科学校学报，1997.

［44］赵强，乐晓春. 核酸适配体亲和色谱的研究进展［J］. 色谱，2009，27（5）：556-565.

第十一章　食品超敏反应

内容提要

　　超敏反应和食物过敏是机体的有害免疫反应,直接影响人体健康。本章主要介绍超敏反应的发生机制,常见的食品过敏原、发病机理及预防措施。

教学目标

　　1.掌握超敏反应的类型、发生机制。

　　2.掌握食物过敏和易引起食物过敏的食物及其过敏机理。

　　3.了解食物过敏的治疗与预防。

思考题

　　1.什么是超敏反应? 它与机体免疫反应有何关系?

　　2.超敏反应可分为哪些种类? 它们的发生机制、常见临床症状是什么?

　　3.各型超敏反应的比较及其防治原则是什么?

　　4.常见的过敏食物种类及其过敏原的特点是什么?

　　5.食品中过敏原分析检测的意义与方法是什么?

　　6.食物过敏反应的机理是什么? 主要影响因素有哪些?

　　7.食物过敏的诊断、防治原则是什么?

第一节　概述

　　超敏反应俗称变态反应(allergy)或过敏反应(anaphylaxis),是指机体对某些抗原初次应答后,再次接受相同抗原刺激时,发生的一种以机体生理功能紊乱或组织细胞损伤为主的特异性免疫应答。超敏反应实质上是异常或病理性的免疫应答。

一、发生机制

　　超敏反应是异常的、过高的免疫应答,即机体与抗原性物质在一定条件下相互作用,产生致敏淋巴细胞或特异性抗体,如与再次进入的抗原结合,可导致机体生理功能紊乱和组织损害的免疫病理反应,又称变态反应。引起超敏反应的抗原性物质叫过敏原(allergen)。它可以是完全抗原(异种动物血清、组织细胞、微生物、寄生虫、植物花粉、兽类皮毛等),也可以是半抗原(如青霉素、磺胺、非那西汀等药物,或生漆等低分子物质);可以是外源性的,也可以是内源性的。超敏反应的临床表现多种多样,可因变应原的性质、进入机体的途径、参与因素、发生机制和个体反应性的差异而不同。发生机制如图 11-1 所示:

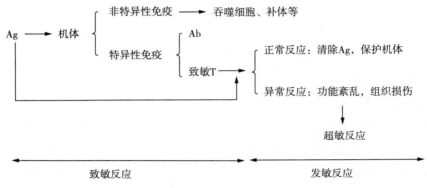

图 11-1　超敏反应发生机制

超敏反应的本质是特异性免疫应答,因此遵循免疫应答的规律,具有特异性、记忆性,有初次应答和再次应答。

二、超敏反应的分型

根据超敏反应的发生机制,通常分为Ⅳ型。前Ⅲ型由抗体介导,第Ⅳ型为细胞免疫介导。临床上发生的超敏反应常见两型或三型并存,以一种为主。而一种抗原在不同条件下可引起不同类型的超敏反应。超敏反应的类型见表 11-1。

表 11-1　超敏反应的类型

特性	类型			
	Ⅰ型超敏反应 (速发型)	Ⅱ型超敏反应 (细胞毒型)	Ⅲ型超敏反应 (免疫复合物型)	Ⅳ型超敏反应 (迟发型)
抗体	IgE	IgG、IgM	IgG、IgE	—
抗原	外源性	细胞表面	可溶性	细胞内
反应时间	15~30 min	min~hrs	3~8 h	48~72 h
介导因素	抗体	抗体	抗体	Tc
组织学	肥大细胞、嗜(碱)酸性粒细胞	抗体和补体	中性粒细胞和补体	单核细胞和淋巴细胞
表现	风团及潮红	细胞溶解与坏死	红斑和水肿	红斑和硬化

第二节　各型超敏反应

一、Ⅰ型超敏反应——速发型超敏反应

致敏机体再次接触相应变应原时所发生的急性超敏反应,如临床常见的过敏性哮喘、青霉素引起的过敏性休克等均属Ⅰ型超敏反应。其基本特点是发生快,消失快,有明显的个体差异和遗传背景。其发生机制是由结合在肥大细胞、嗜碱性粒细胞上的 IgE 与再次接触的变应原结合后导致肥大细胞和嗜碱性粒细胞脱颗粒,释放一系列生物活性物质,导致机体生理功能紊乱,通常无组织细胞损伤。

(一)参与的变应原

变应原可以是异种抗原、同种异型抗原、自身抗原、异嗜性抗原。引起Ⅰ型超敏反应的变应原特征是能够选择性地激活 Th2 细胞及 B 细胞,诱导机体产生特异性 IgE 型抗体应答。诱发过敏性应答的剂量极小,天然变应原多为小分子可溶性蛋白质,可溶性程度高,易通过空气传播。某些变应原具有蛋白酶活性,能损伤黏膜,比其他变应原更易进入机体。常见的变应原有:

(1)吸入物变应原:有机尘土、螨、花粉、动物皮毛及真菌等;

(2)食物变应原:主要为动物蛋白(鱼、蛋、乳等),少数植物性食物也可引起超敏反应;

(3)药物变应原:抗生素(青霉素、磺胺类)、麻醉剂、生物制品(血液制品、酶制剂);

(4)接触物变应原:油漆等化工制剂、塑料及橡胶等;

(5)职业性变应原:可引起职业性过敏性哮喘和职业性皮肤炎,常见的有蚕丝、木尘、粮尘、麻尘等。

(二)参与的免疫细胞

(1)效应细胞:肥大细胞、嗜碱性粒细胞。这两种细胞表面均具有高亲和性的 IgE Fc 受体(FcεRⅠ),可与 IgE 的 Fc 片段结合。同时这两种细胞的胞质内均含有大量嗜碱性颗粒,其内含有丰富的生物活性物质,如组胺。肥大细胞存在于皮肤、消化道及呼吸道黏膜的结缔组织中,嗜碱性粒细胞存在于外周血中,在刺激下进入局部组织,被变应原激活后可释放出生物活性介质(白三烯、组胺等)。

(2)负反馈调节细胞:嗜酸性粒细胞。主要分布于呼吸道、消化道和泌尿生殖道黏膜组织,被一些细胞因子作用后可表达高亲和性 FcεRⅠ,激活后嗜酸性粒细胞可直接吞噬、清除肥大细胞和嗜碱性粒细胞释放的颗粒,释放一系列酶灭活生物活性介质。一类介质是具有毒性作用的颗粒蛋白及酶类物质,可杀伤寄生虫和病原微生物;另一类介质与肥大细胞和嗜碱性粒细胞释放类似。

（三）参与的免疫分子——抗体

参与 Ⅰ 型超敏反应的抗体以 IgE 为主，IgG4 也可参与。IgE 由变应原入侵部位黏膜固有层中浆细胞产生，对同种组织细胞具有亲嗜性，其 Fc 段可与肥大细胞和嗜碱性粒细胞表面的 FcεR Ⅰ 结合。

（四）参与的生物活性介质及生物效应

肥大细胞和嗜碱性粒细胞产生的介质有两类，即细胞内预先储备的介质，包括组胺、激肽原酶等；受刺激后细胞新合成的介质包括白三烯（LTs）、前列腺素 D_2（PGD_2）、血小板活化因子（PAF）和多种细胞因子等。参与 Ⅰ 型超敏反应的生物活性介质如表 11-2 所示。

表 11-2　参与 Ⅰ 型超敏反应的生物活性介质

介质种类	介质	生物学效应
颗粒内储存的介质	组胺	是引起速发相反应的介质，作用十分短暂。细血管扩张、增加其通透性，平滑肌痉挛，腺体分泌增加，引起痒感
	激肽原酶	使血浆中激肽原变为缓激肽，扩张毛细血管，增加其通透性，平滑肌收缩，引起痛感
	嗜酸粒细胞趋化因子	能趋化嗜酸粒细胞，吸引嗜酸性粒细胞在反应局部聚集
新合成的介质	白三烯（LTs）	是引起迟发相反应时支气管持续痉挛的主要介质，支气管平滑肌强烈持久收缩导致痉挛，且其作用不能被抗组胺药物阻断
	前列腺素 D_2（PGD_2）	可使支气管平滑肌收缩，毛细血管扩张，双向调节组胺释放：低浓度促进，高浓度抑制
	血小板活化因子（PAF）	凝聚、活化血小板，使其释放组胺和 5-羟色胺，致毛细血管扩张和通透性增加
	细胞因子	主要有 IL-4、IL-5、IL-6 及 IL-13 等，可分别促进 Th2 细胞应答和 B 细胞发生 IgE 类别转换等

（五）反应过程

（1）机体致敏阶段：变应原通常经呼吸道、消化道黏膜和皮肤初次入侵过敏体质机体，刺激机体产生针对变应原的特异性 IgE。该抗体 Fc 段与肥大细胞和嗜碱性粒细胞上 Fc 受体（FcεR）结合，形成致敏的肥大细胞和嗜碱性粒细胞，使机体处于对该变应原的致敏状态。此状态可维持半年至数年不等。

（2）发敏阶段：致敏机体再次接触同一变应原，则变应原与体内早已存在的致敏肥大细胞或嗜碱性粒细胞表面两个相邻的特异性 IgE 分子交联结合，使胞膜发生一系列生化反应，使致敏细胞脱颗粒，释放储存的介质，同时合成新的介质。这些生物活性介质作用于抗原入侵部位组织器官,使毛细血管通透性增加,平滑肌收缩、痉挛,腺体分泌增加,产生一系列症状,如呼吸道过敏反应,可表现为过敏性哮喘、过敏性鼻炎;消化道过敏反应表现为呕吐、腹痛、腹泻;皮肤过敏反应可表现为荨麻疹、血管性水肿。如全身毛细血管扩张,引起血压下降,则表现为急性的过敏性休克,如不及时抢救则有生命危险。Ⅰ型超敏反应发生机制见图11-2。

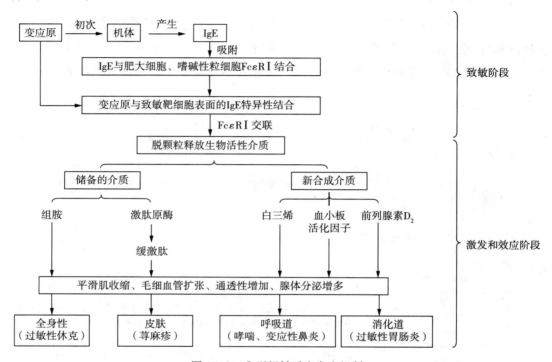

图 11-2　Ⅰ型超敏反应发生机制

(六)Ⅰ型超敏反应的负反馈调节

主要依靠嗜酸性粒细胞。其作用有以下两个方面:

(1)直接吞噬、降解肥大细胞和嗜碱性粒细胞释放的颗粒。

(2)释放一系列酶破坏生物活性介质,包括组胺酶灭活组胺、芳基硫酸酯酶灭活白三烯、磷脂酶D灭活血小板活化因子等。

(七)常见Ⅰ型超敏反应性疾病及预防

(1)过敏性休克:① 药物过敏性休克:以青霉素引起的多见(青霉素过敏性休克机制见图11-3),碘剂、麻醉剂等也可引起。青霉素降解产物青霉烯酸和青霉噻唑醛酸作为半抗原与体内组织蛋白结合构成变应原。预防措施包括提高青霉素质量、使用前新鲜配制、注射前皮试等;② 血清过敏性休克:由再次使用免疫血清,如破伤风抗毒素、白喉抗毒素血清引起。纯化免疫血清、使用前皮试可避免这类反应发生。若皮试阳性者仍需应用,则应采取脱敏注射。

(2)过敏性哮喘、过敏性鼻炎:常由花粉(花粉过敏机制见图11-4)、尘螨、动物皮屑、霉菌孢子等引起,应尽量避免接触变应原,如无法避免,可采用减敏疗法。

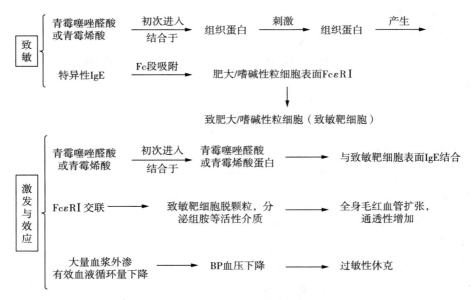

图 11-3　青霉素过敏性休克的发生机制

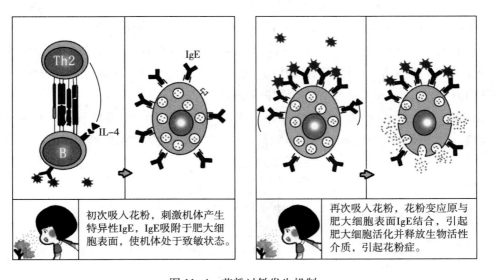

图 11-4　花粉过敏发生机制

（3）过敏性胃肠炎:某些过敏体质的小儿食入动物蛋白,如鱼、虾、牛奶、鸡蛋等出现呕吐、腹痛和腹泻等症状。

（4）荨麻疹、血管性水肿:可由药物、食物、花粉、肠道寄生虫,甚至冷、热刺激引起。

二、Ⅱ型超敏反应——细胞毒型超敏反应

由 IgG 或 IgM 类抗体与靶细胞表面相应抗原结合后,在补体、吞噬细胞和 NK 细胞作

用下,引起的以细胞溶解或组织损伤为主的病理性免疫反应,又称细胞毒型超敏反应。参与Ⅱ型超敏反应的主要成分如下:

(一)甘敏原

(1)自身组织细胞表面抗原,如血型抗原、自身细胞变性抗原、暴露的隐蔽抗原、与病原微生物之间的共同抗原等。

(2)吸附在组织细胞上的外来抗原或半抗原,如药物(青霉素、甲基多巴)、细菌成分、病毒蛋白等。

(二)靶细胞/组织

血细胞、肾小球基底膜、心瓣膜、心肌细胞等。

(三)参与的免疫分子

(1)抗体 IgG、IgM。

(2)补体。

(四)靶细胞损伤机制

当体内相应抗体与细胞表面的抗原结合后,可通过以下三条途径杀伤带有抗原的靶细胞。Ⅱ型超敏反应发生机制见图 11-5。Ⅱ型超敏反应组织损伤机制见图 11-6。

(1)激活补体:靶细胞上的抗原和体内相应抗体 IgG、IgM 结合后,通过经典途径激活补体,最终在靶细胞膜表面形成膜攻击复合物,造成靶细胞因膜损伤而裂解。

(2)调理吞噬作用:抗体 IgG 结合靶细胞表面抗原后,其 Fc 段与巨噬细胞、NK、中性粒细胞表面的 Fc 受体结合,增强其吞噬作用。IgM 与靶抗原结合后可通过激活补体,再以补体 C3b 与巨噬细胞表面 C3b 受体结合发挥调理作用。

(3)ADCC 效应:在抗体 IgG 和 IgM 介导下,IgG 与具有 IgG Fc 受体和补体 C3b 受体的巨噬细胞、NK 细胞等结合,释放蛋白水解酶、溶酶体酶等,使固定组织溶解破坏。

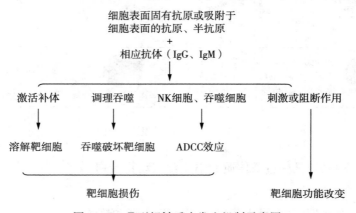

图 11-5　Ⅱ型超敏反应发生机制示意图

(五)常见的Ⅱ型超敏反应性疾病和预防

(1)输血反应:可由 ABO 血型不合和 Rh 血型不合的输血引起红细胞溶解。HLA 型不

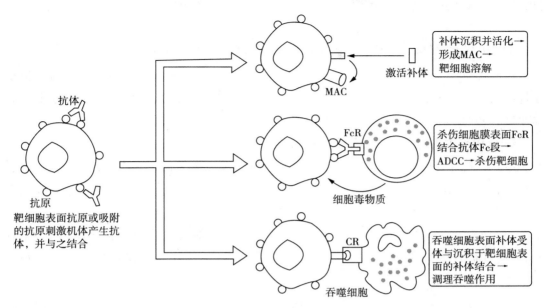

图 11-6 Ⅱ型超敏反应组织损伤机制示意图

同的输血可使体内产生抗白细胞、血小板抗体,产生非溶血性输血反应。通过血型鉴定选择同型血输入可避免 ABO 血型不合的输血反应。

(2)新生儿溶血症:主要见于母子间 Rh 血型不合的第二胎妊娠。血型为 Rh 阴性的母亲因流产或分娩过 Rh 阳性的胎儿时,Rh 阳性 RBC 进入体内产生了抗 Rh 抗体(IgG 类),当她再次妊娠 Rh 阳性的胎儿时,母体内的抗 Rh 抗体可通过胎盘进入胎儿体内,与胎儿 Rh 阳性 RBC 结合,通过激活补体和调理吞噬,使胎儿 RBC 溶解破坏,引起流产或新生儿溶血。若该母亲曾接受过输血则第一胎胎儿也可发生溶血。预防:分娩 Rh 阳性胎儿 72 h 内给母体注射 Rh 抗体(抗 D 抗体),预防再次妊娠 Rh 阳性胎儿发生新生儿溶血症。母子 ABO 血型不符也可引起新生儿溶血症,见于 O 型血母亲生 A、B、AB 型胎儿。目前无有效预防措施。

(3)自身免疫性溶血性贫血:由于感染或某些药物引起的红细胞表面抗原改变,导致体内产生抗红细胞抗体,与红细胞表面抗原结合后激活补体或巨噬细胞引起红细胞溶解。

(4)药物过敏性血细胞减少症:外来药物半抗原结合在血细胞上成为完全抗原后刺激体内产生相应抗体,与血细胞表面抗原结合后激活补体或巨噬细胞造成血细胞损伤,可表现为溶血性贫血、粒细胞减少、血小板减少。

(5)链球菌感染后肾小球肾炎:由 A 族链球菌与肾小球基底膜存在的共同抗原或因链球菌感染改变肾小球基底膜,产生自身抗原引起。

(6)急性风湿热:链球菌感染后,体内抗链球菌胞壁蛋白抗体与心肌细胞上的共同抗原结合,引起心肌炎。

三、Ⅲ型超敏反应——免疫复合物型、血管炎型超敏反应

可溶性抗原与相应抗体(主要 IgG、IgM)结合形成中等大小的可溶性免疫复合物沉积于局部或全身毛细血管基底膜后,通过激活补体系统,吸引白细胞和血小板聚集,引起以充血水肿、中性粒细胞浸润、组织坏死为主要特征的病理性免疫应答。

(一)中等大小的可溶性免疫复合物的形成和沉积

颗粒性抗原与抗体形成的大分子免疫复合物可被吞噬细胞吞噬清除。可溶性小分子免疫复合物在通过肾脏时可被滤过清除。只有中等大小的可溶性免疫复合物可在血流中长期存在,并在一定条件下沉积。引起沉积的原因主要有:

(1)血管活性胺等物质的作用:免疫复合物可直接吸附血小板,使之活化释放血管活性胺;或通过激活补体,产生 C3a、C5a 片段,使嗜碱性粒细胞脱颗粒释放血管活性胺,造成毛细血管通透性增加。

(2)局部解剖和血流动力学因素:免疫复合物在血流中循环,遇到血流缓慢、易产生涡流、毛细血管内压较高的区域,如肾小球基底膜和关节滑膜,则易于沉积并嵌入血管内皮细胞间隙之中。

(二)免疫复合物沉积后引起的组织损伤

主要由补体、中性粒细胞和血小板引起。

(1)补体作用:免疫复合物经过经典途径激活补体,产生 C3a、C5a、C567 等过敏毒素和趋化因子,使嗜碱性粒细胞和肥大细胞脱颗粒,释放组胺等炎症介质,造成毛细血管通透性增加,导致渗出和水肿,并吸引中性粒细胞在炎症部位聚集、浸润。膜攻击复合物可加剧细胞损伤。

(2)中性粒细胞作用:中性粒细胞浸润是Ⅲ型超敏反应的主要病理特征。局部聚集的中性粒细胞在吞噬免疫复合物的过程中,释放蛋白水解酶、胶原酶、弹性纤维酶和碱性蛋白等,使血管基底膜和周围组织损伤。

(3)血小板作用:免疫复合物和补体 C3b 可使血小板活化,释放血管活性胺,导致血管扩张、通透性增加,引起充血和水肿;同时血小板聚集,激活凝血机制,可在局部形成微血栓,造成局部组织缺血,进而出血,加重局部组织细胞的损伤。

Ⅲ型超敏反应发生机见图 11-7。

(三)常见的Ⅲ型超敏反应性疾病

(1)局部免疫复合物病:如 Arthus 反应及类 Arthus 反应。前者见于实验性局部Ⅲ型超敏反应;后者见于胰岛素依赖型糖尿病患者局部反复注射胰岛素后刺激机体产生相应 IgG 抗体,再次注射胰岛素即可在注射局部出现红肿、出血和坏死等类似 Arthus 反应的现象。

(2)全身免疫复合物病:

①血清病:通常在初次接受大剂量抗毒素(马血清)1~2 周后,出现发热、皮疹、关节肿

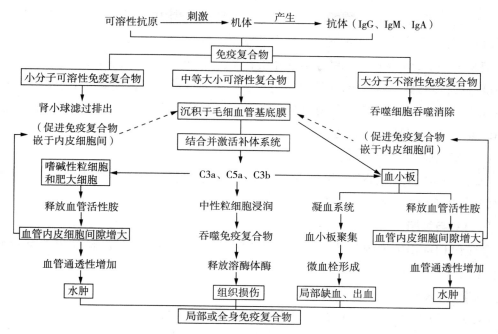

图 11-7　Ⅲ型超敏反应发生机制示意图

痛、全身淋巴结肿大、荨麻疹等症状。主要是体内马血清尚未清除就产生了相应抗体,两者结合形成中等大小的可溶性循环免疫复合物所致。该病为自限性疾病,停用抗毒素后可自然恢复。

②链球菌感染后肾小球肾炎:一般发生于 A 族溶血性链球菌感染后 2~3 周,由体内产生的相应抗体与链球菌可溶性抗原,如 M 蛋白结合后沉积在肾小球基底膜所致。其他病原体如乙肝病毒、疟原虫等感染也可引起免疫复合物型肾炎。

③慢性免疫复合物病:如系统性红斑狼疮、类风湿性关节炎等。系统性红斑狼疮是由于患者体内持续存在变性 DNA 及抗 DNA 抗体形成的免疫复合物,沉积在肾小球、肝脏、关节、皮肤等部位血管壁,激活补体和中性粒细胞引起的多脏器损伤。类风湿性关节炎是由自身变性的 IgG 分子作为自身抗原,刺激机体产生抗变性 IgG 的自身抗体(IgM 类为主,临床上称类风湿因子),两者结合形成免疫复合物,反复沉积在小关节滑膜,引起类风湿性关节炎。

④过敏性休克样反应:见于临床上用大剂量青霉素治疗梅毒、钩端螺旋体病时出现的与过敏性休克相同的临床表现。但两者发生机制不同,过敏性休克样反应无 IgE 参与,是由于梅毒螺旋体和钩端螺旋体被大量杀死后,其可溶性抗原与抗体形成大量的循环免疫复合物激活补体,产生大量过敏毒素,激发肥大细胞和嗜碱性粒细胞脱颗粒,释放血管活性胺类物质,引起血管通透性增高,血压下降,导致过敏性休克。

四、Ⅳ型超敏反应——迟发型超敏反应

由效应 T 细胞与相应致敏原作用引起的以单个核细胞(巨噬细胞、淋巴细胞)浸润和

组织细胞变性坏死为主的炎症反应。其主要特点是：①发生慢，接触变应原后24~72 h发生，故称迟发型超敏反应；②Ⅳ型超敏反应的发生与抗体、补体无关，而与效应T细胞和吞噬细胞及其产生的细胞因子和细胞毒性介质有关；③Ⅳ型超敏反应的发生和过程基本同细胞免疫应答，无明显个体差异，在抗感染免疫清除抗原的同时损伤组织。由于是针对胞内寄生菌（结核杆菌、麻风杆菌、布氏杆菌）、真菌和病毒等产生的细胞免疫同时伴随的细胞损伤，所以也称为传染性超敏反应。

（一）变应原

胞内寄生菌、某些病毒、寄生虫、化学物质，如染料、油漆、农药、二硝基氯/氟苯、化妆品等，某些药物如磺胺、青霉素等。

（二）参与细胞

效应性 CD4$^+$Th1 细胞和效应性 CD8$^+$Tc 细胞。另外，NK 细胞、巨噬细胞也参与炎症反应。

（三）发生机制

（1）T细胞致敏：抗原经 APC 加工处理后，以抗原肽—MHC Ⅱ类或 Ⅰ类分子复合物的形式提呈给具有相应抗原识别受体的 Th 细胞和 Tc 细胞，使之活化、增殖、分化、成熟为效应 T 细胞，即炎性 T 细胞（Th1 细胞）和致敏 Tc 细胞。

（2）致敏 T 细胞产生效应：当致敏 T 细胞再次遇到相应抗原刺激后，炎性 T 细胞可通过释放 TNF-β、IFN-γ 和 IL-2 等细胞因子，激活巨噬细胞和 NK 细胞，引起单个核细胞浸润为主的炎症反应。致敏 Tc 细胞则通过释放穿孔素和蛋白酶，直接破坏抗原特异性的靶细胞，引起组织坏死。

Ⅳ型超敏反应的发生机制示意图见图 11-8。

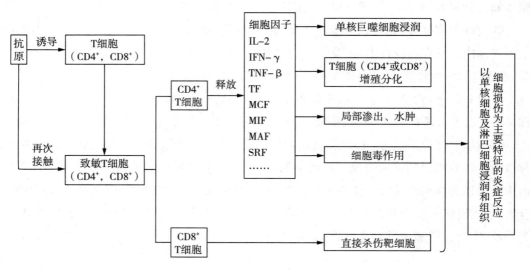

图 11-8　Ⅳ型超敏反应的发生机制示意图

（四）常见Ⅳ型超敏反应性疾病

（1）传染性超敏反应：由胞内寄生菌（结核杆菌、麻风杆菌等）、病毒、真菌等引起的感染，可使机体在产生细胞免疫的同时产生迟发型超敏反应，如结核病人肺部空洞的形成、干酪样坏死、麻风病人皮肤的肉芽肿形成，以及结核菌素反应等均是由Ⅳ型超敏反应引起的组织坏死和单核细胞浸润性炎症。

（2）接触性皮炎：某些过敏体质的人经皮肤接触某些化学制剂而致敏。当再次接触这些变应原时，24 h后接触部位的局部皮肤可出现红肿、皮疹、水泡，严重者甚至出现剥脱性皮炎。

五、四型超敏反应比较及防治方法

（一）各型超敏比较与相互关系

超敏反应发生机制非常复杂，表现各异，各型超敏反应的比较见表11-3。

实际生活中所见的超敏反应往往为混合型，但以某一型损伤为主。特定物质在不同个体或同一个体可诱导不同类型超敏反应。如Ⅰ型超敏反应是所释放的血管活性胺可使血管壁通透性增高，同时血清中抗体和抗原也可形成免疫复合物，若免疫复合分子大小适宜，就有可能沉积于血管壁，引起Ⅲ型超敏反应。又如Ⅱ型和Ⅳ型超敏反应损伤可同时存在，即同一组织细胞抗原往往可同时引起体液免疫应答和细胞免疫应答。临床上许多自身免疫病患者血清中可检测出自身抗体，又可针对相应细胞抗原产生迟发型超敏反应。这种情况下，若抗原和抗体结合成免疫复合物，也可引起Ⅲ型超敏反应。由于使用方式不同，特定物质在不同个体或同一个体可诱导不同类型超敏反应，如青霉素所致超敏反应，通常以过敏性休克、荨麻疹、哮喘等Ⅰ型超敏反应为主，也可引起Arthus局部反应和关节炎等Ⅲ型超敏反应。若长期大剂量静脉注射，还可能发生由Ⅱ型超敏反应引起的溶血性贫血。若反复多次涂抹，则造成Ⅳ型超敏反应引起的接触性皮炎，所以青霉素可同时引起Ⅰ、Ⅱ、Ⅲ、Ⅳ型超敏反应。

表11-3　四型超敏反应的比较

超敏反应类型	比较			
	过敏原	参与的分子与细胞	发生机制	常见疾病举例
Ⅰ型	植物花粉、真菌孢子、尘螨或其排泄物、昆虫或其毒液、异种动物血清、动物皮屑，以及乳、蛋、鱼、虾、蟹、贝等食物和青霉素、链霉素、头孢菌素、磺胺、普鲁卡因、有机碘化合物等药物及化学物质	IgE(IgG4)、肥大细胞、嗜碱粒细胞、嗜酸粒细胞等	IgE吸附于肥大细胞或嗜碱粒细胞表面；过敏原与细胞表面的IgE结合；脱颗粒释放活性物质，作用于效应器官	药物和血清过敏性休克、支气管哮喘、花粉症、变应性鼻炎等
Ⅱ型	细胞固有抗原（ABO、Rh、白细胞抗原）、自身抗原、外来抗原或半抗原	IgG或IgM、补体、巨噬细胞、NK细胞	抗体与细胞表面抗原结合，或抗原抗体复合物吸附于细胞表面；补体参与引起细胞溶解或损伤；巨噬细胞吞噬杀伤靶细胞；NK细胞通过ADCC效应杀伤靶细胞	输血反应、新生儿溶血症、免疫性血细胞减少、抗膜性肾小球肾炎、甲状腺功能亢进

超敏反应类型	比较			
	过敏原	参与的分子与细胞	发生机制	常见疾病举例
Ⅲ型	自身的核抗原、特异性细胞抗原、肿瘤抗原、变性IgG以及外来的微生物抗原、寄生虫抗原、异种血清蛋白与药物半抗原。	IgG、IgM或IgA、补体、嗜碱粒细胞、中性粒细胞、血小板	中等大小的IC沉积于血管壁基底膜或其他组织间隙;激活补体,吸引中性粒细胞,释放溶酶体酶,引起炎症反应;血小板凝聚,微血栓形成,导致局部缺血、淤血和出血	血清病、免疫复合物型肾小球肾炎、全身性红斑狼疮
Ⅳ型	主要有细胞内寄生菌(结核杆菌、麻风杆菌、布氏杆菌)、病毒、真菌(白色念珠菌、毛癣菌)、寄生虫、化学物质等	T细胞	抗原使T细胞致敏;致敏T细胞再次与抗原物质相遇直接杀伤靶细胞或产生各种淋巴因子,引起炎症反应	传染性超敏反应、接触性皮炎

(二)超敏反应的防治方法

超敏反应的防治主要针对变应原和机体免疫状态两个方面。常用的防治措施如下:

(1)查找变应原,避免再次接触:首先根据各型超敏反应的临床特征,通过询问病史,进一步可以通过实验诊断(皮肤过敏试验,如青霉素皮试,一种动物免疫血清皮试)确定病原,移除、避免接触病原(更换食谱、药物,停止输血及血清使用。)

(2)服用抗过敏药物:

①抗组织胺药:这是最常用的抗过敏药物,最适用于Ⅰ型过敏反应。常用的有苯海拉明、异丙臻、氯苯那敏、赛庚啶、阿司咪唑、特非拉丁等。对皮肤黏膜超敏反应的治疗效果较好。

②过敏反应介质阻滞剂:也称为肥大细胞稳定剂。这类药物主要有色甘酸钠(咽泰)、色羟丙钠、酮替芬(甲哌噻庚酮)等。主要用于治疗过敏性鼻炎、支气管哮喘、溃疡性结肠炎以及超敏反应等。

③钙剂:能增加毛细血管的致密度,降低通透性,从而减少渗出,减轻或缓解过敏症状。常用于治疗荨麻疹、湿疹、接触性皮炎、血清病及超敏反应。

④免疫抑制剂:主要对机体免疫功能具有非特异性的抑制作用,对各型过敏反应均有效,但主要用于治疗顽固性外源性超敏反应、自身免疫病和器官移植等。这类药物主要有肾上腺皮质激素,如强的松、地塞米松,以及环磷酰胺、硫脞嘌呤等。

(3)脱敏疗法:

①脱敏疗法需要很长时间,舌下脱敏疗法一般两年,皮下注射脱敏疗法至少三年。皮下注射脱敏疗法由前半年每周一次,而后两周一次到最后的一月一次。

②舌下脱敏是每天用药,不耐受情况较为轻微。皮下注射脱敏是将过敏原注射进患者体内使其产生耐受力,因此可能会有全身反应,患者注射后半小时应该留在医院观察,以便有紧急情况时(如呼吸急促、皮肤红肿发痒)能尽快处理。

③过敏个体差异比较大,临床有效率在 80%。

④在脱敏治疗期间如果有过敏症状需要及时配合控制症状的药物治疗。如果脱敏疗法情况稳定,只需要做注射治疗就好。如果天气骤变或发生感冒,需再加以药物以及局部治疗。

⑤起效较慢。由于脱敏治疗至少需要坚持两年,一般起效时间是 3~9 个月。

第三节　食物过敏及其预防

食物过敏症,即食物变态反应,实际是指某些人在食用某种食物之后,引起身体某一组织、某一器官甚至全身的强烈反应,以致出现各类功能障碍或组织损伤。它是免疫系统对某一特定食物产生的一种不正常的免疫反应,免疫系统会对此种食物产生一种特异型免疫球蛋白,当此种特异型免疫球蛋白与食物结合时,会释放出许多化学物质,造成过敏症状,严重者甚至可能引起过敏性休克。食物过敏反应可以发生在任何食物上,某些严重食物过敏的人,甚至可能因为吃 1/2 颗花生或牛奶洒在皮肤上就会造成过敏反应。

一、食物过敏的定义

食物过敏也称食物变态反应(food allergy)或消化系统变态反应(allergic reaction of digestive system)、过敏性胃肠炎(allergic gastroenteritis)等,是由于某种食物或食品添加剂等引起的 IgE 介导和非 IgE 介导的免疫反应,而导致消化系统内或全身性的变态反应。

二、食物过敏的原因

一般来讲,患有食物过敏症的病人,进食某种食物后,体内会产生 IgE 的反应素,过量的 IgE 能和一种含多种过敏递质的肥大细胞结合。再次进食这种食物时,食物蛋白就会和附着在肥大细胞上的 IgE 发生反应,刺激肥大细胞释放出组织胺等物质,使血管扩张,平滑肌收缩,分泌物、溢出物增多,从而出现上述症状。

特别对于婴幼儿来讲,由于胃肠功能还不够完善,某些食物中的蛋白质未经充分消化就直接进入了体内,所以更容易发生食物过敏,日常生活中应尽量避免。容易引起食物过敏的食物以豆科果实为首位,其次,牛奶、鸡蛋、鱼、虾、苹果、桃子等食品也容易引起过敏。患者可根据食品的过敏性找出使自己过敏的食物,采取针对性避食,以避免食物过敏的发生。

三、食物过敏的症状

第一,胃肠道症状:恶心、呕吐、腹痛、腹胀、腹泻,黏液样或稀水样便,个别人还会出现过敏性胃炎及肠炎、乳糜泻等。

第二,皮肤症状:皮肤充血、湿疹、瘙痒、荨麻疹、血管性水肿。这些症状最容易出现在面部、颈部、耳部等部位。

第三,神经系统症状:如头痛、头昏等,比较严重的还可能会发生血压急剧下降、意识丧失、呼吸不畅甚至是过敏性休克的症状。

根据进食与出现症状间隔时间的长短,我们又将食物过敏分为速发型食物过敏和迟发型食物过敏。速发型通常发生在进食含有过敏原的食物之后 2 h 内,症状一般较重。迟发型一般发生在进食后数小时或者数天后,症状相对较轻。

四、容易引起过敏的食物

大部分食物都具有引起过敏的可能性,但 90% 以上的过敏都跟 8 种食物有关:鸡蛋白、牛奶、贝类、鱼类、花生、黄豆、小麦、坚果。一般来说,儿童食物过敏最常见的是鸡蛋白和牛奶,成人食物过敏则集中在坚果和鱼类。

和对空气中吸入过敏原过敏相比,我国的食物过敏人数相对较少,但同样不可忽视。2019 年 4 月 7~13 日的世界过敏周就将主题定为"食物过敏是全球关注的问题"。常见的过敏食物分类如下:

动物蛋白食品:包括牛奶、鸡蛋、鱼、虾、蟹、羊肉、牛肉、猪肉,鸡肉及其他禽类等。

刺激性食物或调味品:如辣椒、酒、芥末、姜、葱、蒜等。

油料作物及坚果类:包括芝麻、花生、黄豆、核桃、榛子、开心果、腰果等。

水果及蔬菜类:包括桃、芒果、梨、苹果、橘子、荔枝、西瓜、扁豆、番茄、茄子等。

谷类:小麦、燕麦、荞麦、玉米等。

食物添加剂:以食用色素、防腐剂为主。

五、食物过敏该怎么预防

(1)避免疗法:即完全不摄入含致敏物质的食物,这是预防食物过敏最有效的方法。也就是说在经过临床诊断或根据病史已经明确判断出过敏原后,应当完全避免再次摄入此种过敏原食物。例如,对牛奶过敏的人,就应该避免食用含牛奶的一切食物,如添加了牛奶成分的雪糕、冰激凌、蛋糕等。

(2)对食品进行加工:通过对食品进行深加工,可以去除、破坏或者减少食物中过敏原的含量,例如,可以通过加热的方法破坏生食品中的过敏原,也可以通过添加某种成分改善食品的理化性质、物质成分,从而达到去除过敏原的目的。在这方面,大家最容易理解、也最常见的就是酸奶。牛奶中加入乳酸菌,分解了其中的乳糖,从而使酸奶对乳糖过敏的人不再是禁忌。

(3)替代疗法:简单地说就是不吃含有过敏原的食物而用不含过敏原的食物代替。例如,对牛奶过敏的人可以用羊奶、豆浆代替,等等。

(4)脱敏疗法:脱敏疗法主要对某些易感人群来说营养价值高、想经常食用或需要经常食用的食品,在这种情况下,可以采用脱敏疗法。具体步骤:首先将含有过敏原的食物稀释1000~10000 倍,然后吃一份,也就是说首先吃含有过敏原食物的千分之一或万分之一,如果没有症状发生,则可以逐日或者逐周增加食用的量。

六、对食物过敏的认识误区

误区一:一次食物过敏等于终身过敏?

不是的。举个例子,一个孩子吃了一次桃子"过敏"了,但实际上家长理解的过敏反应可能仅仅是果汁的局部刺激引起的皮肤症状。

真正的过敏是反复接触过敏原,第一次吃某种食物的孩子发生过敏反应,第二次吃没有发生过敏反应,不能称为过敏。另外,有人喝完牛奶腹泻,这似乎也和过敏有关系,但实际上仅仅是乳糖不耐受,这属于食物不耐受,和过敏反应是两个概念。

食物过敏应该明确诊断,不应该盲目禁食或忌食,尤其是在儿童期,这是生长发育最关键的时候。如果没有被明确诊断为过敏,不吃某些东西,而又没有找到适当的代替食物,很容易影响孩子的正常生长发育。

一个人到底是否真的过敏,到底对什么过敏,主要有以下几种方法鉴别:第一个是详细地询问病史,这个需要特别清楚的描述,不是吃完一种食物不舒服就是过敏了,进食的食物和出现的不适症状有明确的因果关系;停止进食,症状消失;不是速发过敏反应的,每次进食反复出现才是过敏。第二个是血清食物特异性 IgE 检测,不是食物 IgG 或 IgG4 检测。第三个是新鲜食物的皮肤过敏点刺试验,这个方法有更明确的诊断价值。以上三种方法可以诊断 60%~80% 的过敏原。另外,对于不是很严重的过敏或非速发过敏,还可以进行食物排除再引入试验,对可疑食物禁食 2~4 周,之后看临床症状是否消失。如果消失,可以再次进食这种可疑食物,若又出现疾病症状,则说明孩子对这个可疑食物过敏。

需要强调的是,儿童对牛奶、鸡蛋等食物过敏并非一成不变,有些孩子禁食半年就可能产生耐受,而绝大部分对牛奶、鸡蛋过敏的孩子 3 岁左右都可以耐受。所以建议有过敏症状的孩子半年到一年复查一次,如果不再过敏,以前的食物就可以放心吃了。

误区二:怀孕时就可以预防孩子过敏?

比较难。过敏性疾病是多基因遗传性疾病,过敏体质是如何遗传的,具体怎么遗传,目前仍在研究中,因此也很难谈论有针对性预防。有数据表明,即使特别注意孕妇饮食,也只能预防孩子出生 1~4 年部分的过敏性疾病,而不能做到终身预防。

有一些研究认为孕期服用益生菌、维生素 D 或地中海饮食,可以减少婴儿出生后 1~2 年的皮肤过敏症状,如湿疹。也有研究认为,出生之前在家里养猫狗,可以减少孩子过敏发生,但现实生活中养猫狗的也会引起过敏,这个结论依然缺乏一致性的研究结果。

比较明确的一点是,如果一个母亲本身是过敏体质,以前可能会建议这位母亲花生不吃,鱼类也不吃,总之任何可能导致过敏的食物都不吃了。但现在更建议这个母亲只禁食那种明确导致她过敏的食物即可,其他食物依然可以吃,以保证孕期营养均衡。另外,国外研究表明,对于有过敏遗传倾向的婴儿,早期引入容易引起过敏的食物,如花生、鸡蛋等则更容易诱导婴儿对这些食物的耐受,不易产生食物过敏。

误区三:锻炼身体可以预防过敏?

逻辑有缺陷。很多人觉得锻炼身体,增强体质,自己的过敏体质也改善了,看似有道理,但存在逻辑缺陷。锻炼身体可以增强体质,减少感冒、反复呼吸道感染等疾病,进而减少的是由于感冒引起的哮喘发作,而不是改善过敏体质。而感冒是婴幼儿哮喘发作的最重要原因。过敏本身并不是增强体质就可以改善的,想减少过敏,主要方法是避免过敏原。

误区四:有过敏就进行脱敏治疗,不就可以了吗?

想得乐观了。脱敏治疗,又称特异性免疫治疗,可以帮助患者对过敏原产生免疫耐受,减少过敏性疾病的发作或减轻过敏症状,是过敏性疾病唯一的对因治疗。

听起来脱敏治疗的好处多多,但目前脱敏治疗在国内还是非常有局限性的。对吸入过敏原过敏引起的鼻炎、哮喘,目前中国市场有批准文号可以应用临床的只有对螨虫过敏的脱敏治疗。但实际仍有非常多对花粉、霉菌、动物皮毛等过敏的患儿,很难获得针对性的治疗制剂。而在食物过敏领域,国外有针对牛奶、鸡蛋和花生过敏的脱敏方案,在国内还没有食物过敏的脱敏方案,不能进食食物来进行脱敏治疗。

过敏性疾病在过去并不被重视,如今越来越多,但这方面制剂却还是空缺状态,这也是一种很无奈的现状。过敏越来越多,食物过敏让人烦恼,大家的认知盲区和误区很多,不能想当然,及时就医是关键。

参考文献

[1]曹雪涛. 医学免疫学[M]. 6 版. 北京:人民卫生出版社,2013.

[2]兰金初. 日常生活免疫食品[M]. 北京:西苑出版社,2003.

[3]陈绍妃. 营养免疫学[M]. 北京:中国社会出版社,2005.

[4]江汉湖. 食品免疫学导论[M]. 北京:化学工业出版社,2006.

[5]范远景. 食品免疫学[M]. 合肥:合肥工业大学出版社,2007.

[6]胥传来. 食品免疫学[M]. 北京:化学工业出版社,2007.

[7]庞广昌. 食品免疫论[M]. 北京:科学出版社,2008.

[8]宋宏新. 食品免疫学[M]. 北京:中国轻工业出版社,2009.

[9]牛天贵,贺稚菲. 食品免疫学[M]. 北京:中国农业大学出版社,2010.

[10]江汉湖. 食品免疫学导论[M]. 北京:化学工业出版社,2016.

[11]胥传来,王利兵. 食品免疫化学与分析[M]. 北京:科学出版社,2017.

[12]贺稚菲,车会莲,霍乃蕊. 食品免疫学(第二版)[M]. 北京:中国农业大学出版社,2018.

[13]甘晓玲. 病原生物与免疫学[M]. 北京:中国医药科技出版社,2019.

[14]曹雪涛. 人体健康与免疫[M]. 北京:人民卫生出版社,2019.

[15]陈成漳. 免疫毒理学[M]. 郑州:郑州大学出版社,2008.

第十二章　营养与免疫

内容提要

　　本章主要介绍营养不良对人体免疫的影响,以及宏量营养素、微量营养素及其他食物活性物质和免疫的关系。

教学目标

　　1.掌握营养不良对人体免疫造成的影响。

　　2.掌握宏量营养素、微量营养素、其他食物活性物质对免疫的作用机制及各成分的主要作用。

思考题

　　1.什么是营养不良？影响有哪些？

　　2.宏量营养素、微量营养素缺乏对免疫的影响是什么？

　　3.其他食物活性物质对免疫的作用机制是什么？

第一节　营养不良与免疫

一、概述

　　早在公元前 370 年,希波克拉底就认识到营养不良的人更容易感染传染病。一个运转良好的免疫系统对健康至关重要,是宿主抵御病原生物的基本要素,营养不良会损害免疫系统、抑制免疫功能。营养不良导致免疫功能受损可能是由于能量和宏量营养素摄入不足和/或特定微量营养素缺乏所致。营养不良对发展中国家的人群影响最大,但在发达国家也很重要,尤其是在老年人、饮食失调的人、酗酒者、有某些疾病的患者、早产儿和胎龄小的人群中。虽然很难确定单个营养素对免疫功能不同方面的精确作用,但许多营养素在维持免疫反应中起着重要作用是得到公认的。因此,免疫系统的功能受到饮食中正常营养成分的影响,同时宿主也需要适当的营养来维持对细菌、病毒、真菌和寄生虫的充分免疫防御。事实上,营养、感染和免疫力之间存在双向相互作用(图12-1):营养不良会降低免疫系统对病原体入侵的防御能力,使个体更容易受到感染;对感染的免疫反应本身会损害营养状况并改变身体的组成。

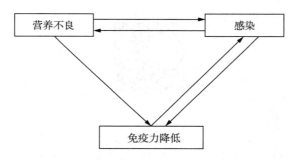

图 12-1 营养不良、感染和免疫之间的相互关系

有效的免疫反应需要特定的营养素,而这些营养素中的一种或多种缺乏会削弱免疫功能,并为传染病提供机会。与单一营养素缺乏相比,多种营养素缺乏可能对免疫功能产生更显著的影响,从而对感染的抵抗力产生更大的影响。同样显而易见的是,某些营养素的过量也会损害免疫功能并降低对病原体的抵抗力。因此,对于某些营养素来说,与最佳免疫功能相关的摄入范围可能相对狭窄。

二、感染损害营养状况并改变身体组成

感染会表现出以下特征:厌食、营养吸收不良和流失、静息能量消耗增加、新陈代谢的改变和营养素的重新分配。

厌食:食物摄入量的减少范围从低至5%到几乎完全食欲不振。即使宿主在感染前并非缺乏营养,也可能导致营养缺乏。

营养吸收不良和流失:引起腹泻或呕吐的感染会导致营养流失。除吸收不良外,由于某些传染源引起的肠壁损伤,营养也可能通过粪便流失。

静息能量消耗增加:感染会增加发烧期间的基础代谢率,体温每升高1℃,代谢率就会增加13%,这会显著增加能量需求。这对营养素供应提出了巨大的需求,特别是伴随厌食、腹泻和其他营养素流失(如尿液和汗液)时。

新陈代谢的改变和营养素的重新分配:急性期反应是对感染的代谢反应的称呼,包括发烧和厌食的发作、特定急性期反应物的产生以及免疫细胞的激活和增殖。即使在亚临床感染下,这种分解代谢反应也会发生在所有感染上,并有助于使营养素从骨骼肌和脂肪组织向宿主免疫系统重新分配。这种重新分配是由白细胞产生的促炎细胞因子和相关内分泌变化所介导的。从骨骼肌动员的氨基酸可被肝脏用于合成急性期蛋白(如C反应蛋白),并可被白细胞用于免疫球蛋白和细胞因子的合成。据估计,在一系列感染中蛋白质的

平均损失为每天 0.6~1.2 g/kg 体重。

简而言之,炎性细胞因子介导了感染后导致营养状况受损的许多效应,包括厌食、能量消耗增加和营养素的重新分配,而病原体本身则导致吸收不良和消化不良。其结果是,营养需求增加与营养摄入减少、营养吸收减少和营养损失增加同时发生(图 12-2)。

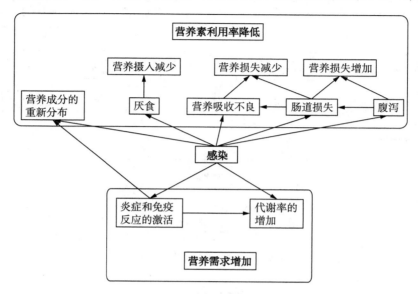

图 12-2 感染对宿主营养状况受损的影响

三、营养素利用率与免疫功能

营养素的利用率可能影响免疫系统的几乎所有方面,因为宏量营养素参与免疫细胞代谢和蛋白质合成,而微量营养素参与免疫细胞复制和抗氧化防御。营养素利用率的不足会引起免疫功能的改变,包括降低细胞介导的免疫力、T 淋巴细胞增殖、补体形成、吞噬细胞功能、体液和分泌抗体产生以及改变细胞因子产生。特定营养素的缺乏或过量可能通过"直接"和/或"间接"机制改变免疫反应(图 12-3)。当所考虑的营养因子在淋巴系统内具有主要活性(如作为燃料来源)时,营养缺乏被称为"直接效应";而当主要活性影响所有细胞物质或另一器官系统充当免疫调节剂时,则被称为"间接效应"。碳水化合物利用率的降低(如长时间运动时血糖浓度降低)可能会降低免疫细胞能量代谢和蛋白质合成(如细胞因子、抗体和急性期蛋白质的产生),即"直接效应"。另外,降低的血糖利用率可能通过对应激激素分泌的刺激作用而对免疫功能产生"间接效应"。人们普遍认为,应激激素(如皮质醇和肾上腺素)的免疫抑制作用可以解释许多运动引起的免疫抑制,即"间接作用"。

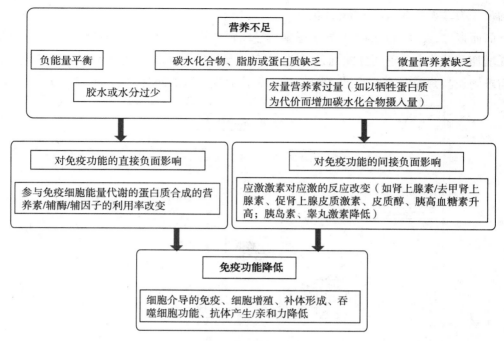

图 12-3　营养素利用率影响免疫功能的直接和间接机制

第二节　宏量营养素与免疫

一、氨基酸与免疫功能

(一)含硫氨基酸

含硫氨基酸对人体至关重要。蛋氨酸和半胱氨酸缺乏会导致小鼠胸腺、脾脏和淋巴结萎缩,并阻止蛋白质—能量营养不良(protein-energy malnutrition,PEM)的恢复。当与同样是必需氨基酸的异亮氨酸和缬氨酸缺乏结合时,含硫氨基酸的缺乏会导致鸡肠道淋巴组织的严重耗竭,这与蛋白质剥夺的效果非常相似。

谷胱甘肽(GSH)是由甘氨酸、半胱氨酸和谷氨酸组成的三肽,公认具有抗氧化性能。肝脏、肺、小肠和免疫细胞中的谷胱甘肽浓度会因炎症刺激而下降(可能是氧化应激的结果),通过饮食中提供半胱氨酸,可以防止某些器官出现这种下降。尽管谷胱甘肽生物合成的限制性前体通常是半胱氨酸,但含硫氨基酸可影响谷胱甘肽存储的能力。此外,谷胱甘肽能增强细胞毒性 T 细胞(Tc)的活性,而细胞内谷胱甘肽的消耗降低了淋巴细胞的增殖和 Tc 的产生。

(二)精氨酸

精氨酸是人体内的非必需氨基酸,参与蛋白质、尿素和核苷酸的合成以及三磷酸腺苷的生成。其也是一氧化氮(NO)的前体,NO 是一种有效的免疫调节介质,对肿瘤细胞和一些微生物具有细胞毒性。在实验动物中,精氨酸可减少与创伤相关的胸腺退化,促进胸腺再生和细胞形成,增加淋巴细胞增殖、NK 细胞活性和巨噬细胞的细胞毒性,改善Ⅳ型超敏反应(DTH),增加对细菌感染的抵抗力,增加败血症和烧伤的存活率并促进伤口愈合。

(三)谷氨酰胺

谷氨酰胺是人肌肉和血浆中最丰富的游离氨基酸。免疫系统是谷氨酰胺的一个重要使用者,白细胞中淋巴细胞和巨噬细胞以非常高的速率利用谷氨酰胺,嗜中性粒细胞以较小的程度利用谷氨酰胺,从而为核苷酸的生物合成提供能量和最佳条件。事实上,谷氨酰胺对淋巴细胞和其他快速分裂的细胞(包括肠黏膜和骨髓干细胞)来说,即使不是必需的,也是很重要的。谷氨酰胺对于最佳的巨噬细胞吞噬活性也是必需的。骨骼肌被认为是体内最重要的谷氨酰胺生产者,在进食状态下谷氨酰胺以约 50 mmol/h 的速度向血液循环中释放。与骨骼肌不同,白细胞不具有谷氨酰胺合成酶,该酶可催化由氨(NH_3)和谷氨酸合成谷氨酰胺,因此白细胞无法合成谷氨酰胺。因此,白细胞在很大程度上依赖于骨骼肌谷氨酰胺的合成并释放到血液中以满足其代谢需求。

败血症、受伤和烧伤以及手术会造成血浆谷氨酰胺浓度降低(最多降低达 50%)。血浆谷氨酰胺浓度降低可能是由于对谷氨酰胺的需求量(肝脏、肾脏、肠道和免疫系统的需求)超过了供应量的结果。并且有人提出,血浆谷氨酰胺的降低至少部分地导致了伴随这些情况的免疫功能受损。动物实验表明,在这些情况下恢复血浆谷氨酰胺浓度能恢复免疫功能。临床研究主要基于使用静脉内输注含谷氨酰胺的溶液进行研究,也报告了对接受骨髓移植和结直肠外科手术的患者、重症监护患者和低出生体重婴儿的有益作用,这些患者都有感染和患败血症的风险。在其中一些研究中,改善的结果与改善的免疫功能有关。除了直接的免疫作用外,静脉内输注谷氨酰胺也可以改善有感染风险的患者的肠屏障功能,从而减少肠道细菌的易位,消除了一个关键的感染源。

二、脂肪酸与免疫功能

脂肪酸可通过充当免疫细胞的燃料("直接作用"),在免疫细胞中作为膜成分的作用("直接作用")或调节类花生酸(特别是具有免疫调节作用的前列腺素)的形成("间接作用")来影响免疫功能。脂肪酸对淋巴细胞增殖的抑制作用可能取决于脂肪酸向膜磷脂中的掺入,从而导致细胞膜流动性发生变化,这被认为会降低抗原呈递给 Th 淋巴细胞所需的 MHC Ⅱ类蛋白的细胞表面表达。脂肪酸还可以通过类花生酸(类二十烷酸)介导的作用调节免疫功能。大多数免疫细胞的膜含有大量花生四烯酸,花生四烯酸是类花生酸合成的主要前体。可用的脂肪酸是类花生酸形成最重要的调节剂。类花生酸包括白三烯(LTs)和前列腺素(PG):前列腺素的免疫调节作用已有广泛文献记载。在前列腺素中,PGE_2 是最重要的,因为它具有免疫抑制作用,并且其脂肪酸前体(花生四烯酸)在膜磷脂中含量也较为丰富。此外,二高-γ-亚麻酸和二十碳五烯酸(EPA)也是类花生酸合成的前体,由每种不同的底物产生的介体具有不同的结构和不同的生物效能。类花生酸以一种细胞特异性的方式形成，并且可能彼此产生相反的作用，因此总体生理或病理生理效应将由产生类花生酸的细胞的性质、不同类花生酸的浓度、它们的产生时间以及靶细胞对其作用的敏感性所决定。

三种主要的膳食不饱和脂肪酸（油酸、亚油酸和亚麻酸）是生物合成 PUFAs（多不饱和脂肪酸）的前体。两类 PUFAs 对人体至关重要：衍生自亚油酸的 ω-6（n-6）系列和衍生自 α-亚麻酸的 ω-3（n-3）系列。这些脂肪酸不能在体内合成，因此必须从饮食中获取。这些脂肪酸之间存在代谢竞争，饮食中脂肪酸摄入的改变会导致组织脂质的脂肪酸组成发生变化，进而引起细胞反应的改变。

饱和脂肪酸似乎对体液或细胞介导的免疫功能没有影响，但是细胞培养、动物模型和人类流行病学研究均表明某些饱和脂肪酸可促进炎症反应的发生。n-6 PUFAs 也被认为通过类花生酸的作用促进炎症反应，但人类研究并未完全支持这一观点。

在脂肪酸中，具有最强免疫调节活性的是 n-3 PUFAs。其中，二十五碳五烯酸（EPA）和二十二碳六烯酸（DHA）比 α-亚麻酸（ALA）具有更强的生物学活性。细胞培养和动物模型研究表明，海洋 n-3 PUFAs（EPA 和 DHA）可通过多种机制（包括改变膜结构、膜和细胞内信号传导过程、基因表达谱、类花生酸的产生）抑制炎症反应和细胞介导的免疫反应。EPA 和 DHA 还能产生消退素和相关的脂质介质[保护素、maresins（巨噬细胞化解炎症介质）]，它们具有强大的抗炎和消炎活性。对人类的流行病学研究以及对人类受试者进行海洋 n-3 PUFAs 的研究表明，这些脂肪酸均具有抗炎作用，但对细胞介导的免疫作用的一致性却较差；与它们的抗炎作用一致，海洋 n-3 PUFAs 在某些慢性炎性疾病中具有一定的治疗功效。

值得注意的是，虽然饮食中适量的 n-3 PUFAs 可能通过抑制花生四烯酸的合成来减弱前列腺素相关的免疫抑制而不发挥其自身有害作用，对免疫功能有益。但不建议在饮食中添加大量的 n-3 PUFAs，因为已知 n-3 PUFAs 也具有免疫抑制作用。也就是说，低脂和高脂饮食都可能损害免疫功能。

三、碳水化合物与免疫功能

实际上，在确立非必需氨基酸谷氨酰胺的作用之前，葡萄糖被认为是免疫细胞的唯一燃料。当这些底物都以正常生理浓度存在于培养基中时，吞噬细胞利用葡萄糖的速度比利用谷氨酰胺的速度大 10 倍。葡萄糖对淋巴细胞和巨噬细胞的正常功能非常重要。伴刀豆球蛋白 A（ConA）刺激淋巴细胞和巨噬细胞的体外增殖依赖于生理范围内的葡萄糖浓度。

在长时间运动中摄入碳水化合物可延缓疲劳，降低血浆皮质醇、儿茶酚胺（肾上腺素和去甲肾上腺素），增加生长激素和促肾上腺皮质激素，并降低运动诱发的免疫抑制程度。例如，在一项随机、双盲、安慰剂对照研究中，与安慰剂治疗相比，摄入碳水化合物降低了血浆皮质醇、IL-6 和 IL-1ra（一种抗炎细胞因子）对运动的反应。运动后即刻血浆皮质醇浓度与血浆葡萄糖浓度呈负相关。运动期间摄入碳水化合物也会减弱大部分白细胞和淋巴细胞亚群的转移程度。在长时间运动过程中摄入碳水化合物不会导致疲惫,这可以防止中性粒细胞脱粒、中性粒细胞氧化爆发、NK 细胞对 IL-2 刺激的反应的下降。

第三节　微量营养素与免疫

一、维生素与免疫

维生素是人体无法合成的必需有机分子,因此必须从食物中获取。许多维生素是参与能量代谢、蛋白质合成和核酸合成的辅酶的前体。几种维生素对于正常的免疫功能必不可少:脂溶性维生素 A 和维生素 E,水溶性维生素 B_{12} 和维生素 C(表 12-1)。其他维生素(如维生素 B_6 和叶酸)在免疫功能中也起着重要作用,但由于人类的饮食缺乏较为罕见。大剂量摄入各种维生素可能弊大于利。由于大多数维生素主要在体内充当辅酶,因此一旦这些酶系统饱和,游离形式的维生素就会产生毒性作用。

表 12-1　对免疫功能具有确定作用的维生素及饮食缺乏或过量的影响

维生素	作用和影响		
	在免疫功能中的作用	饮食缺乏的影响	饮食过量的影响
维生素 A	维护皮肤和黏膜上皮组织、维护眼睛的视觉色素、促进骨骼发育和免疫功能	夜盲症、感染、生长和伤口愈合受损	恶心、头痛、疲劳、肝损伤、关节痛、皮肤脱皮、孕妇胎儿发育异常
维生素 E	抵抗自由基的抗氧化剂、保护细胞膜	溶血和贫血	最大无毒剂量为 400 mg/d,更大的剂量可能导致头痛、疲劳和腹泻
维生素 B_6	辅酶磷酸吡哆醛、蛋白质代谢、血红蛋白和红细胞的形成、糖原分解、糖异生	烦躁、抽搐、贫血、皮炎、舌疮	神经感觉丧失、步态异常
维生素 B_{12}	形成 DNA、RNA、红细胞和白细胞及维持神经、肠道和皮肤组织所需的辅酶	恶性贫血、疲劳、神经损伤、瘫痪、感染	一般缺乏毒性
叶酸	形成 DNA 和 RNA、形成血红蛋白以及红细胞和白细胞、维持肠道所需的辅酶	贫血、疲劳、腹泻、肠道疾病、感染	一般缺乏毒性
维生素 C	抗氧化剂、胶原蛋白形成、结缔组织发育、儿茶酚胺和类固醇合成、有助于铁吸收	虚弱、伤口愈合缓慢、感染、牙龈出血、贫血、维生素 C 缺乏病	剂量高达 1000 mg/d 毒性罕见,更大剂量可能导致腹泻、肾结石和铁超载

(一)维生素 A 和 β-胡萝卜素

维生素 A 中视黄醇是最活跃的形式,它主要存在于动物性食品中,也可以由类胡萝卜素合成。维生素 A 对于免疫能力必不可少,在免疫系统功能中的重要作用已得到公认。维生素 A 缺乏症可通过直接影响免疫细胞功能和通过间接作用于上皮细胞分化进而影响宿主屏障防御,从而影响宿主免疫力。

儿童口服维生素 A 补充剂可降低总体死亡率和腹泻相关的死亡率。此外,维生素 A 补充剂降低了腹泻和麻疹的发病率,并降低了 6 个月至 5 岁儿童视力问题的患病率。维生素 A 缺乏症患者的抗体介导反应受到损害。在某些研究(但不是全部)中,补充维生素 A 改善了对麻疹疫苗的抗体效价反应,维持了肠道的完整性,并降低了呼吸道感染的发生率。鉴于这些研究证明了维生素 A 补充对免疫功能有益的作用及其在预防感染方面的功效,WHO 建议即使在没有缺乏维生素 A 体征或症状的情况下,也应向居住在发展中国家的幼儿和母亲提供维生素 A 补充剂。

过量摄入维生素 A 可产生急性毒性表现(头痛、呕吐、昏迷和视神经盘水肿)、慢性毒性与体重减轻、恶心和呕吐、嘴唇黏膜干燥、骨和关节疼痛、骨质增生、肝脏肿大伴实质损害和纤维化。大剂量维生素 A 可能损害炎症反应和补体形成,并具有其他病理作用,包括增加孕妇摄入时胎儿畸形的风险。

β-胡萝卜素(维生素 A 原)既可以作为抗氧化剂,又可以作为免疫刺激剂,可增加健康人体内 Th 细胞的数量,并可在体外将其添加到人类淋巴培养物中来刺激 NK 细胞的活性。此外,据报道,服用 β-胡萝卜素补充剂(隔日 50 mg)10~12 年的老年男性的 NK 细胞活性显著高于服用安慰剂的老年男性。

(二)维生素 D

维生素 D 在免疫应答中的作用已经被认识了几十年,被认为在具有先天免疫反应特征的抗菌防御中发挥着核心作用,尤其是在巨噬细胞介导的防御中。这在 Toll 样受体介导的针对细胞内病原体(如结核分枝杆菌)的防御中至关重要。在 Toll 样受体刺激后,需要足够的维生素 D 才能产生抗菌肽(如 cathelicidin 和 defensins)。然而,矛盾的是,大量文献支持维生素 D 和相关类似物的免疫抑制作用,揭示其会抑制许多适应性免疫反应(T 细胞增殖和 B 细胞抗体生成)和某些先天免疫反应(树突状细胞共刺激和细胞因子分泌)。

目前的主流观点是,在生理条件下,维生素 D 可能促进免疫反应,并且在预防自身免疫方面也可能起积极作用,并且维生素 D 在某些免疫介导的疾病中可能具有治疗作用。维生素 D 通过与受体结合并调节靶细胞中的基因表达来发挥作用,包括促进吞噬作用、超氧化物合成和细菌杀灭。

(三)维生素 E

补充维生素 E 具有多种免疫学作用,适度增加某些维生素(尤其是维生素 A 和维生素 E)的摄入量,使其超过正常推荐水平,可能会增强幼儿和老年人的免疫功能,但对青年人无效。在 60 岁以上的健康成年人中,血浆维生素 E 水平与 DTH 反应之间存在正相关,而血浆维生素 E 水平与感染发生率之间存在负相关。补充维生素 E 对老年人似乎特别有益,研究表明高剂量时可增强 Th1 细胞介导的免疫力。一项综合研究表明,每天补充 60 mg、200 mg 和 800 mg 维生素 E 的老年受试者 DTH 反应增强,其中 200 mg/d 剂量的作用最大。该剂量还增加了对乙型肝炎、破伤风类毒素和肺炎球菌疫苗的抗体反应。每天 200 mg 维生素 E 的"最佳"剂量远远超出了建议的饮食摄入量,因此,在饮食中添加超出正常推荐水平的维生素 E 可能会增强一些高于正常水平的免疫功能,甚至有人认为维生素 E 的推荐摄入量不足以达到最佳免疫功能。

尽管维生素 E 补充对多种非感染性疾病(如黄斑变性和肝脂肪变性)有益处,但最近研究发现健康男性接受维生素 E 补充后前列腺癌的风险增加。再如,每天给男性服用 300 mg 维生素 E,持续 3 周,会明显降低吞噬细胞功能和淋巴细胞增殖;每天接受 400 IU 或更大剂量的维生素 E 可以增加小鼠死亡率。

(四)维生素 C

维生素 C 在血液循环白细胞中含量很高,并且与多种抗感染功能有关,包括促进 T 淋巴细胞增殖、增强抗体反应、防止皮质醇诱导的嗜中性粒细胞活性抑制和抑制病毒复制。维生素 C 在肾上腺中含量也很高,是产生应对应激而分泌的几种激素(如肾上腺素、去甲肾上腺素和皮质醇)所必需的。

补充维生素 C 并不能减少普通感冒的发生,但是确实可以减少感冒症状的持续时间。在不同的研究中,症状发生的天数减少了 0.07% ~ 39%,并且更大剂量显示出了更大的获益趋势。与大多数其他饮食抗氧化剂相比,即使高摄入量维生素 C 似乎也是安全的。

几项研究表明,补充维生素 C(剂量范围为 1000 ~ 8000 mg/d)在减少呼吸道感染的持续时间方面有一定的益处,但不能减少感染的发生率。剂量超过 8000 mg/d 的维生素 C 补充的潜在益处和风险以及维生素 C 在非呼吸道感染中的作用尚未得到很好的研究。值得注意的是,尽管没有足够的不良反应数据来确定维生素 C 的安全摄入量上限,但维生素 C 的摄入量超过 1000 mg/d 可能会引起腹痛和腹泻。

(五)B 族维生素

维生素 B_6 在核酸和蛋白质合成途径中起着至关重要的作用。它似乎对于最佳的淋巴细胞功能、成熟和生长,抗体产生,细胞因子产生以及 NK 细胞活性至关重要。增加维生素 B_6 的摄入会增强淋巴细胞增殖和细胞因子产生。尽管还没有得出特别肯定的结论,但有学者认为,老年人补充叶酸(维生素 B_9)可以改善免疫功能,特别是 NK 细胞的活性。维生素 B_{12} 对于细胞繁殖(包括淋巴细胞增殖)也是必不可少的。维生素 B_{12} 缺乏与肺炎球菌多糖抗体产生减少有关。

二、矿物质与免疫

矿物质营养不足与各种人类疾病有关,包括贫血、癌症、糖尿病、高血压、骨质疏松和蛀牙。因此,必需矿物质的适当饮食摄入对于最佳的健康和身体机能是必要的。一些矿物质在免疫细胞的功能中起着至关重要的作用。根据矿物质在人体内的含量和饮食中所需的量,矿物质可分为常量矿物质或微量矿物质(痕量元素或微量元素)。常量矿物质(如钠、钙、镁、磷)各自占总体重的至少 0.01%。微量元素各自占总体重的 0.001% 以下,所需量少于 100 mg/d。目前已经确定了 14 种微量元素是维持健康必不可少的元素,已知其中几种对免疫功能具有调节作用,包括铁、锌、铜和硒等(表 12-2)。这些微量元素中的一种或多种缺乏与免疫功能低下和感染发生率增加有关。但是,必须谨慎服用补充剂,因为在所有情况下,摄入过量的铁、铜、硒或锌至少与摄入过少一样有害。

表 12-2 在免疫功能中具有确定作用的矿物质及饮食不足或过量影响

矿物质	作用和影响		
	在免疫功能中的作用	饮食缺乏的影响	饮食过量的影响
铁	氧气运输金属酶	贫血、感染增加	血色素沉着病、肝硬化、心脏病、感染增加
锌	金属酶、蛋白质合成、抗氧化剂	生长和伤口愈合受损、感染增加、厌食症	铁和铜的吸收受损、HDL-C/LDL-C 比值升高、贫血、恶心、呕吐、免疫系统受损
硒	谷胱甘肽过氧化物酶(抗氧化剂)的辅助因子	心肌病、癌症、心脏病、免疫功能受损、红细胞脆性	恶心、呕吐、疲劳、脱发
铜	正常铁吸收所必需、超氧化物歧化酶(抗氧化剂)的辅助因子	贫血、免疫功能受损	恶心、呕吐
镁	蛋白质合成、金属酶	肌肉无力、疲劳、冷漠、肌肉震颤、抽筋	恶心、呕吐、腹泻

(一)锌

锌是一种饮食中的微量矿物质,在细胞膜结构和免疫系统细胞的功能中起着至关重要的作用。已经鉴定出 100 多种金属酶依赖锌,其是碳水化合物和能量代谢、蛋白质合成和降解、核酸合成、血红素生物合成和二氧化碳转运相关的酶的活性所必需的。例如,锌是末端脱氧核苷酸转移酶的辅助因子,末端脱氧核苷酸转移酶是未成熟的 T 细胞复制和发挥功能所必需的。此外,锌还可作为免疫细胞的细胞内信号分子。

尽管只有有限的证据表明服用锌补充剂可以降低上呼吸道感染(URTI)的发生率,但是有一些研究报告了锌治疗普通感冒的有益作用(即减少症状持续时间和/或严重程度),需要强调的是锌(离子锌含量>75 mg/d 的高含量)必须在出现症状的 24 h 内服用,才可产生有益作用。补锌剂的潜在问题包括恶心、不良味觉反应、降低高密度脂蛋白胆固醇水平(HDL-C)、降低某些免疫细胞功能(如中性粒细胞氧化爆发)以及干扰铜的吸收。

素食者有缺锌的危险,因为肉和海鲜是富含锌的来源。尽管坚果、豆类和全麦是锌的良好来源,但这些食物中的高纤维含量会降低锌的吸收。极低能量或饥饿型饮食可能导致锌的大量流失。由于锌主要通过汗液和尿液从体内流失(表 12-3),并且运动会增加锌的流失,因此长时间的运动可能会导致缺锌。

表 12-3 已知对免疫功能很重要的矿物质的人体含量和体液浓度

矿物质	含量和浓度			
	人体内总含量/mg	血清浓度/mg·L⁻¹	汗液浓度/mg·L⁻¹	尿液浓度/mg·L⁻¹
铁	5000	0.4~1.4	0.3~0.4	0.1~0.15
锌	2000	0.7~1.3	0.7~1.3	0.2~0.5

续表

矿物质	含量和浓度			
	人体内总含量/mg	血清浓度/mg·L⁻¹	汗液浓度/mg·L⁻¹	尿液浓度/mg·L⁻¹
硒	13	0.05~0.10	<0.01	<0.01
铜	100	0.7~1.7	0.2~0.6	0.03~0.04
镁	25000	16~30	4~34	60~100
锰	12	0.02	<0.01	<0.01

（二）铁

免疫系统本身对铁的可用性特别敏感。缺铁对免疫功能既不是完全有害也不产生增强作用。一方面,游离铁是细菌生长所必需的,可借助螯合剂(如乳铁蛋白)去除铁来减少细菌的繁殖。一些研究报告表明,与富含或补充铁的儿童相比,缺铁儿童感染的发生率更低,某些疾病感染后的死亡率甚至更低。鉴于这样的发现,铁缺乏症实际上可以保护个体免受感染,而补充铁可能使个人易患传染病,特别是因为铁催化羟自由基的产生,并且铁的大量摄入会损害胃肠道对锌的吸收。另一方面,铁缺乏会抑制免疫功能的各个方面,包括巨噬细胞 IL-1 的产生、有丝分裂原的淋巴细胞增殖反应、NK 细胞活性和DTH 反应。铁的利用率降低会损害吞噬功能,如杀菌能力降低、髓过氧化物酶活性降低和氧化爆发减少。

动物组织中大约 60% 的铁是以血红素的形式存在的,也就是说铁与血红蛋白和肌红蛋白有关。目前在动物和植物性食品中都发现了非血红素铁的存在。血红素铁比非血红素铁更好吸收:摄入的血红素铁 10%~30% 被肠道吸收,而只有 2%~10% 的非血红素铁被吸收。因此,素食者的饮食中铁的生物利用率较低。食品中发现的某些物质可能促进或抑制矿物质的吸收。例如,维生素 C 可防止亚铁(Fe^{2+})氧化为三价铁(Fe^{3+})形式。因为二价铁更容易被吸收,所以这促进了非血红素铁的吸收,但是对血红素铁的吸收没有影响。因此,喝一杯新鲜的橙汁可改善面包或谷物中铁的吸收。食物中含有的某些天然物质,例如,单宁(如在茶中)、磷酸盐、肌醇六磷酸、草酸盐和过量的纤维会降低非血红素铁的生物利用率。

未经医学建议不得服用常规的口服铁补充剂。因为长期大量食用铁会导致易感个体中铁代谢的紊乱,导致肝脏中铁的积累,会对 0.2%~0.3% 的遗传易感人群造成严重肝损害。铁的过量摄入还可能导致其他二价阳离子(尤其是锌和铜)的吸收减少。

（三）硒

硒对于硒依赖性蛋白的功能至关重要,而硒依赖性蛋白在关键酶、转录因子和受体的氧化还原调节中起着至关重要的作用。硒是谷胱甘肽过氧化物酶/还原酶的辅助因子,因此会影响活性氧自由基(ROS)的淬灭。硒除了具有抗氧化作用外,还具有其他免疫特性,有助于维持正常的免疫功能。在小鼠和人类中,补充硒都可增加淋巴细胞增殖反应、IL-2受体表达以及巨噬细胞和溶细胞性 T 淋巴细胞依赖的肿瘤细胞毒性。已证明补充硒可改善包括老年人在内的人类免疫功能的各个方面。硒水平低的成年人补充硒(50 或 100 μg/d)可改善其对脊髓灰质炎病毒疫苗免疫反应的某些方面。但是,任何硒补充剂都应谨慎服用,摄入大剂量硒(25 mg,大约每日推荐摄入量的 300 倍)与呕吐、腹痛、脱发和疲劳有关。

(四)铜

铜对免疫功能的影响包括增强抗体形成、炎症反应、吞噬杀伤力、NK 细胞活性和淋巴细胞刺激反应。尽管缺铜在人类中很少见,但由于铜和锌这两种矿物质的理化性质相似,服用补锌剂可能会损害铜的胃肠道吸收。

(五)镁

镁是参与生物合成过程和能量代谢的许多酶的必不可少的辅助因子,并且是正常神经肌肉协调所必需的。人体内镁的总含量约为 25 g。人类和动物的镁缺乏都与神经肌肉异常有关,包括肌肉无力、抽筋、肌肉纤维和细胞器的结构损伤。这可能是由于氧自由基诱导的肌浆网膜完整性改变引起的钙稳态失衡导致的。镁的缺乏还可能与硒的消耗和谷胱甘肽过氧化物酶活性的降低有关,这可能会增加对自由基损伤的敏感性。在心肌缺血损伤后,镁缺乏会加剧炎症状态,有人认为这是由于在镁缺乏状态下,物质 P 介导的促炎细胞因子分泌增加所致。

(六)锰

锰是许多酶的辅助因子。在人体中,锰是超氧化物歧化酶、丙酮酸羧化酶和精氨酸酶的必需辅助因子。事实上,所有生命都需要锰,包括细菌性病原体。在细菌中,锰可以作为特异性超氧化物歧化酶、核糖核酸还原酶、黏附蛋白和抗生素抗性酶等的辅助因子。利用这一事实,包括人类在内的宿主通过限制体内锰的利用率来使细菌在感染期间缺锰。宿主耗尽感染部位的锰,使病原体缺乏锰这种营养,从而提高了锰特有的营养免疫力。饥饿病原体所必需的营养素被称为营养免疫力。宿主锰实现其营养免疫力的机制包括① 嗜中性粒细胞蛋白钙防卫蛋白(calprotectin)在感染部位螯合锰和锌,这对于防御细菌,如金黄色葡萄球菌很重要;②巨噬细胞蛋白天然抗性相关的巨噬细胞蛋白 1(NRAMP1)在巨噬细胞中饥饿诱导细菌:NRAMP1 将锰从巨噬细胞吞噬体中运出,吞噬体是一些细菌(如沙门氏菌)在其中复制的区域。全麦产品、豌豆和干豆、多叶蔬菜和香蕉是锰的良好来源。

第四节　其他食物活性成分与免疫

一、多酚类物质与免疫

植物多酚是有效的抗氧化化合物。槲皮素是其中之一,因其对免疫功能的可能影响而受到了广泛关注。槲皮素被归类为类黄酮,是一种存在于各种水果和蔬菜中的植物营养素。由于这些化合物具有抗氧化性、抗炎、抗病原、心脏保护和抗癌活性的生理作用,因而备受关注。槲皮素最丰富的食物来源是苹果、蓝莓、花椰菜、卷心菜、辣椒、洋葱和茶。人类每天的总黄酮醇摄入量在 13~64 mg 之间变化(槲皮素约占 75%),这具体取决于研究样本和研究人群。人类受试者可以从食物或补充剂中吸收大量的槲皮素,消除过程较缓慢,据报道其半衰期为 11~28 h。动物研究表明,槲皮素喂养 7 d 可提高流感病毒接种后的存活率。

人们越来越多地支持槲皮素与其他类黄酮和食品成分的共同摄入,以改善和扩大槲皮素的生物利用率和生物活性。其中包括茶中的类黄酮表没食子儿茶素 3-没食子酸酯(EGCG)、异槲皮素(洋葱和其他食品中槲皮素的糖基化形式)、n-3 PUFAs(如 EPA 和 DHA)、维生素 C 和叶酸。在一项对 39 名训练有素的自行车手进行的研究中,槲皮素补充剂与 EGCG、异槲皮素和 n-3 PUFA 的结合在部分抵抗运动引起的炎症和氧化应激方面比单独使用槲皮素更有效。

其他天然存在的多酚化合物也存在于食物中,例如,绿叶蔬菜、洋葱、苹果、梨、柑橘类水果和红葡萄,以及一些植物基饮料,例如,柑橘汁、绿茶、红酒和啤酒。

二、β-葡聚糖与免疫

β-葡聚糖不仅作为酵母、真菌和某些细菌的细胞壁主要结构成分存在,而且在饮食中也作为谷物(如大麦和燕麦)的胚乳细胞壁的一部分存在。β-葡聚糖是由连接的葡萄糖分子组成的碳水化合物,根据来源的不同,其大分子结构也不同。来自细菌的 β-葡聚糖是直链的 1,3 β-连接的吡喃葡萄糖基残基。酵母和真菌的细胞壁 β-葡聚糖由 1,3 β-连接的吡喃葡萄糖基残基组成,带有少量 1,6 β-连接的分支。而燕麦和大麦细胞壁含有 1,3 和 1,4 β-连接吡喃糖残基的直链 β-葡聚糖。各种 β-葡聚糖的特性可能会影响其免疫调节效果。例如,来自真菌的高分子量和/或颗粒状 β-葡聚糖可直接激活白细胞,而来自真菌的低分子量 β-葡聚糖仅在免疫细胞受到刺激(如细胞因子)时调节其反应。这意味着在饮食中添加 β-葡聚糖可用于调节免疫功能,可提高对人类入侵病原体的抵抗力。

迄今为止,已有口服给予动物和人类燕麦 β-葡聚糖的免疫促进作用的证据报道。在小鼠中灌胃燕麦 β-葡聚糖可增强对细菌和寄生虫感染的抵抗力。此外,每天摄入燕麦 β-葡聚糖可抵消小鼠运动应激引起的巨噬细胞抗病毒抗性的降低。β-葡聚糖给予动物会提高其病原体感染后的存活率,观察到的效果与 β-葡聚糖的来源和/或给予途径无关。有人认为,口服 1,3 β-葡聚糖的保护作用是通过受体介导的与微折叠细胞(在 Peyer's 结中转运大分子的特化上皮细胞)的相互作用来介导的,从而导致细胞因子产生增加和抗感染能力增强。因此,通过增加饮食中的 β-葡聚糖摄入量(如通过开发功能性食品)来调节免疫功能是有可能的。同时因其具有抑制(Th1)免疫反应的特征,这可能对特定的目标人群(如老年患者或 2 型糖尿病患者)有较好的作用。

三、益生菌、益生元与免疫

共生细菌通过建立抵抗病原细菌定植的屏障而有助于宿主的免疫保护。这种屏障可被疾病和抗生素的使用所破坏,从而使病原体更易进入宿主肠道,可通过提供益生菌来维持这种屏障。益生菌是含有活微生物的食品补充剂,当给予足够的量时,可为宿主带来有益作用。证据表明,定期食用益生菌可改变肠道菌群(微生物群)的数量并影响免疫功能。益生菌在肠道运输中存活下来并改变了肠道菌群,使有益细菌的数量增加,有害的物种数量减少,这与一系列有益于消化系统健康和功能的潜在益处以及调节免疫功能有关。

益生菌有许多作用机制:除产生屏障作用外,通过它们的生长和新陈代谢,有助于减少肠中其他细菌、抗原、毒素和致癌物的任何有害作用;此外,已知益生菌会与肠相关的淋巴组织相互作用,从而对先天免疫系统(特别是吞噬作用和 NK 细胞活性)甚至后天免疫系统产生积极影响。因为肠道是人体中表面积最大的组织,在免疫中起着重要作用,其每天要应对三种不同的免疫挑战。首先,它必须区分和耐受较大的共生菌群,否则会发生炎症;其次,它还必须耐受食物抗原;最后,必要时,肠道必须能够防御任何潜在的病原体。益生菌的某些代谢产物(如乳酸和某些细菌产生的一类抗生素蛋白,称为细菌素)可能会抑制病原微生物的生长。益生菌还可以与病原菌竞争营养,并可以增强肠道对病原菌的免疫反应。这解释了为什么人体 85% 的淋巴结位于肠道内,为什么益生菌作为靶向肠道的功能性食品能够影响整个身体的健康,包括远离肠道的身体部分。

益生菌存在于发酵食品中,包括传统培养的乳制品和一些发酵乳制品。商业上用作益生菌的生物通常是乳酸杆菌或双歧杆菌。这些生物只是暂时定居在肠道内,因此有必要定期食用。益生菌已被证明可以减少不同环境下腹泻的发生率和持续时间。益生菌还可减少儿童和成人的呼吸系统疾病。在一项研究中,与健康对照运动员相比,表现出疲劳和运动能力受损的运动员,血液中 CD4$^+$(Th)细胞 IFN-γ 产生不足,这种明显的 T 细胞损伤在每天摄入益生菌嗜酸乳杆菌(*Lactobacillus acidiolus*)一个月后得到逆转。另一项小型研究发现,食用干酪乳杆菌(*Lactobacillus. casei*)益生菌酸奶饮料一个月可限制运动应激测试后观察到的 NK 细胞活性下降。一项针对 64 位大学运动员的随机、安慰剂对照试验表明,与安慰剂相比,每天接受干酪乳杆菌(*L. casei* Shirota)的受试者在四个月的冬季训练期间上呼吸道感染(URTI)的发生率较低,益生菌组对 URTI 的唾液 IgA 维持更好。其他研究也报告了健康的非运动员在每天摄入 *L. casei* Shirota 数周后唾液 IgA 水平和 NK 细胞活性增加。目前解释益生菌研究结果的主要困难是,益生菌的效果可能存在显著的物种和菌种差异,以及使用剂量、治疗时间和研究对象特征的差异。

益生元通常是(但不仅限于)不能被哺乳动物酶消化,但可以通过肠道菌群选择性发酵,导致肠道内有益细菌数量增加的碳水化合物。尽管有越来越多的证据表明益生元具有潜在的免疫调节作用,但尚不清楚它们是直接作用还是通过肠道菌群的改变而表现出来的。益生元所偏爱的许多细菌会产生短链脂肪酸(如乙酸、丙酸和丁酸)作为新陈代谢的最终产物,这些短链脂肪酸对宿主肠道上皮有益处,一旦被吸收,可能对全身也产生益处。

四、母乳与免疫

母乳含有多种免疫活性成分,包括细胞(巨噬细胞、T 和 B 淋巴细胞、中性粒细胞)、免疫球蛋白(IgG、IgM、IgD 和 sIgA)、溶菌酶(具有直接的抗菌作用)、乳铁蛋白(通过结合铁来防止细菌吸收铁)、细胞因子(IL-1、IL-6、IL-10、IFN-γ、TNF-α、转化生长因子-β)、生长因子(表皮生长因子、胰岛素样生长因子)、激素(甲状腺素)、脂溶性维生素(维生素 A、D、E)、氨基酸(牛磺酸、谷氨酰胺)、脂肪酸、氨基糖、核苷酸、神经节苷脂和益生元低聚糖。母乳还包含阻止某些微生物黏附到胃肠道并因此阻止细菌定植的因子。母乳包含促进肠道中有益细菌(如双歧杆菌)生长的因子。

通过抗体和细胞因子的转移,母乳喂养为婴儿提供了被动免疫。母乳成分还可以刺激肠道相关淋巴组织(GALT)的成熟。已知母乳富含双歧寡糖,并含有其自身独特的微生物群。人乳寡糖(HMOs)是由乳腺中的乳糖合成的,具体的 HMOs 特征会因个体和环境而有所不同,并随着泌乳时间的推移而发生变化。已发现这些 HMOs 通过抑制微生物与肠黏膜的黏附、增强微生物组内细菌短链脂肪酸的产生、抑制炎症和促进免疫成熟,从而为婴儿带来健康益处。母乳的其他免疫活性成分也可能与免疫系统成熟有关,研究发现生长因子(表皮生长因子、成纤维细胞生长因子 21 和转化生长因子 2)灌胃补充可改变新生大鼠的淋巴细胞表型。

在发展中国家和发达国家中,母乳喂养均在预防传染病,尤其是腹泻,胃肠道和下呼吸道感染方面起着关键作用。除了预防传染病外,母乳喂养还可增强对疫苗的抗体反应。比起预防呼吸道感染导致的死亡,母乳喂养可以更好地预防腹泻(至 6 个月大)。

参考文献

[1]CALDER P C, YAQOOB P. Chapter 38-Nutrient regulation of the immune response [M]. Present Knowledge in Nutrition (Eleventh Edition). Academic Press, 2020:625-641.

[2]LEHMAN H K, BALLOW M. Chapter 47-Nutritional and stress effects on immunologic function [M] Stiehm's Immune Deficiencies (Second Edition). Academic Press, 2020: 1007-1020.

[3]MORSE C G, HIGH K P. 11-Nutrition, Immunity, and Infection [M]. Mandell, Douglas, and Bennett's Principles and Practice of Infectious Diseases (Eighth Edition). Philadelphia: Content Repository Only!, 2015:125-133.

[4]GLEESON M. 26-Exercise, nutrition and immunity [M]. Diet, Immunity and Inflammation. Woodhead Publishing, 2013:652-685.

[5]WALSH N P. Chapter 8-Exercise, nutrition and immune function Ⅰ. Macronutrients and amino acids [M]. Immune Function in Sport and Exercise. Edinburgh:Churchill

Livingstone, 2006:161-181.

[6] GLEESON M. Chapter 9 - Exercise, nutrition and immune function Ⅱ. Micronutrients, antioxidants and other supplements [M]. Immune Function in Sport and Exercise. Edinburgh:Churchill Livingstone, 2006:183-203.

[7] JUTTUKONDA L J, SKAAR E P. Chapter 31-Manganese and Nutritional Immunity [M]. Molecular, Genetic, and Nutritional Aspects of Major and Trace Minerals. Boston:Academic Press, 2017:377-387.

[8] SHEN X L, ZHAO T, ZHOU Y, et al. Effect of Oat β-Glucan intake on glycaemic control and insulin sensitivity of diabetic patients: A meta-analysis of randomized controlled trials [J]. Nutrients, 2016, 8 (1):39.

第十三章　食品污染物与免疫

内容提要
　　本章主要介绍了食品有害微生物、食品有害化学残留物和真菌毒素感染人体后发生的人体免疫应答和机制。

教学目标
　　1. 了解食品污染物的种类。
　　2. 掌握各种食品污染物感染人体产生的免疫应答。

思考题
　　1. 如何减少食品污染对人体的影响？
　　2. 简要阐述食品污染物的种类和来源。
　　3. 简要阐述不同食品污染物产生的免疫应答。

第一节　食品有害微生物与免疫

　　目前已知 1400 余种微生物感染人类并能引起疾病。在感染过程中，宿主保护、免疫调节或病原体逃逸机制的变化可能会持续数月或数年。因此，研究食品微生物与免疫的关系对于食品的生产、加工具有重要意义。

一、细菌与免疫

（一）金黄色葡萄球菌（*Staphylococcus aureus*）

　　S. aureus 是一种革兰氏阳性细菌，是引起人类严重感染的最常见病原体之一。因此人们迫切需要一种能够预防 *S. aureus* 感染的有效疫苗。有结果表明，*S. aureus* 已经发展出复杂的机制来抑制宿主的适应性免疫防御。

　　当 *S. aureus* 第一次感染宿主时，宿主的先天免疫反应会被强烈激活。一般来说，

S. aureus 能够在最初的相互作用中存活下来,这是由于一系列毒力因子的表达干扰了宿主的先天性免疫防御。在这种最初的相互作用之后,获得的免疫应答是宿主防御的武器,将试图清除病原体。然而,即使在存在强大的抗原特异性免疫反应的情况下,S. aureus 也能维持对宿主的感染。涉及的免疫学机制如下:

(1)先天免疫反应激活与免疫逃逸的抗争:先天免疫系统是抵御病原体入侵的第一道防线。该系统包括三个主要的效应机制:抗菌肽和酶、补体系统和吞噬细胞。这三种效应机制的重要性和效率因感染部位和细菌特性而异。S. aureus 黏附于宿主细胞上繁殖,并且有时还会侵入宿主细胞,而宿主则通过立即释放抗微生物成分和趋化因子进行应答,从而募集免疫细胞以获得更有效的应答。而 S. aureus 的毒力因子库具有许多逃避宿主先天免疫的机制,包括结构成分的修饰和大量特定免疫调节蛋白的分泌,共同抵消先天免疫防御,并创造了一种微环境,这种微环境甚至可以使其更好地生存。此外,S. aureus 具有避免Toll 样受体(TLRs)识别的能力,它们的黏附素在降低补体系统和吞噬细胞的功效方面非常有效,并且发展了针对宿主防御肽(HDPs)的抵抗机制,类似于对传统抗生素的抵抗机制。

(2)S. aureus 对体液免疫反应的操纵:针对 S. aureus 的抗原特异性抗体已被证明只能对随后的感染提供部分保护。因此,尽管事实上可以在恢复期患者中检测到针对 S. aureus 的抗体水平升高,但这些患者的 S. aureus 感染复发率依然很高。此外,在感染 S. aureus 的个体中存在高水平的循环抗 S. aureus 抗原的抗体,这些抗体不能保护他们免受 S. aureus 感染。这清楚地表明,S. aureus 具有使细菌绕过体液免疫反应并在高水平抗原特异性抗体存在下建立感染的策略。S. aureus 干扰保护性体液免疫反应的一个重要机制是通过葡萄球菌蛋白 A(SpA)对 B 细胞的多克隆激活。SpA 是一种分子量为 45000 的表面结合和分泌蛋白,在大多数临床分离株中均有表达,并能与免疫球蛋白结合。SpA 包含 5 个免疫球蛋白结合域,能够结合 Fcγ 结构域以及 IgG 和 IgM 的 Fab 部分。通过 SpA 结合 Fcγ 结构域可阻止 S. aureus 的调理吞噬杀伤,而 Fab 结合则导致 B 细胞的激活和克隆性扩张。此外,已有研究表明,SpA 与小鼠 B 细胞结合导致 B 细胞受体和共受体 CD19 和 CD21 的下调,并限制增殖周期导致细胞凋亡。这些研究结果表明,SpA 使 S. aureus 能够干扰保护性体液免疫反应的诱导,并干扰产生足够的记忆性免疫应答来防止未来的感染。

(3)S. aureus 对 T 细胞反应的操纵:一些研究表明 T 细胞介导的免疫反应在遏制 S. aureus 感染中起着重要作用。在 CD4$^+$T 细胞应答功能缺陷的 HIV 感染患者中,S. aureus 感染的发病率不断上升就说明了这一点。此外,一些研究小组已经证明,与野生型动物相比,T 细胞区室缺陷的小鼠更容易受到 S. aureus 的致命攻击。在不同的 T 细胞亚群中,产生 IL-17 的 T 细胞可能是最有效的抗 S. aureus 感染细胞。研究表明,产生 IL-17 的表皮 γδT 细胞在防止 S. aureus 皮肤感染中起着关键作用。此外,Th17/IL-17 轴缺陷患者的 S. aureus 感染发生率高于 Th17/IL-17 正常的个体。IL-17 的保护作用似乎与其参与中性粒细胞向病原体侵袭部位的募集,从而参与细菌清除有关。但这些 T 细胞群所提供的保护是不完全的,这表明 S. aureus 已经发展出了干扰效应 T 细胞发育和发挥功能的策略。

(二)沙门氏菌(Salmonella)

沙门氏菌是革兰氏阴性杆菌,含有超过 2500 种不同的血清型,常见的包括引起肠道发热的伤寒沙门氏菌(*Salmonella. Typhi*)和副伤寒沙门氏菌(*Salmonella. paratyphi*)(血清型A、B 和 C)以及其他非伤寒血清型,如鼠伤寒沙门氏菌(*Salmonella. typhimurium*)和肠炎沙门氏菌(*Salmonella. enteritidis*)等。沙门氏菌感染可引起一系列综合征,从自限性胃肠炎到破坏性,通常是致命的全身感染。其中包括伤寒和侵袭性非伤寒沙门氏菌(iNTS)病,主要发生在发展中国家/热带国家。

宿主必须有适当的武器库应对来自沙门氏菌的威胁。为了在宿主中建立感染,病原体必须存活下来并克服许多强大的宿主防御,包括胃酸、胆汁、黏蛋白、抗菌肽和交叉反应的非特异性 IgA 抗体。如果细菌在这些非特异性的防御系统中存活下来,便可进入宿主细胞,从而穿过肠道屏障并引发感染。这些屏障细胞包括膜细胞、上皮细胞、树突状细胞和巨噬细胞。

控制感染需要正确的细胞类型,在正确的地点、正确的时间、产生正确的分子。胃肠炎和肠道感染在黏膜表面观察到的免疫学状况有着很大的区别。前者表现为单核细胞(主要是单核细胞和巨噬细胞)浸润,同时多形核细胞(PMN,主要是嗜中性粒细胞)大量积聚到小肠(图 13-1)。PMN 的积累是通过释放趋化因子如 IL-8 来协调的,并在感染后的几个小时内建立起来。这种渗透有许多潜在的后果。首先,它限制了细菌的传播,有助于将感染定位在黏膜上。其次,诱发的炎症会导致局部菌群死亡,从而创造一个生态位来支持沙门氏菌的生长,而沙门氏菌对促炎反应更具抵抗力。这种局部炎症导致上皮细胞损伤和腹泻,这是这种急性反应最显著的特征之一。在后者中,沙门氏菌在固有层和 Peyer's 斑(PP)上定殖后,侵入宿主细胞。如果宿主的局部防御系统不能杀死细菌,那么它们可以通过淋巴管扩散到肠系膜淋巴结(MLN)和更远的地方,从那里逃逸并通过胸导管进入血液,从而导致短暂的菌血症及全身性感染。

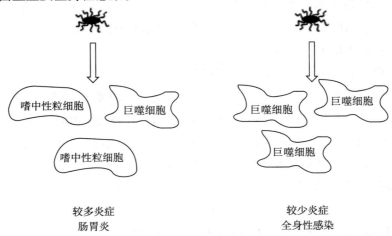

图 13-1　伤寒沙门氏菌与非伤寒沙门氏菌感染与嗜中性粒细胞和巨噬细胞的关系

（三）肠致病性大肠杆菌（Enteropathogenic *Escherichia coli*，EPEC）

EPEC 是一种高度进化的致病性革兰氏阴性杆菌，能够适应在各种环境中生存和致病，可引起人类疾病，尤其是 2 岁以下的婴幼儿。EPEC 是发展中国家人群腹泻的一个主要原因，在发达国家很少暴发，通常与托儿所和日托中心有关。前期研究结果显示社区获得性 EPEC 感染率在出生后的前 6 个月内最高。但最近对 5 岁及以下儿童的研究则显示，其患病率随着年龄的增长而增加。然而，疾病的严重程度与年龄成反比。除年龄外，有人提出细菌负荷可能是 EPEC 引起腹泻的一个因素。所描述的感染率在不同的研究中有很大的不同，与 EPEC 相关的腹泻为 3%~50%。

EPEC 感染通常持续 5~15 d，但可能会出现慢性疾病。疾病表现为非特异性胃肠炎，伴有急性腹泻和黏液分泌、呕吐、发热和不适。

哺乳动物宿主最初通过激活先天免疫应答来感知和响应 EPEC。这涉及病原体相关分子模式（PAMPs）的识别，如脂多糖（LPS）、鞭毛蛋白、肽聚糖（PG）和 CpG DNA 以及宿主细胞表达的特异性种系编码模式识别受体（PRRs）识别。迄今所描述的 PRR 家族包括 TLRs、视黄酸诱导基因（RIG）I 样受体（RLRs）和核苷酸结合寡聚结构域（NOD）样受体（NLRs）。在 PRR 刺激下，宿主迅速产生一系列促炎细胞因子，进而激活先天免疫应答。这种先天应答最终导致由 B 细胞和 T 细胞介导的对 EPEC 产生更特异的和长期的适应性应答的发展。

EPEC 主要感染胃肠道黏膜表面的上皮细胞，并在肠上皮形成特征性的附着和脱落（A/E）病变（在亲密附着后，这些菌株会使宿主细胞微绒毛脱落）。尤其是 EPEC 与小肠的 Peyer's 斑块滤泡相关上皮（FAE）和肠上皮细胞相互作用。胃肠道上皮细胞在离子转运、液体吸收和分泌中起着关键作用，而这些对消化系统的稳态至关重要。它们还协调针对感染的特异性抗菌产物的表达和上调，包括具有促炎性（TNF 和 IL-1）和趋化性（IL-8，MIP1-α，MCP-1）功能的细胞因子。IL-8 是嗜中性粒细胞的一种有效趋化剂，许多早期研究表明，EPEC 和其他肠道致病菌在感染过程中刺激上皮源性 IL-8 的表达。然而，上皮源性 IL-8 在多大程度上参与了黏膜防御和对 A/E 病原体产生的炎症反应目前还不完全清楚。EPEC 感染的体外研究表明，最初和最有效的宿主炎症反应激活是通过 TLR5 识别鞭毛蛋白介导的，也可能由 TLR4 识别 LPS 介导。

对 EPEC 介导的炎症反应的早期研究主要集中在以肠上皮中的 PMNs 的明显浸润和迁移为特征的促炎症反应。然而大约 10 年前，研究人员发现在培养上皮细胞感染早期 EPEC 菌株能够抑制核因子 κB（NF-κB）和丝裂原活化蛋白激酶（MAPK）的激活，以及抑制 NF-κB 抑制剂（IκB）的降解和产生包括 IL-8 和 IL-6 在内的促炎性细胞因子。此外，这种抑制机制依赖于功能性Ⅲ型分泌系统（T3SS）的存在。这表明，EPEC 已经进化出专门的机制来抑制感染期间的早期炎症反应，可能是为了在整个免疫反应清除它之前持续更长时间。

（四）单核细胞增生李斯特菌（*Listeria monocytogenes*）

L. monocytogenes 是革兰氏阳性细菌，最早于 1926 年被发现，在真核细胞的细胞质中复

制,可引起严重的胃肠道、全身和中枢神经系统感染,统称为李斯特氏菌病。李斯特氏菌病通常与食源性流行有关,因为与大多数其他致病菌不同,*L. monocytogenes* 在低至 4℃ 的温度下仍能增殖,所以李斯特氏菌病是最致命的食源性疾病之一。*L. monocytogenes* 的感染诱导了三个先天性免疫途径:从吞噬体产生的髓样分化 88(MyD88)依赖性途径导致炎症性细胞因子的表达;从细胞质中产生的 STING/IRF3 依赖性途径导致 IFN-β 和共调节基因的表达,以及非常低水平的 Caspase-1 依赖性和 AIM2 依赖性炎性小体途径,从而导致蛋白水解激活及 IL-1β 和 IL-18 的分泌以及细胞凋亡。

一般认为,宿主细胞通过刺激 TLRs 来检测微生物。MyD88 是大多数 TLRs 下游信号转导所必需的,MyD88 依赖的应答对于宿主抵抗力很重要,因为缺乏 MyD88 的小鼠对 *L. monocytogenes* 感染极为敏感,这意味着 TLR 依赖的识别在宿主防御中起着重要作用。

除了先天免疫应答外,完全清除 *L. monocytogenes* 还需要适应性免疫。在原发性和继发性感染过程中,都要涉及 CD4$^+$ 和 CD8$^+$ T 细胞的 T 细胞应答进行灭菌。相比之下,体液免疫没有显著贡献,这可能是由于细菌的细胞间传播能力所致。CD4$^+$ T 细胞通过分泌 IFN-γ 来提供保护,从而增加巨噬细胞的杀菌能力。同样,CD8$^+$ T 细胞通过细胞因子产生和细胞溶解活性的结合而具有杀菌活性。

总体而言,最新研究证据表明先天免疫反应、树突状细胞(DCs)成熟和 T 细胞启动之间是复杂且不一定直观的相互作用。尤其是在抗 *L. monocytogenes* T 细胞应答的产生中交叉呈现的要求表明直接感染的 DCs 在引发 T 细胞应答中可能不是特别有效。也许感染的 DCs 的内涵体室和胞质区室的先天识别机制会抵消它们成熟和 T 细胞启动能力所需的信号。

二、病毒与免疫

(一)朊病毒(prion)

朊病毒疾病,或传染性海绵状脑病,是一种感染性亚急性神经退行性疾病,影响人类、某些家养和自由放养动物。朊病毒可能是被 M 细胞主动转运穿过肠道上皮的。一旦朊病毒穿过上皮细胞,就会被 MNP(巨噬细胞和经典 DCs)获得。目前的假说认为,与巨噬细胞不同,经典的 DCs 起着"特洛伊木马"的作用,并将朊病毒带到滤泡树突状细胞(FDCs)。FDCs 是一种重要的基质细胞亚群,位于次级淋巴器官(SLOs)的 B 细胞滤泡和生发中心,不同于骨髓来源的经典树突状细胞(DCs)。FDCs 是一种非吞噬性和非迁移性的基质细胞系,与普遍存在的血管周围前体细胞类型不同。朊病毒感染并在 FDCs 上复制,从而将朊病毒放大到超过神经侵袭所需的阈值水平。在 FDCs 扩张后,朊病毒感染肠神经,并通过周围神经系统(交感神经和副交感神经)传播到中枢神经系统。

T 细胞在朊病毒病的发病机制中不起重要作用。胸腺切除缺乏 T 细胞或特异性 T 细胞缺乏(CD4$^{-/-}$,CD8$^{-/-}$,β2μ$^{-/-}$,TCRα$^{-/-}$ 或穿孔素$^{-/-}$)的小鼠不会影响朊病毒在 SLO 中的积累或神经侵袭。虽然 B 细胞本身不复制病毒,但 B 细胞可以通过维持成熟的 FDCs 间接地促进病毒的发病。

在缺乏通常被认为具有抗炎作用的细胞因子(如 IL-4、IL-10 和 IL-13)的小鼠中,朊病毒病的发病机制加剧。因此,在中枢神经系统朊病毒疾病期间,抗炎细胞因子环境使小胶质细胞通过清除受朊病毒感染和受损的细胞发挥保护作用。相反,全身性炎症会将中枢神经系统的抗炎表型转换为促炎细胞因子和细胞毒性介质表达升高的炎症表型,从而导致神经病变加重。

在朊病毒病期间,中枢神经系统中补体成分的表达也明显增加。然而,使用一系列补体成分(C1q、C2、C3、C4 和 C5)缺乏的小鼠进行的研究表明,朊病毒病期间的神经退行性变不是由补体介导的受感染细胞溶解引起的。

总的来说,尽管进行大量的努力,目前还没有有效的治疗策略来阻止朊病毒的传播。但是关于 SLOs 中朊病毒疾病发病机制的研究已经提高了我们在临床前阶段发现受感染个体的能力,并确定可能影响传播风险的因素。例如,高水平的朊病毒可在 SLO 中积累,而 B 细胞在这一过程中发挥了重要作用。这在英国引起了极大的关注,即变异克雅氏病(vCJD)朊病毒可能存在于受感染人类的血液中,并通过输血造成意外的水平传播的风险。因此,输血服务机构引入了捐献血液的白细胞去除术,从而降低 vCJD 传播的潜在风险。

(二)甲型肝炎病毒(HAV)

HAV 是一种无包膜正链 RNA 病毒,1973 年首次通过免疫电镜观察到。一旦病毒进入肝细胞,蛋白质被膜就会丢失,从而将正向 RNA 链释放到细胞质中。基因组复制是通过涉及 RNA 依赖性 RNA 聚合酶的机制发生的。然后,HAV 进入胆道并通过粪便离开身体。

HAV 主要通过粪—口途径传播,包括摄入受污染的食物及水或人与人之间的直接接触传播。它可以偶发,也可以大规模暴发。这种感染的最高流行率发生在缺乏清洁水供应的国家。在流行地区,感染是在生命的早期发生的,因此大多数 9 岁以下的儿童对 HAV 呈血清反应阳性。相比之下,HAV 在大多数工业化国家主要是一种成人疾病,他们更容易出现症状性感染,由于 HAV 在环境中可以长期生存,并且一旦被摄入,可以抵抗胃中的酸性环境,因此在这些地区仍然存在。通过使用人类粪便作为肥料,食物和水可能会被 HAV 污染,并且未经处理的污水会污染水源。食用生的或未煮熟的贝类与感染有关,因为某些软体动物会从污染的水中富集 HAV。HAV 的非肠道传播也存在可能性,在静脉注射吸毒者、血友病患者中有病例报告,但很少通过输血传播。最新数据表明,这种疾病的全球流行病学正在发生变化,主要是由于发展中国家生活条件和卫生水平的改善,以及有效的预防性疫苗的出现,因此受感染的儿童减少。这就导致了大量没有保护性抗体的成年人面临着症状性感染的风险。最近还出现了与食用受污染的冷冻浆果和软果有关的大量食源性 HAV 感染暴发的报道。

I 型干扰素(IFN-α/β)是抗病毒的第一道防线,在随后的适应性细胞免疫的最佳启动中起着重要作用。HAV 的特异性体液和细胞免疫反应通常在肝炎发作后 4~5 周出现。此时,分泌具有各种特异性 IgM 的成熟浆细胞数量增加,但这会迅速过渡到中和性 IgG 反应,从而为甲型肝炎提供终身保护。在暴露于 HAV 后 2 周内被动转移抗 HAV 抗体或接种疫苗可预防肝病,这表明抗体也有可能调节既定感染的过程。中和抗体识别高度保守的 VP1、VP3 和可能的 VP2 衣壳蛋白中的少数紧密定位的表位。中和可能发生在晚期核内体或溶酶体内,在病毒进入过程中,可能会除去膜并暴露衣壳。

HAV 特异性细胞毒性 CD8$^+$T 细胞应答是 1990 年首次在急性甲型肝炎黄疸患者的血液和肝脏中发现的。在感染的急性期检测到细胞毒性 CD8$^+$T 细胞也与免疫介导的肝损伤一致,因为在没有肝脏疾病的 2~3 周的前驱期,病毒会发生强有力的复制。然而,最近的一系列研究为细胞免疫反应提供了新的视角,在一次甲型肝炎暴发期间感染的人类受试者中,发现大多数循环 CD8$^+$T 细胞的出现频率太低。并且在 CD8$^+$T 细胞被检测出之前,血液中以 30 多个离散的 Ⅱ 类表位为靶点的多功能 HAV 特异性 CD4$^+$T 细胞出现的频率要高得多。与 CD8$^+$T 细胞相比,病毒血症的控制与 CD4$^+$T 细胞的增殖密切相关。在病毒血症终止后,血液中特异性 CD4$^+$T 细胞的频率下降非常缓慢。CD4$^+$T 细胞的缓慢降低与肝脏中 HAV RNA 的逐渐清除是同时发生的,时间为 8~9 个月,甚至更长。简言之,CD4$^+$T 细胞通过产生抗病毒细胞因子直接控制病毒感染的概念正在受到人们的认同,CD4$^+$T 细胞对病毒复制的非细胞毒性控制可能是终止 HAV 感染的一般机制。

(三)乙型肝炎病毒(HBV)

HBV 是肝炎病毒科的成员,具有通过 RNA 中间体复制的双链环状 DNA 基因组。尽管在 20 世纪 80 年代开发了针对 HBV 感染的有效疫苗,但在血清学测试中,全世界约有 1/3 的人口仍显示出既往或现有的 HBV 感染。目前,人们普遍认为 HBV 不会直接损伤肝细胞。HBV 感染引起的肝脏炎症实际上是一种主要由多种免疫细胞介导的免疫病理反应,在此过程中病毒会被清除,但肝细胞也会受损。免疫应答状态在乙型肝炎的发病机制和临床结局中起着重要作用,同时,乙肝患者的宿主免疫应答也极大地影响着抗病毒治疗的效果。HBV 感染的各种临床表现以及肝脏疾病的发病机制都是免疫介导的,因此由病毒—宿主相互作用决定。

已经证实,先天性免疫反应(包括巨噬细胞和 DC 以及 NK 细胞)是宿主抵御病毒感染的第一道防御机制,有助于在自我限制的暂时性肝病中及时有效地诱导病毒特异性适应性反应。然而,在黑猩猩身上进行的一项研究表明,HBV 似乎并不能在肝脏中引起强烈的先天性免疫反应,而 HBV 的清除与强的适应性免疫反应有关。在人类中,先前的研究也表明,自限性乙型肝炎患者在适应性 T 细胞反应开始之前已经证实了 NK 和 NKT 细胞反应的诱导。随后,HBV 特异性适应性免疫应答[包括 CD4$^+$Th 细胞、细胞毒性 T 淋巴细胞(CTL)和 B 细胞],尤其是 HBV 特异性 CTL 反应的强烈激活,在病毒清除中起着重要作用。急性乙型肝炎对 HBV 感染表现出强烈的免疫应答,细胞免疫应答的时间、强度和特异性与自限性感染的结局有相对明确的相关性。

与急性乙型肝炎相比,对慢性乙型肝炎患者的研究表明,适应性免疫应答是 HBV 控制必不可少的。与其他病毒感染相比,适应性免疫应答在 HBV 感染中发展相对较晚:在暴露后 10~12 周。这种迟发的适应性免疫被认为是早期 HBV 感染的隐蔽性的结果,病毒复制低,先天性免疫几乎没有激活。研究表明,与健康对照组相比,乙肝患者细胞免疫功能紊乱、T 细胞亚群失衡、$CD4^+$T 细胞百分率下降、$CD8^+$T 细胞百分率升高、CD4/CD8 下降、Treg 细胞增多、DC 功能受损,所有这些都可能与慢性 HBV 感染有关。临床研究表明,HBV 特异性细胞免疫与病毒清除和疾病变化密切相关。抗病毒治疗可激活乙型肝炎患者外周血中病毒特异性 CTL,其数量增加。慢性乙型肝炎患者拉米夫定治疗期间,伴随 HBV-DNA 和 HBeAg 不同程度的下降,外周血中特异性 CTL 靶细胞的杀伤数量和杀伤能力较治疗前明显增加,HBV-DNA 同步下降。同样,阿德福韦治疗还可通过病毒抑制使 HBV 特异性 T 细胞增殖、IFN-γ 产生和 HBV 特异性 $CD4^+$T 细胞增多导致 Treg 细胞减少,这表明有效的抗病毒治疗可促进效应 T 细胞功能恢复。随着血清病毒载量的迅速下降,替比夫定抗病毒治疗完全应答组外周血 $CD4^+$T 细胞和 $CD4^+/CD8^+$ 比值增加,HBV 特异性 CTL 分泌 IFN-γ 的能力增强,两者之间存在显著相关性。完全应答组外周血特异性 CTL 数量及 IFN-γ 分泌能力显著高于部分应答组和无应答组。

第二节　食品有害化学残留物与免疫

一、金属残留物与免疫

金属通常通过与酶、细胞膜或特定的细胞成分反应产生作用。对于一般人群,第一种(主要)暴露途径是通过食物或饮用水摄入。粮食来源的全球化,加之使用受金属污染的化肥和灌溉水源,增加了发达国家和发展中国家食源性金属暴露的可能性。第二种途径是吸入,这可能包括暴露于环境污染或工业作业中。重金属暴露可导致自身免疫和免疫毒性。自身免疫性疾病是指个体自身免疫系统攻击一个或多个组织或器官,导致功能损害、炎症,有时甚至是永久性组织损伤。自身免疫性疾病的表现包括自身抗体的产生,破坏性的炎性细胞浸润到各种靶器官以及免疫复合物在血管部位的沉积。在实验动物和/或人类中,尽管并不总是发生疾病,但一些含有重金属的化学物质和治疗剂与自身免疫现象有关。重金属以抗原非特异性的方式与免疫系统相互作用。这些金属对免疫系统的化合物产生直接毒性,可能导致整个系统的故障,或导致调节系统的破坏,从而产生过度反应;重金属与免疫系统的相互作用可能导致免疫抑制或免疫失调,可能会导致过敏或自身免疫,而由重金属引起的自身免疫或过敏往往会导致免疫系统的功能紊乱。

(一)砷(As)

砷是一种自然存在于环境中的类金属,自古以来就是众所周知的毒素。砷以多种化学形式和价态存在(-3、0、+3 和+5),可以在空气、水、土壤和食物中以低浓度存在。砷从自然和人为来源释放到大气中。空气中大部分砷的主要人为来源(非职业)是燃烧煤炭、石油和木材以产生热量或能源,以及城市垃圾焚烧。不管来源如何,空气中发现的砷通常以三价(As[Ⅲ])的三氧化二砷(As$_2$O$_3$)形式存在,尽管挥发性有机物形式(主要是砷化氢, AsH$_3$)的含量更小,但有显著的贡献。空气中的 As[Ⅲ]和砷化物可以氧化成五价(As [Ⅴ])形式。因此,空气中的砷通常以 As[Ⅲ]/ As[Ⅴ]混合物的形式存在。空气中砷的背景浓度通常在 1~3 ng/m^3 以下,但在城市地区可能会达到 100 ng/m^3。饮用水中发现的主要砷形式是无机形式的亚砷酸盐(+3)和砷酸盐(+5)。海水通常含有 1~2 ng/mL 的砷。土壤砷的背景含量变化很大,一般在 1~40 mg/kg 之间,平均为 5 mg/kg。天然地表和地下水中的砷浓度一般约为 1 μg/mL,但在污染地区或土壤砷含量高的地区可能会超过 1 μg/mL。食物中的砷含量通常为 20~140 μg/kg。但海藻、海鲜、蘑菇、大米和米制品以及一些肉中的总砷含量较高。海鲜中存在的大多数砷都是有机形式(砷甜菜碱和砷胆碱),被认为是无毒的。通常无机砷是最有毒的形式,As[Ⅲ]比 As[Ⅴ]毒性更大。

人类可暴露不同化学形式的砷,其不良反应程度取决于所涉及的砷种类、暴露途径、暴露剂量和暴露时间。尽管有大量有关砷免疫毒性的研究,但关于砷暴露后对体液免疫的影响的研究较少,主要关注点都是对全身免疫的影响。这些研究得出的结论是,砷暴露会导致细胞内分泌受损,并导致 T 淋巴细胞增殖受损。肺部暴露于砷,导致小鼠中几种补体蛋白水平降低,并改变了人类中几种血清急性期蛋白(转铁蛋白和铜蓝蛋白)的水平。

(二)镉(Cd)

镉是天然存在于地壳中的过渡二价金属,通常与其他金属(如锌、铅和铜)一起存在于矿石中。地壳中镉的平均浓度约为 0.1 mg/kg,沉积岩中镉含量较高(0.3~11 mg/kg)。自 20 世纪 30 年代以来,镉已在工业上广泛用作电镀剂、合金生产、钎焊焊料、彩色颜料和塑料稳定剂。由于镉对健康的影响和环境污染的问题,许多国家的这些传统应用已下降。如今,镉主要用于制造镍镉电池和碲化镉太阳能电池板。

小鼠对 CdCl$_2$ 的急性暴露导致 1°(IgM)抗体形成细胞(AFC)反应的抑制。暴露于 CdCl$_2$ 的小鼠 IgM-AFC 反应、脾细胞活力,以及对 LPS 的淋巴增殖反应明显降低。一般来说,暴露于镉(主要是 CdCl$_2$)后,B 淋巴细胞有丝分裂性增强,而抗体合成和分泌受到抑制。

另一些研究表明镉可抑制细胞介导和先天免疫功能,特别是迟发性超敏反应,并可能增强同种异体移植的排斥反应。在研究镉制剂诱导的炎症反应时,通过改变 Cd^{2+} 浓度,可不同程度地改变分离的兔肺泡巨噬细胞(AM)产生前列腺素 E$_2$(PGE$_2$)和白三烯 B$_4$(LTB$_4$) 的能力。CdCl$_2$ 可抑制人外周血单核细胞中 IL-1、IL-6 和 TNFα 的 mRNA 水平,增强 IL-8 的产生。因此,细胞因子本身在暴露于镉制剂诱导的炎症反应中的作用似乎更可能是细胞数量驱动的,而不是必然的细胞产物驱动的,但还需要更详细的研究来证实。

巨噬细胞介导的免疫功能也对镉的影响敏感。吸入 CdCl$_2$ 的兔子体内 AM 吞噬活性降低。口服镉后 AM 玫瑰花结形成受损,表明 Fc 受体出现缺陷,其他研究也表明镉可改变肝脏库普弗(Kupffer)细胞上的 Fc/补体受体。一项对经 CdO 处理的叙利亚仓鼠 AM 的研究表明,暴露于镉会导致吞噬体细胞骨架驱动的运动发生改变,这是吞噬体形成的关键过程,细胞内的杀伤则发生在吞噬体中。

总的来说,镉免疫调节作用的潜在机制可能通过影响如下途径产生:AM 的吞噬和细胞毒性功能,AM 和其他细胞上负责有效结合病原体并对其产生细胞毒性的表面受体(Fc 或补体),以及 AM 产生 $\cdot O_2^-$、IL-1 和 TNFα 的能力。病毒病原体对染镉的动物似乎没有明显的威胁,这可能反映了一个事实:尽管镉可以影响体液免疫和细胞介导免疫,但其抑制通常需要高浓度。

(三)汞(Hg)

汞(Hg)从自然和人为来源释放到环境中,在大气、海洋和陆地之间经历复杂的转换和循环。汞在商业和医学上的应用已有数千年历史。古希腊人、罗马人和埃及人将汞(以硫化汞的形式)用于化妆品、装饰和软膏。在中世纪,汞盐被用于治疗害虫、虱子,尤其是梅毒。当时巴拉塞尔士(Paracelsus)指出,一点点可能有用,但过多则可能致命,导致他不朽的名言"剂量产生毒药"。18 世纪,硝酸汞在制帽业的广泛使用导致了"疯帽匠综合征"。

汞对巯基有亲和力,可与酶和其他细胞蛋白质相互作用。在一些物种(如人类、豚鼠、大鼠、小鼠和兔子)中,体外培养的淋巴细胞(来自血液、胸腺、淋巴结或脾脏)在氯化汞存在下会出现母细胞转化和有丝分裂活性增加的现象。据报道,人类的反应性随着年龄的增长而增加。在豚鼠中,来自新生动物的胸腺细胞最容易受到汞的刺激,而在老年动物中,脾细胞的反应更好。在 BN 品系大鼠中,汞可诱导外周淋巴器官中辅助性 T 淋巴细胞和 B 淋巴细胞的增殖,并导致不同免疫球蛋白亚型的过量产生,尤其是 IgE。早期胸腺萎缩,淋巴结重量增加也在研究中被观察到。

极低水平的氯化甲基汞或氯化汞会抑制 RNA 和 DNA 合成、促分裂原反应和免疫球蛋白的产生。此外,它们还导致一些受体的下调,出现活力降低和凋亡迹象。在 BN 大鼠脾细胞中,氯化汞的作用与 IL-2 的增加有关。与体外实验结果一致,职业汞暴露的个体的 T 淋巴细胞绝对数量增加,且与暴露时间有关。汞对辅助性 T 细胞、T 抑制细胞和 B 细胞的影响不同。氯化汞对 PVG/c 大鼠的抑制性 T 细胞起抑制作用,可发展为免疫复合性肾小球肾炎和抗核抗体。有人认为汞也可能诱发人类自身免疫性肾小球肾炎。虽然汞对人体肾脏的毒性影响是众所周知的,但可能对肾功能造成免疫损害的证据仍然较弱。

人类和实验动物都表明汞暴露可能对汞产生抗原特异性过敏。BALB/c 小鼠很容易通过皮肤暴露而对汞过敏。某些近亲繁殖的豚鼠品系也对汞敏感。在汞暴露的工人中,免疫球蛋白和其他一些血清蛋白的水平都低于或高于正常水平。也有与汞有关的速发型超敏反应(荨麻疹、过敏反应、哮喘)的报道。过敏性接触性皮炎是汞暴露的公认并发症。它可能是由于处理金属汞和/或局部施用含汞试剂而引起的。在暴露于含汞防腐剂溶液、化妆品或滴眼液中或吸入汞蒸气后的人群中,也有过敏性接触性皮炎的报道。在人类中,氯化汞是一种强致敏剂,也是一种皮肤刺激物。口腔扁平苔藓被认为反映了汞特异性淋巴细胞的存在,因为在这类患者中,淋巴细胞对汞具有高度的增殖反应性,并且随着汞合金的去除,黏膜病变消失。在汞行业的工人体中发现,粒细胞杀死摄入的微生物的能力降低,可能是由于汞干扰髓过氧化物酶活性并形成汞—NADPH 复合物。

（四）铅（Pb）

近年来，随着海洋休闲产业的发展，海洋中因乱扔垃圾而产生的基于铅的废弃物增多，导致铅污染加剧。此外，由于土地短缺，以前用于废物处理的场地有时被用于种植，这可能导致谷物和叶菜类蔬菜中的铅含量升高。用污水和工业废水灌溉导致世界各地蔬菜和水果中重金属的积累，可食部分的铅含量超过允许的限度，使其食用不安全。铅引起的免疫系统改变可能对人体健康产生不利影响，这是一个日益受到科学界和公众关注的问题。铅会对自身免疫、免疫细胞表型表达产生影响并诱导超敏反应。

铅会引起动物免疫功能的变化，包括生理、生化和神经系统疾病，而在鱼类中，铅暴露会导致脾脏造血活性、吞噬活性和抗体生成降低。铅对鱼类免疫系统的刺激和组织损伤可导致淋巴细胞增多，但长期暴露时，由于免疫系统损伤会导致淋巴细胞和白细胞减少。暴露于铅的鱼的白细胞和淋巴细胞计数明显下降，这是由于应激反应引起的皮质醇分泌，会缩短淋巴细胞寿命或促进淋巴细胞的凋亡。此外，铅暴露可导致产生抗神经蛋白（包括髓鞘碱性蛋白和神经胶质纤维酸性蛋白）的自身抗体，可通过提高神经系统蛋白质的免疫原性而加重神经系统疾病。

铅可通过控制细胞因子的表达来影响免疫反应。细胞因子，包括白细胞介素（ILs）和肿瘤坏死因子（TNFs），是一种调节细胞间信号的蛋白质，可引起免疫反应，并在调节免疫机制中起重要作用。在这些细胞因子中，IL-10 参与细胞炎症免疫反应，TNF-α 参与炎症、细胞凋亡和免疫反应。染铅后，鲫鱼 IL-10 和 TNF-α mRNA 表达增加，一定浓度的铅对鱼类免疫系统活性有严重损害。

许多研究表明，铅可影响淋巴细胞特异性抗原的细胞表面表达。在一项研究中，血铅水平轻度升高（>25 μg/dL）的个体对宿主免疫系统有不利影响，例如，铅暴露个体中 CD3$^+$ 和 CD4$^+$ 细胞的绝对数量和百分比显著降低。与对照组相比，在一组平均血铅水平为 74.8 μg/dL 的铅暴露工人中，CD4$^+$ 细胞的绝对数量和百分比减少。暴露铅的儿童的 CD4$^+$ T 淋巴细胞减少。这些结果表明，暴露于环境中的铅可能会导致幼儿免疫功能的改变。另一项研究表明，高血铅组 CD8$^+$ 细胞数和百分率均高于对照组和低血铅组，而与此相反，铅暴露对 CD8 表达无影响。在铅暴露的工人中也没有发现 CD8 的表达有任何差异。

铅暴露可导致 I 型超敏反应（由 IgE 介导的速发型超敏反应）。血铅水平与由于暴露于铅导致的 IgE 水平升高而导致的支气管反应性增加显著相关，可能会导致哮喘和其他过敏性疾病的加剧。此外，铅对 T 细胞介导的Ⅳ型超敏反应或迟发型超敏反应（DTH）具有调控作用。通过饮用水给予，慢性低水平暴露于铅的母鼠后代的 DTH 的反应性持续下降，DTH 对结核菌素纯化蛋白衍生物（PPD）的反应性显著降低。当抗原通过静脉给药途径致敏时，铅中毒抑制 DTH 的反应性；而当抗原通过腹腔给药途径致敏时，铅中毒对 DTH 的反应性无影响。

（五）铬（Cr）

铬是一种普遍存在于岩石、动物、植物和火山土壤中的元素。铬主要以 Cr（Ⅲ）和 Cr

（Ⅵ）的形式进入环境，这是自然过程和人类活动的结果。关于铬对细胞介导免疫反应影响的体外研究表明，铬抑制了人和动物 T 淋巴细胞的增殖反应。在人类的研究中，Cr（Ⅵ）试剂在低浓度下促进增殖，在较高浓度时抑制增殖；Cr（Ⅲ）均无活性。

铬制剂也能诱导原位炎症反应。大鼠吸入 3 mg、10 mg 或 30 mg Cr（Ⅲ）/m³｛如 Cr_2O_3 或碱性硫酸铬[$Cr_2(SO_4)_3$]｝13 周后，支气管和纵隔淋巴组织发生变化，包括含铬 AM 增加、淋巴组织增生和间质（Cr_2O_3）或肉芽肿[$Cr_2(SO_4)_3$]炎症。在一项比较溶解度对炎症作用的研究中，大鼠暴露于可溶铬酸钾（K_2CrO_4）或不溶性铬酸钡（$BaCrO_4$）的 Cr（Ⅵ）时，可诱导不同水平的 PMN 和单核细胞浸润到肺部。可溶形式导致灌洗细胞中 PMN 和单核细胞的比例分别为 >30% 和 ≈5%。不溶性 Cr（Ⅵ）则不产生影响。

在整个免疫系统水平上，最相关的重要铬免疫毒性似乎是其对职业性哮喘的影响。早期哮喘由抗原结合 IgE 结合的肥大细胞和肥大细胞快速脱粒/支气管收缩介质释放介导。晚期哮喘依赖于增殖的 T 淋巴细胞分泌淋巴因子来促进趋化性支气管收缩和暴露后的黏液分泌。在暴露于重铬酸盐、铬酸、铬矿、铬酸盐颜料和焊接烟尘的工人中都有这两种类型的记录。

（六）镍（Ni）

镍是一种银白色金属，广泛用于与其他金属的合金中。由于化石燃料燃烧、镍的开采和精炼、合金生产以及废物焚烧，镍也被排放到大气中。镍和镍盐当前主要用于不锈钢、有色合金、电镀、高温和电阻合金、铸铁和镍镉电池的生产中，以及作为催化剂和颜料。镍通常通过岩石和土壤的溶解、生物循环、大气沉降、工业过程和废物处理进入地下水和地表水。从弃土场浸出的镍可能导致含水层的镍污染，具有潜在的生态毒性。对一般人来说，暴露镍的主要来源是食物和含镍的水。食物中镍的来源是从厨房用具和食用植物中释放出来的，这些食物是从土壤中累积镍的。在吸烟人群中，镍的每日暴露量通常更高，因为烟草中的镍含量可高达 1~3 mg/支香烟。在职业环境中，吸入和皮肤接触都是人体暴露的主要途径。

在动物模型中，暴露于镍可抑制初级体液免疫反应。小鼠急性吸入氯化镍（$NiCl_2$）抑制了脾脏对 T 依赖性绵羊红细胞（SRBC）的体液反应，而暴露于氧化镍（NiO）颗粒的大鼠血清抗 SRBC 的反应受到了抑制。在饮水中提供硫酸镍（$NiSO_4$）13 周的大鼠体内，低剂量和中等剂量下 B 淋巴细胞和 CD4⁺ T 淋巴细胞总数增加；但在高剂量下，则表现出明显的毒性（和细胞水平的降低）。奇怪的是，在这些大鼠中，CD8⁺ T 淋巴细胞水平一致地增加，而 CD4/CD8 比值降低。尽管能够在动物模型中证明镍可使体液免疫受到抑制，但人类的数据仍然较为缺乏。

大多数暴露研究都是以吸入为基础的，并且已经报道了镍纳米颗粒暴露对肺的各种影响，包括细胞因子诱导的中性粒细胞趋化因子/其他趋化因子的增加，诱导肺 DTH 样反应和肺泡脂蛋白沉积，常驻巨噬细胞中的炎性小体激活，以及炎症/炎症相关事件（即细胞因子原位释放)的普遍增加。

(七)铝(Al)

铝含量约为 8.8%,是地壳中仅次于氧和硅的第三大元素。它也存在于空气、水和许多食物中,但不是以金属形式存在。铝的主要来源是食品,但由于饮食习惯、食品中含铝食品添加剂的供应以及铝餐具和烹饪设备的使用,铝的含量会有很大的差异。铝的一些潜在来源如下:经明矾处理的饮用水、食品添加剂(盐中的自由流动剂、某些发酵粉中的起泡剂、腌菜和蜜饯水果的硬化剂)、许多抗酸剂、阿司匹林缓冲剂、一些牙膏中的研磨剂、铝制饮料罐中的啤酒和软饮料(铝罐有树脂衬里,但碳酸饮料在储存过程中会侵蚀内衬并腐蚀铝)、在铝托盘和铝箔纸中烹饪的食物、使用铝制炊具和厨房用具、碳酸饮料机和咖啡渗滤器中的铝部件的使用。天然富含铝的食物包括土豆、菠菜和茶。加工过的乳制品、面粉和婴儿配方食品如果含有铝基食品添加剂,可能含铝量很高。

铝的暴露对免疫系统有诸多影响,如对自身免疫、口服耐受、免疫细胞表达、超敏反应和红细胞免疫功能均有影响。向健康人体注射抗酸剂 10 mL(氢氧化铝,59 mg Al/mL)6 周后,血浆 IL-4 浓度或表达均显著高于对照组。口服暴露铝也能提高 IL-4 水平。长期铝暴露会降低 $CD4^+T$ 淋巴细胞比例。从受孕到 6 个月龄,每天添加 200 mg/kg 乳酸铝,可降低小鼠 $CD4^+T$ 淋巴细胞的比例。此外,铝对 $CD8^+T$ 淋巴细胞具有细胞毒性作用,并抑制 T 淋巴细胞的活性,也有报道称非佐剂铝可诱发 I 型和 III 型超敏反应。

二、持久性有机污染物与免疫

持久性有机污染物(persistent organic pollutants,POPs)是一种亲脂性合成化合物,存在于环境中,通过食物链在人体和动物脂肪组织中生物累积,包括多种化合物,如多氯联苯(polychlorinated biphenyls,PCBs)、二噁英(Dioxin)、二氯二苯基二氯乙烯(dichlorodiphenyl dichloroethylene,DDE)、六氯苯(hexachlorobenzene,HCB)和许多其他化学品。人类暴露 POPs 始于子宫,因为大多数 POPs 会穿过血胎屏障。出生后,新生儿通过母乳喂养、饮食或直接接触含有这些化合物的材料而暴露 POPs。在发育过程中,免疫系统在暴露于 POPs 的过程中受到破坏,可能导致抵抗感染的能力下降,并增加日后出现过敏症状的风险。

(一)二噁英

多氯联苯并对二噁英(polychlorinated dibenzo-p-dioxins,PCDDs)和多氯联苯并呋喃(polychlorinated dibenzofurans,PCDFs)是两类有机环境污染物,通常统称为二噁英,结构如图 13-2 所示。在过去的 15~20 年里,人们对食物中的二噁英进行了许多检测,发现超过90%的人类暴露通常来自食物。在各种食品中都很容易检测到 PCDDs 和 PCDFs,尤其是在动物源性脂肪食品中,约 90%人体暴露通常来自含有动物脂肪的食品。鱼、肉、乳制品和鸡蛋是饮食中暴露于 PCDDs 和 PCDFs 的贡献最大的食物类别。

PCDDs 和 PCDFs 能够影响初级免疫器官(骨髓细胞和胸腺)。PCDDs 和 PCDFs 在实验动物中最广泛报道的免疫毒性作用之一是胸腺细胞减少或胸腺退化。尽管几十年前就有研究报道过与 PCDDs 和 PCDFs 处理相关的胸腺萎缩，但 PCDDs 和 PCDFs 引起胸腺萎缩的机制还不完全清楚。胸腺的改变很可能是由于胸腺细胞内的直接事件，也可能是由于 PCDDs 和 PCDFs 对胸腺细胞周围基质细胞的影响。此外，PCDDs 和 PCDFs 暴露还可抑制适应性免疫应答，影响 B 淋巴细胞、T 淋巴细胞和免疫记忆。

除了这些动物模型的报告外，最近在人群中的几项研究支持在子宫内或出生后不久暴露于 PCDDs 和 PCDFs 会影响婴儿和儿童的免疫系统功能。发育性 PCDDs 和 PCDFs 暴露后婴儿和儿童的免疫系统功能障碍也有报道。生命早期暴露于 PCDDs 和 PCDFs 还与细胞免疫应答的减少有关，例如，儿童单核细胞和粒细胞的数量以及 T 细胞群的改变。胸腺体积和对接种疫苗的抗体应答减少也有报道，在生命早期暴露过 PCDDs 和 PCDFs 的儿童也显示出与呼吸道感染的风险或严重程度增加相关。

总体而言，这些研究表明，与实验动物相似，暴露于 PCDDs 和 PCDFs 可能会导致人体不良的免疫学结果，并且发育中的免疫系统可能比成熟的免疫系统对 PCDDs 和 PCDFs 的干扰更为敏感。在发育过程中暴露于 PCDDs 和 PCDFs 会导致生命后期的免疫系统功能障碍。

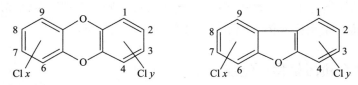

图 13-2　PCDDs（左）和 PCDFs（右）的化学结构（Cl x+Cl y=1-8）

（二）多氯联苯（PCBs）

PCBs 由 Schmidt 和 Schultz 于 1881 年首先合成，商业生产始于 1929 年。PCBs 是在三氯化铁催化剂存在下，联苯与 Cl_2 反应，部分氢原子被氯原子取代而成。PCBs 是以复杂混合物的形式生产的，可能含有 209 种同系物，这些同系物是由联苯与 1~10 个氯原子氯化而成的，总体结构如图 13-3 所示。

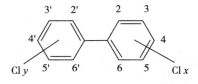

图 13-3　PCBs 的化学结构式

食物是普通人群中人体暴露 PCBs 的主要来源。在动物源性食品样本中发现 PCBs 的平均水平相对较高。在欧洲，不包括鱼类在内的动物源性食品类别中 PCBs 的总量介于 2.6~12.7 ng/g 油脂之间。表 13-1 概述了不同食品类别中 6 种指示剂 PCBs 的平均水平。

表 13-1　欧洲不同食物类别中 6 种指示剂 PCBs 的平均水平

食物类别	水平		
	单位	平均值	最小值与最大值范围
谷物及其制品	pg/g 制品	21.3	0.28~89.8
水果和蔬菜	pg/g 制品	49.5	11.8~101
鸡蛋	ng/g 脂肪	6.6	1.03~21.9
植物油	ng/g 脂肪	5.05	0.66~13.7
动物脂肪	ng/g 脂肪	2.61	0.80~6.37
鱼油	ng/g 脂肪	70.2	0.53~169
鱼类及其制品	ng/g 鲜重	12.5	0.42~30.6
禽肉及其制品	ng/g 脂肪	12.7	1.76~24.0
反刍动物肉及其制品	ng/g 脂肪	9.53	2.80~16.8
猪肉及其制品	ng/g 脂肪	6.8	0.66~13.5
肝脏及其制品（陆生动物）	ng/g 脂肪	6.79	0.30~4.5
乳及乳制品	ng/g 脂肪	10.7	6.50~15.0

饮食摄入研究表明，在大多数欧洲国家，成人的 PCBs 平均每日摄入量在 10~45 ng/kg 体重之间。在特殊条件下，例如，经常食用鱼类，特别是来自波罗的海或五大湖等高污染地区的鱼类，据估计成人每天的 PCBs 摄入量高达 80 ng/kg 体重。据估计，6 岁以下幼儿的 PCBs 平均每日摄入量为 27~50 ng/kg 体重，母乳喂养婴儿的 PCBs 平均每日摄入量约为 1600 ng/kg 体重。

在 2018~2019 年，从中国大陆五个地区（东北、西北、中部地区、北部沿海地区、南部沿海地区）的市场随机采集的代表性动物源食品中，测量了 PCBs 的浓度和分布情况。收集了包括猪肉、牛肉、羊肉、禽肉、鸡蛋、纯牛奶、混合动物脂肪、鱼、虾、贝类和头足类在内的 11 个类别的食物。所收集的动物性食品中 3~10 种 PCBs 的含量为 0.04~2.8 ng/g 鲜重。沿海地区大部分动物性食品中 PCBs 的含量明显高于内陆地区。

关于 PCBs 暴露如何影响免疫系统，还有很多需要了解的地方。迄今为止，许多尚待确定的方面，包括 PCBs 起作用的精确细胞靶标、途径和机制等。PCBs 可能通过多种分子靶标来解除先天和适应性免疫应答，并且特定途径在不同类型的白细胞之间可能会有所不同。目前，关于细胞类型特异性的详细知识以及对不同 PCBs 免疫毒性的异同的了解仍然很少。要全面了解 PCBs 的免疫毒性，除了要仔细确定 PCBs 如何影响特定细胞类型内的特定信号传导途径外，还需要对整个体内免疫系统整体有新的思考。

三、农药与免疫

农药的开发对人类非常有益，因为它提供了更高的作物产量来支持世界人口，同时控制了虫害传播。几个世纪以来，人们积极地使用农药来控制有害的植物、微生物生长（除草剂和杀真菌剂）和害虫（杀虫剂、杀螨剂和灭鼠剂等）。不幸的是，除其有益的特性外，农药的过度使用和误用给包括人类在内的非目标物种造成了意外后果，并且在许多情况下是有害的后果,要么是副作用,要么是导致环境污染。农药有别于任何其他化学物质,因为它们是故意散布到环境中的,并且由于它们的设计目的是干扰某些生物,因此不可避免地具有不同程度的毒性。

农药(pesticides)被定义为用于预防、消灭或控制危害农业、林业的病、虫、草和其他有害生物以及有目的地调节植物、昆虫生长的化学合成物或者来源于生物、其他天然物质的一种物质或者几种物质的混合物及其制剂。农药通常可分为三大类:生物农药、无机农药和有机农药。生物农药类包括源自天然物质的生物化学产品,例如,甲氧普林(一种昆虫生长调节剂,在昆虫中的作用类似于干扰蜕皮的保幼激素类似物)、苏云金芽孢杆菌(Bt)和链霉菌属的微生物产品。无机农药类包括含铜化合物(如氯氧化铜)和含硫化合物(如磺酰氟)。有机农药类是最大和最多样化的类别,可以进一步细分为化学类别,包括氨基甲酸酯、有机氯和有机磷等。由于目前上市的农药达数百种之多,无法一一赘述,本节重点介绍每种类别的一种或几种代表性试剂,以说明这些农药的潜在免疫毒性。

(一)生物农药

在生物农药中,存在具有不同作用方式的除草剂、杀虫剂和杀真菌剂。一些化合物通过干扰昆虫的蜕变和交配而起作用,另一些化合物破坏昆虫的膜,还有一些化合物则抑制叶绿体的功能。生物农药中的微生物类包括通常由细菌产生的杀虫剂和杀菌剂。这些产品大部分来自革兰氏阳性杆菌苏云金芽孢杆菌(Bt)和链霉菌属放线杆菌。这些产品适用于多种农作物,并用于防治昆虫,例如,蜂巢中的蜡蛾、蚊子、黑蝇、一些蠓虫、吉普赛蛾、卷心菜环虫和铃象鼻虫。

在大多数情况下,Bt 已经被证明对人类的负面影响极小。然而,一项有关农场工人对Bt 过敏反应的调查研究表明,与正常或低水平暴露的工人相比,血清 Bt 特异性 IgE 和 IgG水平升高。Bt Cry1A 毒素对初生小鼠脾细胞的体外刺激可诱导 Th1 和 Th2 型细胞因子的低水平分泌。在另一项使用多种细胞系的研究中,研究人员确定 Bt 会自发裂解细胞,并具有充当免疫敏化剂的潜力,但这种情况可能只会发生在由于极高暴露水平导致的不受控制的感染或免疫抑制的个体中。有趣的是,一些实验室已经证明 Bt 的 CryAc 原毒素可以保护小鼠不受内格勒菌(*Naegleria fowleri*)感染,并且可以作为肺炎链球菌多糖疫苗的佐剂。这些数据表明,CryAc 原毒素可以用来建立对多种病原体的保护性黏膜免疫。

(二)无机农药

无机农药通常来自地球上提取的矿石。无机农药的实例包括多种化合物,如重金属、含铜化合物和含硫化合物等。这在本节"金属残留物与免疫"部分已经详细阐述过,此处不再赘述。

(三)有机农药

有机农药是最大和最多样化的农药类型。该类化合物具有不同的作用方式,其中一些是抑制光合作用的成分,而另一些则是乙酰胆碱酯酶的抑制剂。虽然该类中有许多不同类别的化学物质,但我们将重点关注八个相对较大的类,这些化学物质在世界范围内广泛用于防治昆虫、杂草和真菌。这八类是酰胺类、(二硫代)氨基甲酸酯、有机氯、咪唑啉酮、有机磷、苯氧基类、拟除虫菊酯/除虫菊酯和三嗪类。

1. 酰胺类

3,4-二氯丙酰苯胺(DCPA)或敌稗(propanil,CAS 号 709-98-8)是酰胺类的代表,是用于控制阔叶杂草和禾本科杂草的除草剂。DCPA 作为一种后发性除草剂,在一个生长季节多次施用,对水稻植株无不良影响。但 DCPA 在体内外均有不同程度的免疫毒性。DCPA 已被证实可引起短暂的胸腺萎缩,骨髓中的前 B 细胞和 IgM^+B 细胞减少。小鼠和人类巨噬细胞的功能(包括细胞因子的产生、吞噬作用和活性氧的产生)都可受到体外 DCPA 暴露的抑制。细胞毒性 T 细胞应答在最初 DCPA 暴露期间不受影响,但 DCPA 去除后继发应答被显著抑制。DCPA 暴露对 T 细胞产生的细胞因子也有抑制作用。从机理上讲,DCPA 通过抑制最佳 T 细胞和巨噬细胞激活所必需的钙内流来改变 T 细胞和巨噬细胞中的正常活化信号事件。DCPA 暴露也会改变抗体的产生。在小鼠模型中,由于 DCPA 的内分泌干扰特性,在 DCPA 处理的小鼠中,针对肺炎链球菌的 T-非依赖性 2 型多糖磷酸胆碱的抗体产生增加。在人类中,已证明 DCPA 可增加血浆 IgG1 水平和 LPS 诱导的 IL-6 释放,同时减少植物血凝素(PHA)诱导的 IL-10 和 IFN-γ 的释放。但 DCPA 对 PMA 和离子霉素诱导的细胞因子产生无效。

2. (二硫代)氨基甲酸酯

在过去的 40 年里,氨基甲酸酯和二硫代氨基甲酸酯类化合物被大量用作杀真菌剂、除草剂和杀虫剂。这类化合物中的一些被认为对人体相当有害。这一类的一个重要成员是杀虫剂和杀线虫剂西维因(carbaryl,CAS 号 63-25-02)。西维因能有效控制 100 多种昆虫。这些产品用于干草、山核桃、苹果、柑橘和大豆等作物,也用于草坪和森林。目前已有多项研究证实,其对机体免疫系统可产生有害影响。例如,在鸡和火鸡中,西维因已被证明能抑制巨噬细胞吞噬作用、有丝分裂原诱导的增殖和对纽卡斯尔病毒疫苗的免疫应答。在体外,西维因可抑制巨噬细胞产生 NO 和 IL-2 依赖性 T 细胞增殖。在机制上,西维因可抑制 LPS 诱导的 IFN-γ 启动子激活和 LPS 诱导的 NF-κB 活化。几项用大鼠进行的动物研究表明,在分析西维因免疫毒性时,暴露途径很重要。多个实验室已经证明,吸入西维因抑制体液免疫反应,口服西维因抑制全身免疫反应,同时增强肺部的过敏反应。在最近的一项研究中,在非特异大鼠品系中,腹腔注射 30 mg/kg 体重的西维因 28 d,导致实验胸腺和脾脏重量轻微下降,抑制了 ConA 诱导的脾细胞增殖,降低了 IL-1β、IL-2、IFN-γ、TNF-α 的产生,并使 IL-4 和 IL-10 增加。但上述研究的缺点是在剂量、暴露时间和给药途径方面缺乏一致性,这妨碍了对确切免疫毒性机制的描述。有必要进一步研究以确定西维因在相关的人体暴露时所造成的免疫毒性风险。

3. 有机氯

有机氯(organochlorine,OC)是第二次世界大战以来广泛使用的一大类农药,是非常有效的杀虫剂、杀真菌剂和除草剂。此类化学品包括二氯二苯基三氯乙烷(DDT)和狄氏剂

(dieldrin)等,其中一些与免疫毒性有关。DDT 是一种 OC 农药,由于其急性毒性小,在 20 世纪 50 年代和 20 世纪 60 年代被广泛使用,但由于其对环境的持久性和对野生生物的影响,现在受到限制。在啮齿动物中进行的实验研究显示了其免疫抑制作用的证据,但人类数据有限。尽管 OC 杀虫剂在发达国家被禁止使用,但由于其有效性和低成本,OC 杀虫剂仍在发展中国家使用。关于 OC 杀虫剂的免疫毒性研究已经有很多,最近的数据表明一些 OC 可能参与诱导过敏性疾病。在一系列的研究中,十氯酮可以促进小鼠的自身免疫,促进的根本原因是十氯酮的雌激素效应。甲氧基氯预处理与 2,4-D-丁酯联合应用可显著提高局部淋巴结检测,并增加多种细胞因子(IFN-γ、TNF-α 和 IL-17)。

4. 咪唑啉酮

咪唑啉酮是一类相对较新的除草剂,它通过抑制乙酰羟基酸合成酶发挥作用,该酶参与植物中支链氨基酸的合成。这一类除草剂的一个常用成员是咪草烟(imazethapyr,CAS 号 81335-77-5)。它用于大豆、苜蓿干草、玉米、水稻和花生等作物。总的来说,这类除草剂在低水平使用时对环境相对安全,并且已被证明对哺乳动物无毒。目前,尚无这类除草剂的免疫毒性作用的记录。

5. 有机磷

和有机氯一样,有机磷农药也是一种广泛使用的杀虫剂。最早开发的有机磷杀虫剂之一是马拉硫磷(malathion,CAS 号 121-75-5,也称甲硫磷),至今仍被广泛使用。它用于多种农作物,包括棉花、苜蓿干草、其他干草、樱桃和草莓。马拉硫磷用于控制吮吸和咀嚼的昆虫、蚊子、苍蝇、虱子和其他家庭昆虫。和西维因一样,马拉硫磷也是一种乙酰胆碱酯酶抑制剂。马拉硫磷已被证明具有免疫毒性,影响许多免疫细胞功能,包括 B 细胞和 T 细胞的增殖以及 NK 和 CTL 的活性。马拉硫磷可抑制 IFN-γ 启动子的激活。SJL/J 小鼠口服暴露马拉硫磷后,对绵羊红细胞的初级 IgM 应答增加。有关马拉硫磷对大鼠腹腔巨噬细胞影响的其他研究表明,马拉硫磷可抑制 NO 合酶和 LPS 诱导的 TNF-α 分泌。对小鼠、大鼠和兔的研究表明,马拉硫磷暴露导致体液和细胞介导的免疫应答降低。马拉硫磷还被证明在非哺乳动物物种中具有免疫抑制作用。在美洲螯龙虾(*Homarus americanus*)中观察到,单次暴露 5 μg/L 可降低其吞噬功能,直至暴露后 3 周。在连续施用有机磷农药的喷洒者中,过敏反应增加,患白血病概率增加。流行病学研究表明,一些施用有机磷的喷洒者血清 IgG 降低,另一些人 IgM 下降。在另一项研究中,与没有职业暴露农药史的人相比,施用有机磷农药的葡萄牙农民的淋巴细胞和网织红细胞的微核和 DNA 损伤增加,B 淋巴细胞减少。这些研究的问题大多数在于施药者通常施用了不止一种农药,因此很难将免疫功能的变化与特定农药直接关联起来。

6. 苯氧基类

苯氧基类化合物广泛用于杀死阔叶杂草,并用于许多类型的土地,包括牧场、森林、其他干草和玉米。常用的有 2,4-二氯苯氧乙酸,俗称 2,4-D(CAS 号 94-75-7)。从 20 世纪 90 年代到 21 世纪,苯氧基类除草剂的免疫毒性一直存在争议。在一项小鼠研究中,2,4-D

已被证明可以减少骨髓中抗体分泌细胞的数量和血清中对肺炎链球菌的 T 非依赖性 2 型抗原磷酸胆碱的抗体水平。在暴露于商业配方的 2,4-D 后的 7 周龄 CD1 小鼠的子宫内,有丝分裂原反应降低,外周血 B 细胞和 CTL 细胞数量减少,但对体液免疫应答没有影响。但总的来说,在不超过肾脏清除机制的剂量下,没有证据表明任何形式的 2,4-D 可激活或改变动物的免疫系统。

7. 拟除虫菊酯/除虫菊酯

除虫菊酯是由某些菊花属植物产生的天然化合物,拟除虫菊酯是菊花酸的半合成衍生物。这些化合物被广泛用作杀虫剂,特别是对付蚊子。通常在晚上喷洒,因为它们在较低的温度下效果更好,且有些很容易被阳光分解。除虫菊酯(CAS 号 121-21-1)是此类产品中使用最频繁的成员。尽管拟除虫菊酯和除虫菊酯是有效的杀虫剂,但它们对非目标生物几乎没有毒性。但根据动物实验显示,许多拟除虫菊酯被证明具有免疫抑制作用,可以抑制有丝分裂原诱导的 T 细胞增殖和 LPS 诱导的 B 细胞增殖。在一项人类研究中,免疫系统的改变可以在施用拟除虫菊酯杀虫剂后的早期(1~3 d)被检测到,但是 6~12 个月后,这些变化就不再被检测到了。最近,有学者评估了合成拟除虫菊酯 α-氯氰菊酯对 30 名职业暴露温室工人和 30 名非暴露对照的免疫毒性。暴露的工人既没有出现免疫抑制的临床症状,也没有白细胞总数或白细胞亚群的改变,而健康人群(非暴露对照)暴露后细胞因子水平下降,包括 IL-2、IL-8、IL-12p70 和 IFN-γ,这可能会降低宿主对感染和癌症的防御能力,尤其是免疫能力受损的受试者。基于这些研究,有足够的证据表明,拟除虫菊酯和除虫菊酯在暴露后不久有可能产生免疫毒性,但只要不再进一步暴露,免疫系统就会随着时间的推移而恢复。

8. 三嗪类

三嗪类化合物包含美国第二常用的除草剂阿特拉津(CAS 号 1912-24-9)。它是地下水中的常见污染物,尤其是在农村地区。它用于防治阔叶杂草和禾本科杂草,可用于多种作物,包括甘蔗、玉米、高粱和菠萝,以及夏季休耕时的圣诞树、森林和农田。目前已有几项研究通过大鼠和小鼠模型来检验阿特拉津的免疫毒性。在一项研究中,阿特拉津被证明是有免疫毒性的,因为它可抑制 DC 细胞的成熟;在另一项使用成年 B6C3F1 小鼠的研究中,暴露于阿特拉津会改变细胞介导的免疫应答,降低对感染的抵抗力。在 C57BL/6 小鼠中,阿特拉津暴露降低了胸腺细胞的数量,增加了 CD8+T 细胞的数量,并减少了 B 细胞的数量。口服暴露阿特拉津 21 d 的 BALB/c 小鼠脾脏 Fas/FasL 依赖性淋巴细胞凋亡增多。在两项发育研究中,在子宫和哺乳期暴露于阿特拉津的大鼠和小鼠被证明有某种程度的免疫抑制,这种抑制作用可持续到成年期(>6 个月)。雄性 Balb/c 小鼠灌胃给予阿特拉津 28 d 对小鼠细胞免疫、体液免疫和非特异性免疫功能均有抑制作用。体外研究表明,阿特拉津引起 T 调节细胞的显著增加。有趣的是,从雄性身上采集的细胞对阿特拉津的作用更为敏感;体内研究也得到相似的结果。在一项对不使用三嗪类农药的农药施用者(男性和女性)的研究中,与对照组相比,慢性支气管炎增加以及一些免疫系统参数发生变化。这些研究表明,阿特拉津具有对人类免疫毒性的潜力。

简而言之,像许多化学药品一样,适当使用农药对人类非常有益。农药增加了农作物的产量,并提高了生产力。由于大多数农药都针对正常细胞功能至关重要的过程,因此这些药剂不仅可能对免疫系统造成危害,而且可能对人体其他系统造成伤害。基于这些原因,明智地使用这些药剂,并继续开发更具针对性且副作用较小的新农药是很重要的。即使农药对实验动物具有免疫毒性作用的证据支持了人类流行病学研究对农药诱发免疫毒性的生物学合理性,但这些人类流行病学研究仍存在一些局限性,这使与低水平和长时间暴露农药有关的人类风险仍然是一个争论的话题。

四、兽药与免疫

兽药(veterinary drugs)是指用于预防、治疗和诊断畜禽等动物疾病,有目的地调节其生理机能并规定作用、用途和用量的物质(含药物饲料添加剂)。兽药除了能防治疾病、控制人畜共患病,还能提高养殖生产效率(动物的增重率和饲料转化率)。兽药种类繁多,按用途主要分为抗生素类、抗寄生虫药、生长促进剂和杀虫剂。其中,抗生素类是最主要的兽药残留类型,因此下文主要以抗生素为例,阐述抗生素与免疫。

(一)氟喹诺酮类

氟喹诺酮类药物在人类白细胞中的浓度是细胞外浓度的 $3\sim20$ 倍。重要的是,这些药物与任何特定的细胞器无关,并且不需要细胞活力来积累。环丙沙星(范围为 $5\sim80\ \mu g/mL$)和其他氟喹诺酮类抗生素(在较低程度上)可通过有丝分裂原激活的外周血淋巴细胞诱导 IL-2 合成。用含有 IL-2 启动子区域的质粒瞬时转染 T 细胞系和原代 T 淋巴细胞的实验表明,环丙沙星可增强 IL-2 基因激活。事实上,对环丙沙星处理的外周血淋巴细胞中细胞因子 mRNA 表达的分析表明,不仅 IL-2 mRNA 表达增强,而且包括 IFN-γ 和 IL-4 在内的一系列其他细胞因子 mRNA 表达也增强。当对环丙沙星处理的 T 淋巴细胞进行微阵列分析时,在用环丙沙星处理的细胞中,一些基因($n=104$)转录本被上调,而在微阵列包含的 847 个总基因中,有 98 个转录本被下调。增加表达的 mRNA 分布在主要基因程序之间,包括白细胞介素(36.5%)、信号转导分子(13.5%)、黏附分子(10.6%)、肿瘤坏死因子和转化生长因子超家族(10.6%)、细胞周期调节因子(9.6%)和凋亡相关分子(8.7%)。此外,实验浓度的环丙沙星和曲伐沙星可增强受刺激的内皮细胞中 IL-8 和 E-选择素(CD62E)的合成。然而,氟喹诺酮类莫西沙星(MXF)会抑制 NF-κB 的激活、有丝分裂原活化蛋白激酶的激活以及促炎细胞因子 IL-8、TNF-α 和 IL-1β 的合成。在免疫抑制动物的白色念珠菌肺炎模型中,MXF 还具有体内保护性抗炎作用,从而降低肺匀浆中的 IL-8 和 TNF-α 并提高存活率。

(二)大环内酯类

包括红霉素、克拉霉素和罗红霉素在内的大环内酯类抗生素已在多种细胞系统中进行了分析。由于大环内酯类在细胞内大量积累($10\sim200$ 倍甚至更高),因此这类抗生素具备干扰真核细胞活动的先决条件。体外实验系统中大环内酯类抗生素的一个共同特征是抑制促炎细胞因子的产生,如 IL-6、TNF-α 和 IL-8。大环内酯类抗生素对上皮细胞和单核细胞的作用相似。大环内酯类抗生素还可直接干扰嗜酸性粒细胞(即抑制 IL-8 的合成)和中性粒细胞(减少超氧阴离子的产生)。这表明,结合对促炎细胞因子抑制作用的现有数据,大环内酯类抗生素可能在不同水平上抑制炎症反应。

(三)四环素类

四环素衍生物,特别是多西环素,已多次被报道干扰免疫系统的成分。例如,多西环素抑制有丝分裂原激活的外周血淋巴细胞的增殖,而米诺环素已被证明可以减少 Th 细胞因子,如 IL-2 和 IFN-γ。四环素的主要靶点可能是线粒体,因为四环素可抑制线粒体蛋白质合成,导致线粒体质量减少,从而降低氧化磷酸化和能量供应。

(四)利福霉素类

利福平改变免疫应答的几个方面:利福平会干扰淋巴细胞增殖,如胸腺嘧啶核苷掺入减少所示,并且在分裂心脏同种异体移植模型中发现可显著延长移植物存活率。导致这一现象的机制尚未完全阐明,但很可能是该药物抑制了对移植组织的细胞免疫应答。有趣的是,与利福平一起孵育的细胞因子激活的单核细胞显示出 CD1b 表达增加,这一现象可能对接受利福平治疗的结核病患者有益,因为 CD1b 在非肽抗原的呈递过程中起作用。

(五)头孢菌素类

研究表明,头孢地嗪对多形核趋化性产生负面、中性或正面影响;对吞噬功能没有作用或有积极作用;下调受刺激的人单核细胞释放的 TNF-α、IL-1 和 IL-6 的表达;对 IL-1 的释放没有影响;并分别上调单核细胞和支气管上皮细胞的 IL-8 释放和 GM-CSF 的表达。在体外,头孢地嗪对淋巴细胞趋化性和吞噬功能显示中性或正面影响。在体内,头孢地嗪可恢复免疫功能低下宿主体内 IL-1 和干扰素的产生,并增强感染了头孢地嗪耐药病原体小鼠的吞噬功能和存活率。头孢地嗪可降低肺炎链球菌感染小鼠的 TNF-α 合成和炎症反应,而在给予热致死肺炎克雷伯菌感染小鼠头孢地嗪处理时,可使 TNF-α 生成增加。

简而言之,一些抗生素显著干扰免疫应答。然而,尽管付出了很多努力,免疫干扰背后的确切机制只有少数已经被阐明。

第三节　真菌毒素与免疫

一、黄曲霉毒素

黄曲霉毒素(aflatoxin,AF)的发现和分离是 1960 年神秘的火鸡-X 病的调查结果,该病导致英国数千只火鸡死亡。火鸡大量死亡和其他农场动物类似疫情暴发的原因可能与受影响动物的饲料中含有源自巴西的发霉花生粕有关。发现可疑的有毒因素可用氯仿萃取,而从毒花生粕中分离的真菌培养物提取物能够诱发同样的毒性综合征。此有毒因素与黄曲霉的联系是在 1961 年建立的。1962 年,人们用"曲霉(Aspergillus)"的第一个字母和"黄曲霉(flavus)"的前 3 个字母命名"黄曲霉毒素(aflatoxin,AF)"。随后对黄曲霉污染的花生粕提取物的研究证实,这些提取物能够诱发雏鸭的急性肝病和大鼠的肝癌。化学上,黄曲霉毒素是融合有二氢呋喃基序的高度取代的香豆素,包括 AFB_1、AFB_2、AFG_1、AFG_2、AFM_1 和 AFM_2 等 18 种不同化学类型(图 13-4)。

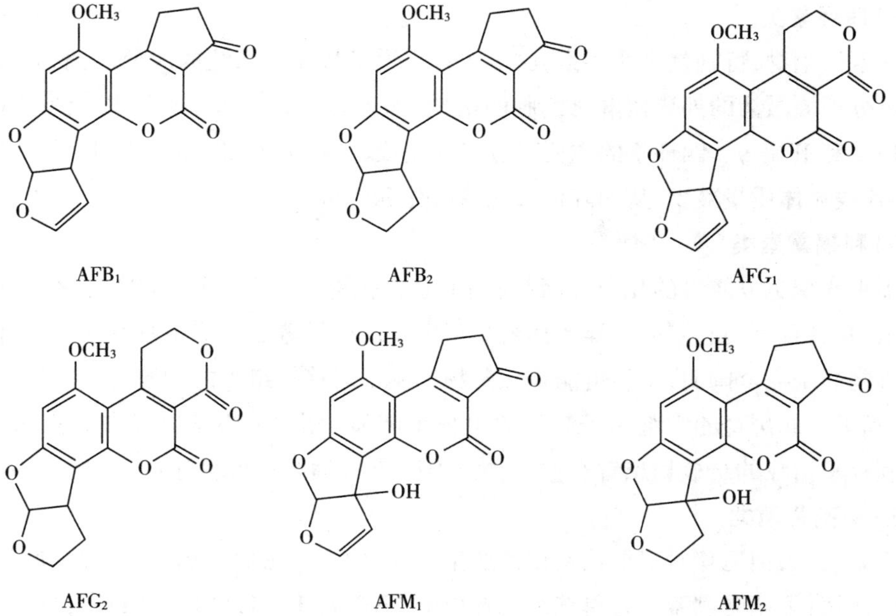

图 13-4　黄曲霉毒素的化学结构

AFB_1 是目前研究最多的黄曲霉毒素,可对免疫系统造成诸多不良影响。暴露于 AFB_1 的 DC、PMN、MN、B 细胞和 T 细胞均表现出功能缺陷。痕量的 AFB_1 可损害人 DC 的抗原摄取,上调人 DC 中 CYP3A4、CYP1A1、CYP1B1、MyD88、NF-κB、TNF-α、TLR2、TLR4、COX-2、HLA-DR、CCR7、CD209、LFA3 和 CD16 的 mRNA 水平,但下调 AhR、TGF-β、CD11c 和 CD64(调理素受体)的转录,同时轻微改变 IL-10、IL-1β、AKR7A2、GSTM1、IL-6、IL-8 和 C5aR 的转录。暴露于 AFB_1 的 DC 表现出抗原呈递能力、免疫耐受性、抗体产生的减弱,不能正确识别病原体并且不能协调对各种病原体的先天性和适应性免疫应答。这就是在 AFB_1 暴露后接种疫苗的动物和人类无法产生足够的抗体的原因。

微量的 AFB_1 以不同的方式激活人 MN 和淋巴细胞中的细胞色素 P450 酶(CYPs),对免疫细胞产生不利影响。在 CYP 亚型中,只有 CYP1A1、CYP1B1、CYP3A4、CYP3A5 和 CYP3A7 在淋巴细胞和 MN 中表达。AFB_1 在 MN 和 DC 中高度诱导 CYP1A1、CYP1B1 和 CYP3A4,而在淋巴细胞中仅诱导 CYP1A1。此外,与淋巴细胞相比,AFB_1 更强烈地刺激 MN 中的 CYP 活性,这解释了 AFB_1 在骨髓系中比在淋巴系中更明显的免疫毒性。CYP1A1 和 CYP3A4 的强诱导剂,即地塞米松和利福平,会增加 AFB_1 对免疫细胞的毒性。此外,关键的 CYPs 以及 PRRs,特别是 TLR4、TLR2 等,在人类淋巴细胞、PMN、MN 和 DC 中被 AFB_1 激活,使其处于促氧化/炎症状态,从而增强免疫功能失调、氧化还原失衡和损害身体抗氧化防御系统,从而导致疾病。

因此,PRR/TLR 相关分子和 TLR 信号通路分子,即 NF-κB、MyD88、COX-2、DC 功能分子(CD16,HLA-DR,CCR7)、IL-6 和 IL-8 的 mRNA 水平增加,以及 IL-1β 和 IL-10 的 mRNA 及蛋白质水平降低,表明在 AFB_1 暴露的 DC 中存在促氧化/促炎症微环境的非氧化途径,这会导致免疫细胞,尤其是 DC 的失调/毒性。此外,AFB_1 诱导细胞内/细胞外 ROS 相关的坏死/凋亡、细胞内 ATP 耗竭和半胱天冬酶(caspases)激活的能力再次证实了痕量/微量/无毒 AFB_1 对人和动物具有免疫毒性的观点。然而,这些影响背后的分子途径仍有待阐释。

二、赭曲霉毒素 A

赭曲霉毒素 A(ochratoxin A,OTA)是真菌毒素产生的一个对人和动物健康有害的次级代谢产物,是 1965 年 van der Merwe 等首次在大规模筛选真菌代谢产物期间,在赭曲霉(*Aspergillus ochraceus*)中发现的一个次级代谢产物。OTA 主要由曲霉属和青霉属产生。OTA 的分子量为 403.8,化学名称为 7-羟基-5-氯-3,4,二氢-8-羟基-3-甲基异香豆素-7β-苯丙氨酸,其结构式如图 13-5 所示。

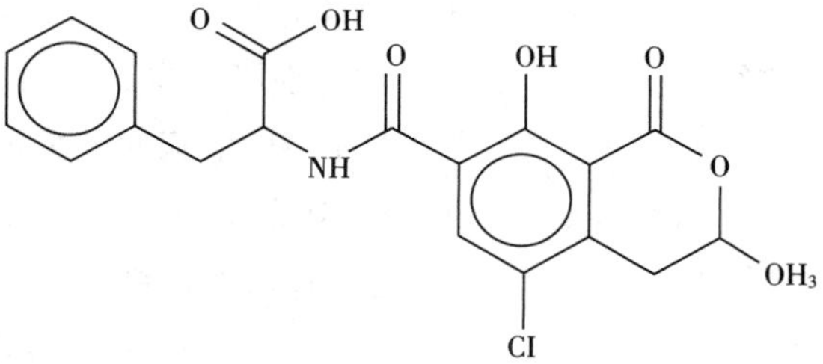

图 13-5　OTA 的化学结构式

大量食品原料中都发现存在 OTA,污染范围涵盖谷物、果蔬、肉类、鸡蛋、乳类、干制品、豆类、油菜籽、芝麻籽、坚果、香辛料、葡萄酒、调味品、中草药,甚至婴儿配方粉等。要从污染的食品原料中将其完全去除是极其困难的,因此人类可通过各种食品摄入微量 OTA,长期摄入会严重威胁人的身体健康。除了威胁人类的健康外,OTA 暴露对家畜也存在很大的影响,导致家畜生产能力降低(如体重下降、产鸡蛋和牛乳能力降低)、饲料转化率差、死亡率增加。

暴露于 OTA 后会导致体液免疫功能下降,导致感染频率增加。例如,用 OTA 天然污染日粮(3 mg/L)喂养的猪会自发出现沙门氏菌病,并从粪便和肝脏中分离出猪霍乱沙门氏菌。同样,对猪进行猪霍乱出血热腹泻免疫接种后,OTA 中毒也显示出免疫抑制和对免疫应答延迟的证据。

OTA 除了引起体液免疫功能下降外,还可以降低细胞免疫功能。一些研究表明,OTA 不仅可抑制健康动物和人类淋巴细胞的增殖,还可以抑制严重疾病患者的淋巴细胞增殖。

淋巴组织似乎对 OTA 非常敏感，该毒素能够诱导其坏死。OTA 中毒的仔猪表现出腹泻、脱水和肠系膜淋巴结副皮质区（T 细胞区）细胞减少，随后发生淋巴器官（胸腺和脾脏）中的淋巴细胞坏死和耗尽。与 OTA 免疫毒性相关的进一步观察是骨髓细胞减少和淋巴细胞减少。通过 LDH 释放、DNA 梯状结构和 caspase-3 活性检测，OTA 暴露后细胞数量的下降是由于细胞坏死和凋亡引起的。有学者研究了 OTA 对人 T 淋巴细胞激活早期和晚期事件的影响。人类 T 细胞的有丝分裂刺激引起 Ca^{2+} 的增加，这是 Ca^{2+} 从细胞内储存中释放出来以及 Ca^{2+} 跨质膜流入的结果。对于早期激活，抑制整体激活的 OTA 浓度对 Ca^{2+} 的绝对水平、Ca^{2+} 反应的持续时间或 PKC 活性没有影响。对预激活的细胞施用 OTA 时，该毒素能够阻止 DNA 合成，但此事件与受刺激细胞中相应的蛋白质合成抑制无关，这表明除了一般的蛋白质合成抑制作用以外，还有其他机制正在发挥作用。流式细胞术分析母犬暴露于 OTA（500 μg/kg 体重）后其幼崽胸腺中的胸腺细胞亚群，发现幼崽中成熟的 $CD4^+$ 细胞百分比较低，而未成熟的双阳性（$CD4^+CD8^+$）细胞百分比较高。相比之下，暴露于较低剂量（200 μg/kg 体重）母犬的幼崽胸腺中 $CD4^+$、$CD8^+$ 和 $CD4^+CD8^+$ 细胞的数量增加。此外，在子代的脾脏中，OTA（250 μg/kg 体重）诱导脾脏 $CD4^+$ 和 $CD8^+$ 细胞的百分比降低，但这些细胞群的绝对数量和脾细胞总数均未观察到显著变化。

此外，OTA 也能降低其他免疫细胞的细胞活力。例如，从健康或食管癌和乳腺癌患者中分离出的嗜中性粒细胞暴露于 50 μg/mL 的 OTA 可导致其生存能力降低。在小鼠中，OTA 抑制骨髓粒细胞巨噬细胞祖细胞，并诱导淋巴细胞减少、嗜中性粒细胞增多和嗜酸性粒细胞增多。另一体外研究表明，OTA 可降低大鼠 NK 细胞的细胞毒活性。

OTA 还可降低吞噬细胞的吞噬功能。腹腔内暴露于 OTA 的小鼠的嗜中性粒细胞和单核细胞显示出对大肠杆菌吞噬作用的显著降低；同时，血白细胞显示出氧自由基的产生增加。饲喂 OTA（0.1~1.5 mg/kg 日粮和 3~5 mg/kg 日粮）的雏鸡和子代雏鸡腹腔巨噬细胞吞噬 SRBC 的百分率均下降，子代雏鸡 SRBC/巨噬细胞的数量显著减少。喂饲 OTA 污染（0.1~1.5 mg/kg）饲料的雄性白来亨鸡的网状内皮系统的吞噬功能显著降低。在猪中，对生长中的母猪给予 OTA（2.5 mg/kg 饲料）35 天，可诱导巨噬细胞数量和吞噬活性的降低以及对结核菌素的延迟免疫应答的降低。此外，在大鼠中，OTA（50 和 450 $μg/kg_{bw}/d$）显著降低巨噬细胞的溶菌能力。对吞噬细胞的负面影响可能是该物质对细胞的直接作用或其导致成熟期转变的骨髓毒性作用所致。

OTA 对炎性细胞因子的合成也有影响。从 OTA 暴露的健康人或食管癌和乳腺癌患者分离的嗜中性粒细胞的上清液中 IL-1 显著增加。据报道，OTA 还可诱导促炎细胞因子 IL-6 从无血灌注大鼠肝脏中释放。此外，OTA 可使鼻上皮细胞培养物的刺激诱导患或不患嗜酸性慢性鼻窦炎的受试者的 IL-6 和 IL-8 显著升高。OTA 诱导的促炎细胞因子合成增加有时与 IL-10 细胞因子合成相应减少有关。IL-10 是一种具有抗炎作用的细胞因子，可抑制 TNF-α、IL-6 和 IL-1 等细胞因子的表达。例如，研究发现从 OTA 暴露的健康人或食管癌和乳腺癌患者分离的嗜中性粒细胞的上清液中 IL-10 的合成显著降低。

在肠道中,包括 OTA 在内的真菌毒素可发挥间接的促炎作用,包括改变肠道屏障和吸收功能。OTA 可使生长在 Transwell 滤过器上的 Caco-2 细胞单层膜的跨上皮电阻降低约40%,这一过程与去除紧密连接组成部分的特定 claudin 亚型有关。OTA 可增加大肠杆菌 K12 的增殖。大肠杆菌 K12 刺激肠道上皮细胞分泌 IL-8,但 OTA 并不增强大肠杆菌 K12 对 IL-8 的分泌作用。从而抑制了肠上皮细胞对大肠杆菌 K12 的监测。这种抑制作用除了 OTA 处理引起细菌增殖加快外,还解释了动物对摄入 OTA 后观察到的肠道细菌感染的高度敏感性。

总而言之,与其他真菌毒素一样,OTA 被认为是体液和细胞免疫、炎症、亚硝化应激和肠道免疫的调节剂。在文献中,关于 OTA 免疫毒性的研究相对较少,并且有时结果相左。但所有研究依然不容置疑地表明,OTA 能够调节免疫应答,且对人类和动物的健康具有很大影响。

参考文献

［1］Goldmann O, Medina E. *Staphylococcus aureus* strategies to evade the host acquired immune response［J］. International Journal of Medical Microbiology, 2018, 308(6):625-630.

［2］Zecconi A, Scali F. *Staphylococcus aureus* virulence factors in evasion from innate immune defenses in human and animal diseases［J］. Immunology Letters, 2013, 150(1):12-22.

［3］Peres A G, Madrenas J. The broad landscape of immune interactions with *Staphylococcus aureus*:From commensalism to lethal infections［J］. Burns, 2013, 39(3):380-388.

［4］Cunningham A F. Immunity to*Salmonella*［M］. Encyclopedia of Immunobiology. Oxford: Academic Press, 2016:52-59.

［5］Toapanta F R, Booth J S, Sztein M B. Chapter 29-Induction of Local and Systemic Immunity by *Salmonella* Typhi in Humans［M］. Mucosal Vaccines (Second Edition). Academic Press, 2020:501-513.

［6］Gordon M A, Feasey N A, Nyirenda T S, et al. 49-Nontyphoid *Salmonella* Disease［M］. Hunter's Tropical Medicine and Emerging Infectious Diseases (Tenth Edition). London: 2020:500-506.

［7］Kaye P M. Immunology of Bacterial and Parasitic Diseases:An Overview［M］. Encyclopedia of Immunobiology. Oxford:Academic Press, 2016:1-6.

［8］Nisa S, Scanlon K M, Donnenberg M S. Chapter 4-Enteropathogenic *Escherichia coli*［M］. Escherichia coli (Second Edition). Boston:Academic Press, 2013:75-119.

［9］Pearson J S, Frankel G. Immunity to Enteropathogenic*Escherichia coli*［M］. Encyclopedia of Immunobiology. Oxford:Academic Press, 2016:43-51.

［10］Witte C E, Archer K A, Rae C S, et al. Chapter 8-Innate Immune Pathways Triggered by *Listeria monocytogenes* and Their Role in the Induction of Cell-Mediated Immunity［M］.

Advances in Immunology. Academic Press, 2012:135-156.

[11] Williams M A, Schmidt R L, Lenz LL. Early events regulating immunity and pathogenesis during *Listeria monocytogenes* infection[J]. Trends in Immunology, 2012, 33(10):488-495.

[12] Calame D G, Mueller-Ortiz S L,Wetsel R A. Innate and adaptive immunologic functions of complement in the host response to *Listeria monocytogenes* infection[J]. Immunobiology, 2016, 221(12):1407-1417.

[13] Mabbott N A. Immunology of Prion Disease [M]. Encyclopedia of Immunobiology. Oxford:Academic Press, 2016:184-199.

[14] Uriel A J, Martin P. Hepatitis Viruses [M]. Encyclopedia of Microbiology (Fourth Edition). Oxford:Academic Press, 2019:540-564.

[15] Walker C M, Feng Z, Lemon S M. Reassessing immune control of hepatitis A virus[J]. Current Opinion in Virology, 2015, 11:7-13.

[16] Li X, Wang Y, Chen Y. Cellular immune response in patients with chronic hepatitis B virus infection[J]. Microbial Pathogenesis, 2014, 74:59-62.

[17] Maini M K, Pallett L J. Defective T-cell immunity in hepatitis B virus infection:why therapeutic vaccination needs a helping hand [J]. The Lancet Gastroenterology & Hepatology, 2018, 3(3):192-202.

[18] Boeijen L L, Hoogeveen R C, Boonstra A, et al. Hepatitis B virus infection and the immune response: The big questions [J]. Best Practice & Research Clinical Gastroenterology, 2017, 31(3):265-272.

[19] Gilbert S G. Chapter 19-Metal toxicology [M]. Information Resources in Toxicology (Fifth Edition). Academic Press, 2020:201-202.

[20] Cohen M D. 11.33-Immunotoxicology of Metals [M]. Comprehensive Toxicology (Third Edition). Oxford:Elsevier, 2018:732-760.

[21] Tao SS H, Bolger P M. Toxic Metals:Arsenic [M]. Encyclopedia of Food Safety. Waltham:Academic Press, 2014:342-345.

[22] Afonne O J, Ifediba E C. Heavy metals risks in plant foods-need to step up precautionary measures[J]. Current Opinion in Toxicology, 2020, 22:1-6.

[23] Zang Y, Bolger P M. Toxic Metals:Cadmium [M]. Encyclopedia of Food Safety. Waltham:Academic Press, 2014:346-348.

[24] Hailemariam K, Bolger P M. Toxic Metals:Mercury [M]. Encyclopedia of Food Safety. Waltham:Academic Press, 2014:352-355.

[25] Mishra K P. Lead exposure and its impact on immune system:A review[J]. Toxicology in Vitro, 2009, 23(6):969-972.

[26] Lee J-W, Choi H, Hwang U-K, et al. Toxic effects of lead exposure on bioaccumulation,

oxidative stress, neurotoxicity, and immune responses in fish:A review[J]. Environmental Toxicology and Pharmacology, 2019, 68:101-108.

[27]Fowler B A, Alexander J,Oskarsson A. Chapter 6-Toxic Metals in Food [M]. Handbook on the Toxicology of Metals (Fourth Edition). San Diego:Academic Press, 2015:123-140.

[28]Sandberg G. Mercury and the Immune System [M]. Encyclopedia of Immunology (Second Edition). Oxford:Elsevier, 1998:1686-1689.

[29]Snodgrass W R. Heavy Metal Toxicology [M]. Encyclopedia of Food and Health. Oxford: Academic Press, 2016:328-331.

[30]Yalçın Tepe A. Toxic Metals:Trace Metals-Chromium, Nickel, Copper, and Aluminum [M]. Encyclopedia of Food Safety. Waltham:Academic Press, 2014:356-362.

[31]Zhu Y Z, Liu D W, Liu Z Y, et al. Impact of aluminum exposure on the immune system: A mini review[J]. Environmental Toxicology and Pharmacology, 2013, 35(1):82-87.

[32]Gascon M, Morales E, Sunyer J, et al. Effects of persistent organic pollutants on the developing respiratory and immune systems: A systematic review [J]. Environment International, 2013, 52:51-65.

[33]Fürst P. Dioxins and Dioxin-like PCBs in Feed and Food [M]. Encyclopedia of Food Chemistry. Oxford:Academic Press, 2019:384-392.

[34]Schrenk D, Chopra M. Chapter 4-Dioxins and Polychlorinated Biphenyls in Foods [M]. Chemical Contaminants and Residues in Food (Second Edition). Woodhead Publishing, 2017:69-89.

[35] Olanca B. Chapter 46 - Polychlorinated Dibenzo - p - Dioxins, Polychlorinated Dibenzofurans, and Dioxin-Like Polychlorinated Biphenyls in Chicken Eggs [M]. Egg Innovations and Strategies for Improvements. San Diego:Academic Press, 2017:485-498.

[36]Schecter A J, Colacino J A, Birnbaum L S. Dioxins:Health Effects [M]. Encyclopedia of Environmental Health (Second Edition). Oxford:Elsevier, 2019:135-142.

[37]Loganathan B G,Masunaga S. Chapter 18-PCBs, dioxins, and furans:human exposure and health effects [M]. Handbook of Toxicology of Chemical Warfare Agents (Third Edition). Boston:Academic Press, 2020:267-278.

[38]Schrenk D, Chopra M. 9-Dioxins and polychlorinated biphenyls (PCBs) in foods [M]. Persistent Organic Pollutants and Toxic Metals in Foods. Woodhead Publishing, 2013: 191-214.

[39]Rose M. Environmental Contaminants:Dioxins, Furans, and Dioxin-like Polychlorinated Biphenyls [M]. Encyclopedia of Food Safety. Waltham:Academic Press, 2014:315-322.

[40]Sun S, Cao R, Lu X, *et al.* Levels and patterns of polychlorinated dibenzo-p-dioxins and dibenzofurans and polychlorinated biphenyls in foodstuffs of animal origin from Chinese

markets and implications of dietary exposure [J]. Environmental Pollution, 2021, 273:116344.

[41] Meyers J L, Lawrence B P. 11.35-Immunotoxicology of Halogenated Aromatic Hydrocarbons [M]. Comprehensive Toxicology (Third Edition). Oxford:Elsevier, 2018:774-790.

第十四章　食品免疫学实验

内容提要

　　实验课的目的是验证和巩固理论知识学习和掌握本课程的基本操作技术,同时培养学生观察、思考和分析问题的能力。本章主要介绍常规免疫学实验的原理和基本操作以及在食品检测中的应用。

教学目标

　　1.加深对理论知识的理解和运用。

　　2.掌握各类实验的基本原理。

　　3.熟悉各项实验在食品检测中的应用。

　　4.掌握实验的基本操作规范。

　　5.培养学生独立思考和分析、解决问题的能力。

思考题

　　除了所介绍的实验,你还知道哪些基于免疫标记技术、免疫沉淀技术、免疫扩散技术、免疫电泳技术的实验? 其在食品检测中的应用有哪些?

第一节　免疫标记技术

一、酶联免疫吸附实验(ELISA)

(一)实验原理

　　基本原理:用已知的酶标记抗体(Ab)与相应抗原(Ag)反应,并加入酶的底物发生酶促显色,以放大实验结果。在最佳显色时间停止显色,用酶标仪检测吸光值,以定量被测物的含量。有时也用酶标记第二个抗体,再与已经同抗原结合的第一个抗体结合,间接反应抗原的含量;有时也可以标记抗原,来检测相应的抗体。ELISA 在食品安全检测中的应用非常广泛,主要可用于食品中农兽药残留检测,毒素、微生物和寄生虫的污染检测等。ELISA在使用中,具体设计原理较多,如"双抗夹心法(三明治法)""竞争法""间接竞争法",目前检测极微量污染物大多使用间接竞争法原理。

间接竞争法基本原理:在微孔中包被一定量的待检测抗原的标准物质,加入经过前处理的被测样品液(肉、蛋、奶、内脏、血液、尿液等),或用于建立标准曲线的被测抗原的标准浓度梯度液体,然后加入特异性抗体和酶标抗抗体。样品或标准液中的抗原与微孔中预包被的抗原竞争结合抗体,而酶标二抗又与抗体结合,然后洗涤,去除未结合预包被抗原的抗体和酶标二抗,然后加入酶的底物进行酶促显色,放大反应效果,在最佳显色时间加停止液停止显色,用显色深浅进行定性判读,或用酶标仪进行吸光度(色度)的检测,通过标准曲线定量计算被测物质的含量。因为是竞争原理,显色越深,表明被测样品中的抗原含量越低或无,相反则抗原含量越高。本实验以间接竞争 ELISA 检测猪肉中的盐酸克伦特罗残留量为例。

(二)主要实验材料

待检猪肉样品、酶标仪、盐酸克伦特罗酶联免疫试剂盒、微量移液器。

(三)实验方法

(1)试剂盒准备:将试剂盒从冷藏环境中取出,在室温(20~26℃)下平衡 30 min 以上,注意每种液体试剂使用前均须摇匀。

(2)样品前处理:检测前,大多样品要经过细致的前处理。每种样品,如肉、乳、蛋和内脏,前处理方法略有不同,注意按 ELISA 试剂盒的设计要求和说明书进行。

(3)定位:本试验采用定量法微孔定位。

(4)加抗原标准品和待测样品前处理液:每孔中加标准品(0~8.1 μg/L)或待测样品 50 μL 到对应的微孔中(注意换一次标准品或样品换一个枪头,避免交叉污染),加入酶标抗体(不同 ELISA 试剂盒名称不尽相同,如"盐酸克伦特罗酶标物")50 μL/每孔,再加抗原特异性抗体(即被测物质的抗体,如"盐酸克伦特罗抗试剂")50 μL/孔,轻轻振荡混匀,用盖板膜盖板后置于 25℃ 避光环境中 30 min。酶标极微孔中样品的具体位置如表 14-1 所示。

表 14-1　酶标板微孔中样品的建议位置

标准孔浓度/(μg · L^{-1})						样品孔号	
0	0.1	0.3	0.9	2.7	8.1	检样	蒸馏水

(5)加洗涤液洗板:小心揭开盖板膜,将孔内液体甩干,加入稀释的洗涤液 50 μL/孔,充分洗涤 4~5 次,每次间隔 10 s,用吸水纸拍干(拍干后未被清除的气泡可用未使用过的枪头戳破)。

(6)加底物显色:加入底物液 A 液 50 μL/孔,再加入底物液 B 液 50 μL/孔,轻轻振荡混匀,用盖板膜盖板后置于25℃避光环境中反应15 min。不同试剂盒底物不尽相同。注意不要将试剂倒掉。

(7)终止显色:加入终止液50 μL/孔,轻轻振荡混匀后判读结果或上酶标仪测吸光值。

通常将终止显色的酶标板在一定的波长处(如底物TMB波长在450 nm处)测定吸光值,终止显色后应在5 min内读取数据。

(四)结果判定

(1)定性判读:将待测样品孔色度与阳性和阴性对照孔进行对照,判断阳性或阴性,即被测样品有无被测物质(盐酸克伦特罗)。

(2)半定量判读:将被测样品孔色度与标准系列孔色度阶相比,判读被测物质含量大概在哪个范围。

(3)定量测定:将标准品和样品吸光值转换为相对吸光值,即所获得的各标准品或样品吸光度值的平均值(B)(双孔)除以第一个标准品(0标准)的吸光度值(B_0)再乘以100%。即

$$相对吸光度值(\%) = (B/B_0) \times 100\%$$

式中:B——标准品或样本溶液的平均吸光度值;

　　　B_0——0($\times 10^{-9}$)标准品的平均吸光度值。

以酶标仪所检测出的标准品相对吸光值为纵坐标、对应盐酸克伦特罗标准样品浓度(0~8.1 μg/L)的对数为横坐标绘制标准曲线,并获得回归计算公式和R^2值(以R^2值判断标准曲线和回归公式拟合质量)。用被测样品孔相对吸光度值取对数,通过标准曲线或回归公式,求得样品孔的被测相对浓度,再乘以稀释倍数,计算得到原被测样品中目标被测物质的含量。

二、免疫胶体金技术

(一)实验原理

免疫胶体金技术(immune colloidal gold technique)是以胶体金作为示踪标志物应用于抗原抗体的一种新型的免疫标记技术。胶体金是由氯金酸($HAuCl_4$)在还原剂如白磷、抗坏血酸、枸橼酸钠、鞣酸等作用下,聚合成为特定大小的金颗粒,并由于静电作用成为稳定的胶体状态,称为胶体金。胶体金在弱碱环境下带负电荷,可与蛋白质分子的正电荷基团形成牢固的结合,由于这种结合是静电结合,所以不影响蛋白质的生物特性。免疫胶体金技术目前广泛应用于食品中农药残留、霉菌毒素、非法添加、兽药残留、病原微生物的检测等。本实验以牛奶中三聚氰胺的检测为例。

(二)主要实验材料

待检样品(液态奶)、三聚氰胺标样、三聚氰胺免疫胶体金快速检测试剂板。

(三)实验方法

取样,稀释。

加样:将检测卡平放,用移液器或吸管吸取稀释后的待检样品溶液,垂直滴加 5 滴(约 100 μL)于加样孔中,加样后开始计时。

结果观察:检测结果应在 6~8 min 内读数,其他时间判读无效,根据示意图判定结果。

注意:在进行检测前要完整阅读使用说明书,使用前将检测卡和待检样品恢复至室温。从原包装袋中取出检测卡,打开后在 1 h 内尽快使用。

(四)结果判定(图 14-1)

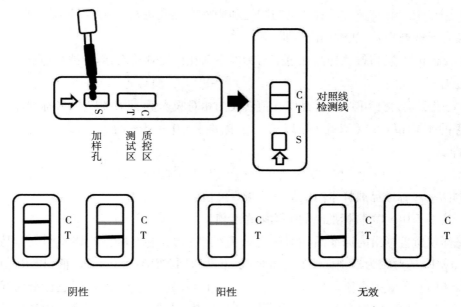

图 14-1　免疫胶体金检测板结果判定

阴性(-):C、T 线均出现。表示样品中不含有三聚氰胺或其浓度低于检测限。

阳性(+):检测 T 线不出现,则表示样品中三聚氰胺浓度高于检测限。

无效:未出现质控 C 线,表示操作过程不正确或检测卡已失效。

第二节　凝集实验

一、直接凝集反应

(一)实验原理

将已知的细菌抗体与经过前处理的待测样品混合,如果抗原与抗体相对应,则引起细菌凝集,反之则不凝集,据其凝集现象可判断样品中的细菌种类。在实际应用中可通过该反应判定食品是否被某种致病菌污染。本实验以直接凝集反应检测样品中的痢疾杆菌为例。

（二）主要实验材料

（1）1:20 痢疾杆菌免疫血清，1:20 伤寒杆菌免疫血清。

（2）痢疾杆菌培养物。

（三）实验方法

（1）取洁净玻片 1 张，用记号笔划分为三等份，如图 14-2 所示。

（2）用接种环分别取生理盐水、1:20 伤寒杆菌免疫血清、1:20 痢疾杆菌免疫血清各 3~4 环按图示位置放在玻片上。注意在换取另一种血清时要灼烧接种环，以免混淆血清产生错误结果。

（3）用接种环挑取少量痢疾杆菌置于玻片的生理盐水中，充分混匀，再挑取少量痢疾杆菌加入 1:20 伤寒免疫血清中混匀，同法挑取痢疾杆菌加入 1:20 痢疾杆菌免疫血清中，混匀。注意无菌操作。

（4）轻轻摇动玻片，1~2 min 后观察实验结果。

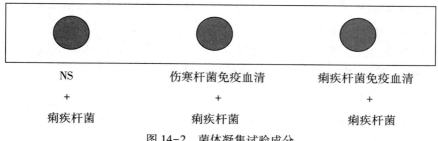

NS	伤寒杆菌免疫血清	痢疾杆菌免疫血清
+	+	+
痢疾杆菌	痢疾杆菌	痢疾杆菌

图 14-2 菌体凝集试验成分

（四）结果判定（图 14-3）

阳性：液体变清，并有乳白色凝集块出现。

阴性：液体仍然混浊，无凝集块出现。

记录结果之后，将玻片放入含消毒液的指定容器内，切勿任意放置或冲洗。

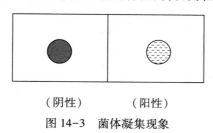

（阴性） （阳性）

图 14-3 菌体凝集现象

二、间接炭凝集反应

（一）实验原理

间接炭凝集反应简称炭凝。它是以炭粉微粒作为载体，将已知的抗体球蛋白吸附于这种载体上，形成炭粉抗体复合物，当炭血清与相应的抗原相遇时，二者发生特异性结合，形成肉眼可见的炭微粒凝集块。该方法可应用于食品中微生物污染的检测,如炭疽杆菌、鼠疫耶尔森菌等。

（二）主要实验材料

（1）炭粉:炭粉粒子大小最好在 0.12~0.15 mm,目前市场上出售的炭粉均不符合要求,必须经处理后方能用于实验。处理方法:过 300 目/寸的标准筛后以 300 r/min 离心去除沉淀,再以 3000 r/min 离心去除上清液而后收集沉淀物用于实验。

（2）高免血清、待测标本、灭活兔血清、正常血清、标准抗原。

（3）PBS 缓冲液、1%硼酸的 PBS 液。

（三）实验方法

（1）炭致敏:取湿炭粉 0.25 g,加入经 56~60℃灭活 30 min 的稀释高免血清 3 mL,充分摇匀,置 37℃致敏 30 min,不时摇动。取出后用 pH 7.2 的 PBS 洗涤 3 次。最后一次用含 1%硼酸和 1%兔血清的 PBS 洗涤一次,离心去除上清,再取此液 3 mL,混匀即为免疫炭血清。同时以正常血清致敏的炭粒作为对照。致敏血清(加 1/10000 硫柳汞防腐)于室温或 4℃冰箱中保存,一年内有效。

（2）取洁净玻璃板一块,以玻璃铅笔划成小格,加被检标本 0.10 mL,然后加免疫炭血清 0.05 mL,充分混匀,静置 1~5 min,判定结果。同时设 3 个对照,分别为:

①免疫炭血清+标准抗原;

②正常炭血清+标准抗原;

③正常炭血清+待检抗原。

（四）结果判定

在对照完全成立的情况下,判定本试验结果:

"++++":炭粉全部凝集,液体完全清亮透明。

"+++":炭粉大部分凝集,液体透明。

"++":炭粉一半凝集,液体较透明。

"+":炭粉微凝集,但与对照有差别,液体混浊。

"—":炭粉不凝集,液体不透明。

炭凝以"++"作为反应滴度的终点。

三、反向间接乳胶凝集反应

（一）实验原理

同炭凝,只是载体换为聚苯乙烯乳胶,它是一种由 0.6~0.7 μm 的颗粒所组成的胶体溶液,具有良好的吸附蛋白质的性能。将抗体吸附于聚苯乙烯胶乳颗粒上作为检测试剂。在反应体系中,若待检样品中含有与吸附抗体相应的抗原,便可与胶乳颗粒出现凝集反应。该反应在检测食品中沙门氏菌、脑膜炎双球菌、葡萄球菌等致病微生物污染中均有应用。

（二）主要实验材料

（1）聚苯乙烯乳胶、高免血清、正常血清、标准抗原、待检抗原。

（2）0.02 mol/L pH 8.2 的硼酸缓冲液、生理盐水。

（三）实验方法

（1）乳胶液制备：取聚苯乙烯乳胶 0.10 mL 加灭菌蒸馏水 0.40 mL，再加 pH8.2 硼酸缓冲液 2.00 mL，混合后即为 25 倍稀释的乳胶液。

（2）乳胶致敏：在上述乳胶液中滴加稀释的高免血清 0.20～0.70 mL，边加边摇，当出现肉眼可见的颗粒后继续加血清，直至颗粒消失，成为均匀的乳胶悬液为止。镜下检查应无自凝现象出现。使用时，应与一定稀释度的相应抗原出现阳性反应，与生理盐水出现阴性反应为合格。同时以正常血清代替免疫血清进行乳胶致敏作为对照。

（3）取洁净玻板一块，用玻璃铅笔划成小格，滴加待检样品 0.10 mL，再滴加高免血清致敏乳胶 0.01 mL，以牙签或火柴杆混匀，在 3 min 内判定结果。同时设 3 个对照，分别为：

①免疫乳胶血清+标准抗原；

②正常乳胶血清+标准抗原；

③正常乳胶血清+待检抗原。

（四）结果判定

"++++"：全部乳胶凝集，成絮状团块，液体清亮。

"+++"：大部分乳胶凝集成较小的颗粒，液体清亮。

"++"：半量乳胶凝集成细小颗粒，液体混浊。

"+"：较少量的乳胶凝集成可见的细颗粒，液体混浊。

"－"：全部乳胶仍为均匀液体，无颗粒。

四、间接凝集抑制试验

（一）实验原理

将待测样品（肉、蛋、奶、内脏、血液、尿液等）中的抗原与已知抗体作用后，再与相应抗原—乳胶颗粒混合。因没有游离抗体的存在，乳胶颗粒表面的抗原不能与抗体结合出现凝集现象，即凝集被抑制。在食品安全检测中可通过该方法检测食品中某种微生物的污染。

（二）主要实验材料

待检抗原、免疫血清、抗原吸附乳胶、生理盐水。

（三）实验方法

（1）取玻片 1 张，左侧加生理盐水 1 滴，右侧加待检抗原 1 滴。

（2）两侧各加抗体 1 滴，混匀 2 min。

（3）两侧各加已知抗原—乳胶 1 滴，混匀后静置 2 min，观察结果。

（四）结果判定（图 14-4）

左侧对照实验：出现均匀的凝集颗粒。

试验阴性:出现凝集现象,即凝集未被抑制,说明待检样品中无相应抗原。

试验阳性:不出现凝集,即凝集被抑制,说明待检样品中有相应抗原。

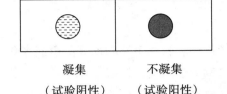

凝集   不凝集

(试验阴性)   (试验阳性)

图 14-4   间接凝集抑制试验凝集现象

第三节 免疫沉淀实验

一、单相琼脂扩散实验

(一)实验原理

将一定量的抗体混合于琼脂内,倾注于玻片,凝固后在琼脂层上打孔,再将抗原加入孔中,使其向四周扩散。抗原抗体复合物形成的沉淀环直径与抗原的浓度成正比。如事先用不同浓度的标准抗原制成标准曲线,则未知标本中的抗原含量即可从标准曲线中求出。该方法可对食品中污染的病原菌进行定性分析及鉴别,以及对食品中某些成分进行鉴定。例如,检测牛乳中免疫球蛋白的含量、肉类食品中掺假的检测。本实验以牛乳中 IgG 含量检测为例。

(二)主要实验材料

(1)待检牛乳、牛 IgG 纯品、兔抗牛 IgG、琼脂糖(Agarose)、PBS 缓冲液。

(2)一次性聚酯平皿、打孔器和针头、微量移液器、恒温培养箱和湿盒。

(三)实验方法

(1)兔抗牛 IgG 血清琼脂糖平板的制备:

①用 pH 7.2,0.15 mol/L PBS 将琼脂糖配成 1.2%~1.5% 的溶液,加热融化后移入 55~60℃ 恒温水槽保温。

②按事先标定的工作浓度加入兔抗牛 IgG 抗血清(如 1:75 比例),混匀后趁热吸取并倾注于 90 mm 直径塑料平皿内,每个平皿 15 mL,冷却后形成厚度为 2.5 mm 的琼脂糖平板。

(2)标准品稀释:将牛 IgG 标准品稀释成合适的浓度梯度,本次采用如下浓度(mg/mL)梯度:0.125、0.25、0.5、0.75、1.0(表 14-2)。

表 14-2 标准曲线数据(平均直径和直径平方数据为举例数据)

	牛 IgG 标准品浓度/$(\text{mg} \cdot \text{mL}^{-1})$				
	0.125	0.25	0.5	0.75	1.0
平均直径/mm	4.16	5.06	6.28	7.78	8.74
直径平方	17.31	25.60	39.44	60.53	76.39

（3）打孔和上样：用孔径为 2.0~2.5 mm 的打孔器在制备好的平板上以一定的距离打孔，并用记号笔给每个孔标号或标记加入样品号或标准 IgG 浓度。

（4）温育反应：将点好的琼脂板，倒置于湿盒内，放入 37℃ 培养箱，12~24 h 后观测结果。

（四）结果观测和计算

（1）结果观测：用游标卡尺测量扩散圈直径（纵横测量），椭圆圈量取长径和短径。

（2）结果计算：检测数据用统计软件进行数据整理和分析（如 Excel 或 SPSS）。用牛 IgG 浓度为横坐标、以扩散圈直径的平方为纵坐标绘制标准曲线，并计算回归公式和 R^2，用被测样品直径平方值计算 IgG 含量（单位 mg/mL）。

被测样品 IgG 含量=上样 IgG 含量×上样前稀释倍数

二、双向琼脂扩散试验

（一）实验原理

Ag 和 Ab 在琼脂或琼脂糖凝胶中相向扩散、相遇并发生特异性免疫反应，在彼此浓度比例对等，并在适当的离子强度和 pH 条件下形成肉眼可见的沉淀。本实验以标定兔抗牛 IgG 血清效价为例。

（二）主要实验材料

（1）牛 IgG 标准品、兔抗牛 IgG 血清（要求双扩散试验效价 2^5 以上）、Agarose、PBS 缓冲液。

（2）一次性聚酯平皿、打孔器和针头、微量移液器、恒温培养箱和湿盒。

（三）实验方法

（1）琼脂糖平板的制备：称取 1.2~1.5 g 琼脂糖溶于 100 mL pH7.2 PBS，加热溶解至溶液澄清；吸取 15 mL 琼脂糖溶液，趁热倒入直径 90 mm 塑料平皿，摇匀并将平皿置于水平面直到凝固。凝固好的平皿收集、密封、倒置，4℃ 保存备用。

（2）打孔：参照图 14-5，在琼脂糖平皿上打"梅花孔"，中间 1 孔，外围 6 孔，孔中心点距离 0.8 mm。通常中间孔滴加已知抗原或抗体，周围孔滴加被检测样品。也可打两排平行孔。

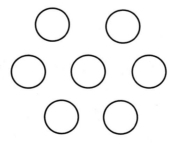

图 14-5　双扩试验梅花孔示意图

（3）样品稀释：将被标定的兔抗牛 IgG 血清进行 2 倍比稀释（2^0、2^1、2^2、2^3、2^4、…、2^n）。如图 14-6 所示，具体方法如下：

①每个小试管或离心管中事先加入 1 个体积（如 20 μL）稀释液（PBS）；

②第 1 个管加入 1 个体积（如 20 μL）被检样品（兔抗牛 IgG 血清）混匀；

③再从第 1 管吸取 1 个体积，加入第 2 管混匀，然后取 1 体积加入第 3 管混匀，依次类推，进行 2 倍比稀释。

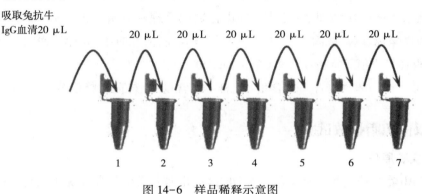

图 14-6　样品稀释示意图

（4）点样/上样：将稀释好的兔抗牛 IgG 血清，各浓度吸取 5.0 μL，依次加入"梅花孔"外周 1~6 孔，如需继续标定更高的稀释度，则其余加入另外一组梅花孔。

将 0.2~0.4 mg/mL 的牛 IgG 标准品 5.0 μL 加入中间孔（0 号孔）。

（5）温育反应：将点好的琼脂板，倒置于湿盒内，放入 37℃培养箱，4~24 h 内观测结果。

（四）结果判定

将上好标准样品和被检样品的琼脂糖平板倒置放入湿盒，37℃温育 2~24 h，观察中间孔与外周孔间有无沉淀线。0 号孔与外周孔间出现白色沉淀的最高稀释度（倍数）即被标定样品的效价，也称滴度。

第四节　免疫电泳实验

一、对流免疫电泳实验

（一）实验原理

在一定条件下，胶体颗粒是带有电荷的，这些带电胶体颗粒在电的影响下发生移动，如胶体颗粒带负电，则移向阳极；反之，移向阴极。这种现象称为电泳。

对流免疫电泳是将病人血清（待检抗原）放在琼脂板阴极端孔内，已知抗血清（含有已知抗体）放于阳极端孔内，在碱性环境条件下同时进行电泳，抗原由阴极向阳极移动快，而抗体系丙种球蛋白，等电点在 6~7 之间，故带负电荷少，移动速度慢。由于电渗作用结果向阴极倒退,于是抗原抗体在电场中相遇,当两者比例适当时,则特异性抗原抗体互相结合,便形成肉眼可见的白色沉淀线,原理类似于单扩和双扩反应。该方法常用于食品中病原菌的定性分析和对食品中某些成分的鉴定。如检测牛乳中免疫球蛋白的含量、肉类食品中其他肉类的掺假检测。本实验以血清中抗 α-胎蛋白(α-Fetoprotein,AFP)检测为例。

（二）主要实验材料

（1）pH 8.6,0.075 mol/L 巴比妥缓冲液。

（2）抗 AFP 血清,已知 AFP 阳性血清,待检病人血清。

（3）毛细管、打孔器和针头、毛细滴管、电泳仪等。

（三）实验方法

（1）将用缓冲液配制好的 1.2% 琼脂隔水加热熔化,趁热吸取 3.5 mL 加于玻片上,冷凝后打孔,孔直径 3 mm,二孔间距离 3 mm。

（2）分别从上至下向左列第 1、3、5 孔内加入抗 AFP 血清;向右列第 2 孔内加待检病人血清,第 4 孔内加已知 AFP 阳性血清作为阳性对照,第 6 孔内加已知阴性对照血清。各孔加满为度,勿使外溢。

（3）在琼脂板置于电泳槽内,抗原端入阴极侧,抗体放阳极侧,两端贴上浸透电泳缓冲液的 4 层纱布条。

（4）固定电压 5~6 V/cm,通电 45~60 min。

（四）结果判定（图 14-7）

电泳完毕,关闭电源,取出琼脂板。在黑色背景上方,透过散射光线,首先观察第 3 与第 4 孔间（阳性对照组）、第 5 与第 6 孔间（阴性对照组）的白色沉淀线是否出现;再看试验孔,如孔间未出现这样的沉淀线,则该待检血清为 AFP 阴性血清。

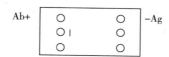

图 14-7　对流免疫电泳结果示意图

二、火箭免疫电泳实验

（一）实验原理

将一定量的已知抗体掺入凝胶介质中,打孔后加入抗原,在电场作用下定量的抗原泳动遇到凝胶内的抗体,形成抗原抗体复合物,在二者比例适当的部位形成沉淀。由于电泳继续进行,样品孔中抗原不断移向沉淀的抗原抗体复合物,因抗原过剩使沉淀溶解而在前面又形成新的抗原抗体复合物的沉淀峰,如此反复向前,直到再无游离抗原时反应终止,凝胶内形成锥形的沉淀峰,形似火箭,故称火箭电泳。火箭峰的高低与抗原浓度呈正相关,与已知浓度的标准抗原比较,可对待测抗原进行定量测定。本法简便,重复性好,敏感性较高,可测出毫克每升(mg/L)以上的抗原。

(二)主要实验材料

(1)待测抗原、已知浓度标准抗原、已知对应抗体。

(2)0.05 mol/L pH 8.6 巴比妥缓冲液。

(3)15 g/L 琼脂糖巴比妥溶液:按需要量称取琼脂糖粉,加入 0.05 mol/L pH 8.6 巴比妥缓冲液,使琼脂糖浓度为 15 g/L,隔水煮沸溶解至澄清,置 56℃水箱备用。

(4)吸管、玻璃板(7 cm×10 cm)、打孔器和针头、微量加样器、电泳槽、电泳仪等。

(三)实验方法

(1)含抗体凝胶的准备:在已融化并预温至 56℃的 15 g/L 琼脂糖巴比妥溶液(用量约为板的每平方厘米 0.15 mL)中,根据效价加入适量抗体,充分混匀后,立即倒板,静置待凝固(10~15 min)。

(2)打孔:用打孔器在距凝胶板边 10 mm 处打一排孔,使孔径为 3 mm,孔间距大于 5 mm。

(3)加样:置凝胶板于水平电泳槽内,两极用滤纸或纱布搭桥,抗原一端接阴极,另一端接阳极,以板端电压 2~5 V/cm 通电,用微量加样器准确加入不同稀释度的待测抗原及标准抗原 10^{-8} mL。

(4)电泳将板端电压调至 8~10 V/cm 或电流强度 3 mA/cm 电泳 6 h,关闭电源。

(5)制作标准曲线测量沉淀峰的高度(自孔中央至峰尖),以 mm 计,以峰高作纵坐标,抗原浓度为横坐标绘制标准曲线,以测得的待测抗原峰的高度查标准曲线即可得待测抗原浓度。

(四)实验结果

观察峰形可判断电泳终点,如电泳顶峰呈不清晰的云雾状或圆形,表示抗原未达到终点,应继续电泳。电泳结束在黑色背景下测量峰高(图 14-8)。

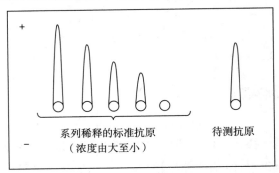

图 14-8 火箭免疫电泳示意图

第五节　免疫细胞吞噬实验

一、中性粒细胞吞噬实验

（一）实验原理

血液中的中性粒细胞即小吞噬细胞，其胞浆内含有许多酶类，它们通过趋化、调理、吞入和杀菌等几个步骤，能吞噬和消化衰老、死亡细胞及病原微生物等异物，是机体非特异性免疫的重要组成部分。中性粒细胞吞噬功能是评价保健食品的重要指标之一，该实验可作为评价保健食品增强免疫力功能效果的一个重要依据。

（二）主要实验材料

（1）乳球菌 18 h 孵育的斜面或肉汤培养物、抗凝血、瑞氏染液、蒸馏水。

（2）1.5 mL 离心管、载玻片、采血针、采血笔、碘附棉球、酒精棉球等。

（三）实验方法

（1）取小离心管 1 支，用滴管加入 1 滴 3.8% 枸橼酸钠溶液。

（2）用碘附棉球、酒精棉球分别消毒手指和采血针，从消毒部位采取 2~3 滴血液加入离心管中。

（3）取一滴菌液加入小离心管中，用吸管混匀。

（4）置 37℃ 水浴箱水浴 20~30 min，每隔 10 min 混匀一次。

（5）取出小离心管，用吸管将离心管中血液打匀后取混合液 1 滴于载玻片上，用另一载玻片推制成薄血片（见图 14-9）。待血片自然干燥后，用瑞氏染液染色。

（6）瑞氏染色法：取瑞氏染液数滴滴于上述血片上先染 1 min，然后加等量蒸馏水，轻轻晃动混匀，继续染 5 min，水洗，用吸水纸吸干后镜检。

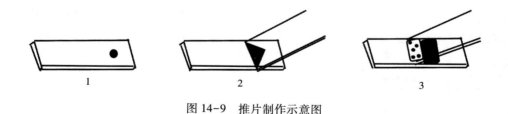

图 14-9　推片制作示意图

（四）实验结果观察和计算

（1）油镜观察：中性粒细胞核深染且分叶，如果染色结果正确，可见细胞核及被吞噬的细菌染成紫色，而粒细胞的细胞质则为淡红色，如图 14-10 所示。

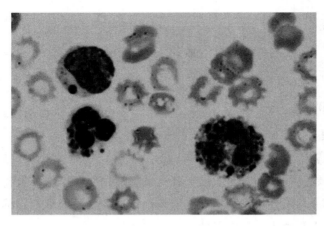

图 14-10　中性粒细胞吞噬功能实验

（2）中性粒细胞吞噬试验计数方法：

①吞噬百分率：观察 100 个中性粒细胞，计算其中吞噬有细菌的中性粒细胞数，计算其百分率。

$$吞噬百分率 = \frac{吞噬有细菌的中性粒细胞数}{100} \times 100\%$$

②吞噬指数：观察 100 个中性粒细胞，计算其中被吞噬的细菌总数，平均每个中性粒细胞吞噬的细菌数即为吞噬指数。

$$吞噬指数 = \frac{被吞噬的细菌总数}{计数吞噬细胞总数}$$

二、巨噬细胞吞噬实验

（一）实验原理

巨噬细胞是机体天然免疫的主要免疫细胞，可吞噬和消化异物，如细菌、红细胞等。吞噬率（吞噬百分比和吞噬指数）可直接反映巨噬细胞的吞噬功能。巨噬细胞的吞噬功能是评价保健食品的重要指标之一，该实验可作为评价保健食品增强免疫力功能效果的一个依据。

（二）主要实验材料

（1）体重 20~25 g 的健康小鼠。

（2）1%鸡红细胞（CRBC）悬液：自鸡心脏采血，置于阿氏（Alsever）液中保存（鸡血与阿氏液 1:5 混合），置 4℃可有效保存 1 个月，临用前用生理盐水将 CRBC 洗涤 3 次，按血细胞比容配成 1% CRBC 悬液。

（3）6%可溶性淀粉肉汤溶液：取肉汤培养基 100 mL，加入可溶性淀粉 6 g，混匀，置 100℃水浴煮沸消毒。

（4）瑞氏染液、生理盐水等。

（5）无菌注射器及针头、剪刀、镊子、解剖盘、玻片、显微镜、尖吸管、小试管等。

（三）实验方法

（1）试验前 3 d，于小白鼠腹腔注射 6%可溶性淀粉肉汤溶液 1 mL，对照组注射等量生理盐水。

（2）于试验当天，向小白鼠腹腔注入 1%CRBC 悬液 0.5 mL，并轻轻揉腹。

（3）1 h 后将小白鼠颈椎脱臼处死，解剖暴露抚摸，于腹腔靠上部位，用镊子轻轻夹起腹膜剪一小口，用尖吸管注入 5 mL 预温 PBS，用手反复揉搓腹腔约 2 min，以便尽可能多地冲洗出小鼠腹腔的吞噬细胞。

（4）用尖吸管吸取腹腔液，置一洁净试管内。

（5）混匀腹腔液（避免产生气泡），吸取 1 滴腹腔液涂片，自然干燥后进行瑞氏染色，油镜观察。

（四）结果判断

（1）吞噬指数和吞噬百分率的计算：镜下可见巨噬细胞核呈蓝色，被吞噬的鸡红细胞呈椭圆形，其细胞质呈红色，细胞核被染成蓝色。置油镜下随机观察 100 个巨噬细胞，计数吞噬百分率和吞噬指数。

$$吞噬百分率 = \frac{被噬鸡红细胞的吞噬细胞数}{100} \times 100\%$$

$$吞噬指数 = \frac{100 个吞噬细胞中所吞噬的鸡红细胞总数}{100} \times 100\%$$

（2）等级观察：借以判断吞噬细胞的吞噬与消化功能，Ⅰ级表示吞噬功能，Ⅱ、Ⅲ、Ⅳ级表示消化功能的强弱。

Ⅰ级：被吞噬鸡红细胞完整未消化；

Ⅱ级：轻度消化，细胞质浅黄绿色，细胞核固缩，成紫蓝色；

Ⅲ级：重度消化，细胞质淡染，细胞核呈浅灰黄色。

Ⅳ级：完全消化，巨噬细胞内仅见形状类似鸡红细胞大小的空泡，边缘整齐，胞核隐约可见。

参考文献

［1］王大军，车昌燕，韩梅. 医学免疫学实验指导［M］. 北京：科学出版社，2013.

［2］温建新. 兽医免疫学实验指导［M］. 北京：中国农业大学出版社，2016.

［3］李永念. 临床免疫学检验实验指导［M］. 北京：科学出版社，2012.

［4］刘辉. 临床免疫学检验技术实验指导［M］. 北京：人民卫生出版社，2015.